Andreas Moritz

Wohlfühlen und Abnehmen

Andreas Moritz

Wohlfühlen und Abnehmen

Hören Sie auf, Diät zu halten und beginnen Sie zu leben.

Stellen Sie Ihre Gesundheit durch Reinigung, richtige Ernährung, Lebensstiländerungen und emotionale Heilung wieder her

Unimedica

Andreas Moritz
Wohlfühlen und Abnehmen
Hören Sie auf, Diät zu halten und beginnen Sie zu leben.
Stellen Sie Ihre Gesundheit durch Reinigung, richtige Ernährung, Lebensstiländerungen
und emotionale Heilung wieder her

1. Auflage 2018
2. Auflage 2018
ISBN: 978-3-946566-73-1

Englische Ausgabe: Feel Great, Lose Weight

Published by agreement with Ener-Chi Wellness Center, LLC
through The Yao Enterprises, LLC.

Übersetzt aus dem Englischen von Sabine Hilgers
Layout und Satz: Narayana Verlag
Coverabbildung: Andreas Moritz
Coverlayout: Narayana Verlag

Herausgeber: Unimedica im Narayana Verlag,
Blumenplatz 2, 79400 Kandern, Tel.: +49 7626 974970-0
E-Mail: info@unimedica.de, Homepage: www.unimedica.de

Aus rechtlichen Gründen

Der Verfasser dieses Buches, Andreas Moritz, befürwortet keine bestimmte Art der Gesundheitsfürsorge. Er glaubt jedoch, dass die in diesem Buch vermittelten Fakten, Statistiken und das Wissen jeder Person zugänglich gemacht werden sollten, die ihre Gesundheit notwendigerweise verbessern muss. Der Verfasser hat versucht, alle besprochenen Themen umfassend und verständlich zu erklären. Außerdem war er um Exaktheit und Vollständigkeit aller Informationen, die nicht von ihm stammen, bemüht. Der Verfasser und der Verleger übernehmen jedoch keine Verantwortung für Fehler, Ungenauigkeiten, Unterlassungen oder jegliche andere Formen von Widersprüchen. Jegliche Kränkung von Personen und/oder Organisationen ist ungewollt. Dieses Buch dient nicht dazu, die Beratung und Behandlung durch einen praktizierenden, qualifizierten Arzt zu ersetzen. Die Nutzung der in diesem Buch enthaltenen Informationen unterliegt der alleinigen Verantwortung des Lesers. Weder Verfasser noch Verleger sind für irgendwelche nachteiligen Wirkungen oder Folgen der in diesem Buch beschriebenen Mittel oder Methoden verantwortlich. Die hier gemachten Angaben erfüllen lediglich informative und theoretische Zwecke und basieren vorwiegend auf der eigenen Meinung und den Theorien von Andreas Moritz. Sie sollten immer einen Gesundheitsberater konsultieren, bevor Sie Diätmittel oder Nahrungsergänzungen sowie pflanzliche oder homöopathische Mittel zu sich nehmen oder bevor Sie eine Therapie beginnen oder abbrechen.

Der Verfasser beabsichtigt, keine medizinischen Ratschläge zu erteilen oder einen Ersatz für solche zu geben. Des Weiteren gibt er keine direkte oder indirekte Garantie im Zusammenhang mit irgendwelchen Produkten, Verfahren oder Therapien. Falls nicht anders vermerkt, wurden die Aussagen in diesem Buch weder von der Amerikanischen Food & Drug Administration noch der Federal Trade Commission überprüft oder anerkannt.

Der Leser ist aufgefordert, seinen eigenen Verstand zu benutzen oder für an seine individuellen Probleme angepasste Anwendungen einen holistisch arbeitenden Facharzt oder Hausarzt zu konsultieren.

Inhaltsverzeichnis

Einleitung

Wenn Sie jede Diät gemacht, jede Pille genommen und jedes Buch gelesen haben, fragen Sie sich wahrscheinlich, ob es noch etwas gibt, das Sie tun können. Vielleicht wurden Sie aber auch von Werbeversprechen beeinflusst, die dazu führen, dass Sie Ihre Gesundheit und Ihr Gewicht in die Hände von sogenannten Diätexperten, Fitnessstudios, Ärzten und der Pharmaindustrie legen. Es ist – für jene – sehr lukrativ, ihre eigennützigen Werbesermone anfällige Menschen glauben zu machen.

Was Ihnen das Weight-Watchers-Handbuch nicht sagt, ist, dass es bei Gewichtsverlust – ja, einer erheblichen Menge an Gewicht – um Heilung geht. Ungeachtet der Auffassung, die man uns von frühester Kindheit an eingetrichtert hat, dass wir ohne ärztliche Anordnungen, Pillen oder Chirurgie nicht geheilt werden können, sagt die traditionelle Weisheit etwas anderes.

Die Gewichtsreduktion mithilfe medizinischer Krücken legt die Macht zu heilen in die Hände von Ärzten, Scharlatanen und manchmal auch in die Hände des Internets. Wenn Sie jedoch die Verantwortung für Ihr eigenes Leben übernehmen, verlagern Sie den Schwerpunkt der Heilung von „außen" nach „innen". Jeder Mensch, der diesen Schritt gegangen ist, wird Ihnen aufrichtig und vollends bestätigen können, dass es funktioniert.

Gewichtsverlust ist eine innere Einstellung. Er ist eine bewusste und aktive Entscheidung. Sobald Sie diese äußerst wichtige Veränderung durchführen, heißt das, dass Sie dazu bereit sind, sich selbst, Ihr Gewicht und Ihr Leben in die Hand zu nehmen. Es bedeutet, dass Sie wahrhaft und genau erkannt haben, dass Sie – und nur Sie alleine – die Macht besitzen, sich selbst zu heilen.

In diesem Buch besprechen wir die natürlichen Möglichkeiten der Gewichtsreduktion – kein Tablettenschlucken, keine Crash- oder Modediät, kein Kalorienzählen oder striktes Aerobic. Der menschliche Körper ist eine erstaunliche Präzisionsmaschine, die ständig auf der Suche nach einem Zustand des Gleichgewichts und der Homöostase ist.

Das Bedürfnis des Körpers nach Gleichgewicht ist tatsächlich so groß, dass er sich eher verbiegen wird, anstatt zusammenzubrechen, um sich, um überleben zu können, dem Missbrauch anzupassen.

Für diesen Gleichgewichtszustand stellen toxische Misshandlung durch katastrophale Ernährung, unsteten Lebenswandel, chronischen Stress, permanente Stimulierung der Sinne und emotionale Traumata die größte Bedrohung dar. Dies sind nur einige von vielen Faktoren, denen wir unsere Körper aussetzen und trotz derer wir immer noch erwarten, bei guter Gesundheit zu bleiben.

Praktiken wie diese führen unweigerlich zu einem Zustand der Toxizität. In diesem Buch werden wir SEHEN, inwieweit Fettgewebe ein Verteidigungsmechanismus gegen mentale und emotionale Toxine ist. Wir werden auch SEHEN, warum manche Körper in Form von Übergewicht auf Toxizität reagieren, während andere mit Krebs oder Bluthochdruck reagieren.

Außerdem prüfen wir auf biochemischer und physiologischer Ebene, wie leichtfertige Gewohnheiten und alltägliche Entscheidungen unseren Körper strapazieren und malträtieren und wie sie unsere Enzyme, Hormone, Neurotransmitter, Verdauungsprozesse und unser Immunsystem aus der Bahn werfen. Dadurch werden wir krank und dick und schieben es auf eine „genetische Veranlagung".

Die gute Nachricht ist, dass es eine allwaltende Logik und Weisheit des Körpers gibt, die wir im Laufe der Evolution über Millionen von Jahren hinweg ererbt haben. Allerdings müssen wir die Voraussetzungen für den Körper schaffen, damit er arbeiten kann, wie es die Natur für ihn vorgesehen hat.

Ein übergewichtiger oder adipöser Körper ist ein Körper in Not. Jedoch ist der menschliche Körper auch erstaunlich widerstandsfähig. Daher ist es möglich, die Prozesse, die zu diesem Zustand geführt haben, trotz des Missbrauchs, dem der Körper unterzogen wurde, umzukehren und die Biochemie des Körpers wieder ins Gleichgewicht zu bringen, damit er wieder sein normales, optimales Gewicht erreichen kann.

Manchmal bedarf es nur der kleinsten Dinge. Wussten Sie, dass bewusstes Essen, im Gegensatz zum Herunterschlingen der Nahrung, ein einfaches, jedoch kraftvolles Hilfsmittel ist, um Stress zu lindern und somit auch, um Gewicht *abzubauen?* Oder dass vorangegangene Traumata und andere emotionale Gifte, die buchstäblich in den Zellen Ihres Körpers gespeichert sind, Sie fett machen können?

Leider haben wir uns dermaßen von unseren Geistern und Körpern losgelöst, dass wir eine einfache Wahrheit häufig nicht SEHEN: dass ein Geist und ein Körper, der in Harmonie mit sich selbst und mit seiner Umgebung ist, glücklich, gesund und normalgewichtig ist.

Es gibt tatsächlich eine kleine, jedoch wachsende Anzahl von Menschen, die die überwältigende Kraft in ihrem Innern erkennt und freisetzt, um von einem Zustand krankhafter Fettsucht zum Optimalgewicht zurückzukehren.

Es ist eine erstaunliche und persönliche Reise, die Sie unternehmen können, sobald Sie erkennen, warum gerade diese Dinge, die wir gleichgültig abtun – richtige Ernährung, guter Schlaf, körperlich aktiv zu bleiben – genau jene Werkzeuge sind, die Ihnen dabei helfen, Toxine auszuspülen, Ihre Enzyme und Hormone ins Gleichgewicht zu bringen und einen gesunden Lebensstil anzunehmen.

Lassen Sie mich die Frage anders formulieren: Wenn die Schulmedizin tatsächlich das Allheilmittel wäre, wie man es versucht uns glauben zu machen, warum schießen dann die Gesundheitsausgaben überall in die Höhe? Warum sind zwei Drittel der Amerikaner entweder übergewichtig oder adipös und warum steigt die Zahl weiter an? Und warum wurden so viele Diätpillen oder „Wundermedikamente“ gegen Adipositas von den Gesundheitsbehörden vom Markt genommen?

Nach Angaben des Centers of Disease Control and Prevention hat der amerikanische Durchschnittsbürger bereits 10,5 kg Übergewicht. Wenn sich der Trend der letzten Jahre weiter fortsetzt, schätzen Forscher, dass bis zum Jahr 2030 86 % der amerikanischen Erwachsenen übergewichtig sein werden. Und bis zum Jahr 2048 könnte *jeder erwachsene Amerikaner* zumindest leicht übergewichtig sein.

Adipositas ist nicht nur ein lebensbedrohlicher Zustand. Sie ist auch sehr, sehr teuer. Gemäß einiger Umfragen geben übergewichtige Personen jährlich durchschnittlich 1400 $ mehr für Medikamente aus als Menschen, die nicht übergewichtig sind.

Adipositas ist aufgrund von Behandlungskosten für Begleiterkrankungen wie Diabetes, Herzerkrankungen und andere Leiden, die unter übergewichtigen Menschen häufig sind, eine teure Krankheit.

Was den Staatshaushalt anbetrifft, haben Prüfungen aus dem Jahr 2009 gezeigt, dass adipositasbedingte Erkrankungen inzwischen 9,1 % aller medizinischen Ausgaben ausmachen. Zehn Jahre zuvor lag diese Zahl noch bei 6,5 %. Im gleichen Zeitraum stieg die Adipositasrate um 37 %.

Im Hinblick auf die Gesamtkosten liegen die Gesundheitsausgaben für adipositasbedingte Erkrankungen auf Rang vier hinter Herzerkrankungen, Diabetes und Krebs und belaufen sich auf 147 Milliarden Dollar, was doppelt so hoch ist wie noch vor zehn Jahren. Diabetes, eine Krankheit, die eng mit Adipositas in Verbindung steht, kostet den US-Steuerzahler jährlich 190 Milliarden Dollar. Gemäß Reed Tuckson von der United Health Foundation werden die Behandlungskosten für adipositasbedingte Erkrankungen bis zum Jahr 2018 atemberaubende 344 Milliarden Dollar übersteigen.

Wenn wir allerdings mehr auf unsere natürliche Weisheit anstatt auf die Schulmedizin hören würden, würden wir nicht Milliarden von Dollar an Ärzte, Krankenhäuser und Pharmakonzerne verschwenden, um unsere Körper in wandelnde Chemielabore zu verwandeln.

Wir würden unserer angeborenen Weisheit und dem sorgfältig ausgearbeiteten Plan folgen, den die Natur für uns vorgesehen hat. Wir würden uns selbst heilen.

1 Der „ideal" Mythos

1. Soziale Selektion

Es erstaunt mich immer wieder, wie viele Schlankheitsprogramme „schnelle" Lösungen zum Purzeln der Pfunde versprechen und erstaunliche „Tipps" geben, wie man Gewicht verliert. Aber am meisten überraschen mich vielleicht die Programme und Internetseiten, die behaupten, dass Sie beispielsweise „10 Pfund in 11 Tagen" oder „25 Pfund in 45 Tagen" verlieren können.

Abgesehen von offensichtlichen Betrügern, die auf unehrliche Weise Geld machen wollen, gibt es auch unzählige Diätassistenten, Ernährungswissenschaftler und Abnehmprogramme, einschließlich Fitness- und Aerobic-Kurse, die tatsächlich die „Last" Ihres Übergewichts schultern und versprechen, Ihnen beim Verlust Ihres Übergewichts zu helfen.

Menschen, die sich bei solchen Programmen anmelden, werden unverzüglich auf eine Waage gestellt und ihr Taillenumfang wird gemessen. Anschließend hält man ihnen einen Ernährungsplan unter die Nase und schickt sie mit strengem Fingerzeig im Fitnessstudio aufs Laufband oder Trimmrad.

Vielleicht hat ein Teil dieses verzweifelten „Speck-weg" etwas mit dem verzweifelten Wunsch zu tun, die perfekte Figur haben zu wollen – schlank, grazil und sexy bei Frauen und muskulös und machohaft bei Männern.

Es ist die sogenannte soziale Selektion, in der „schöne" Menschen, sowohl Männer als auch Frauen, mehr oder weniger dafür belohnt werden, schlank, fit und „gut aussehend" zu sein. Die meisten von uns sind konditioniert, positiv auf Menschen zu reagieren, die eine Figur haben, die bestimmten sozialen Standards entspricht. Andererseits reagieren wir auf Menschen, die diesen Standards nicht entsprechen, eher mit schiefen Blicken.

Von Plakatwänden, durchs Fernsehen, auf Lebensmittelverpackungen, praktisch von überallher, werden wir ständig mit Bildern von schlanken und durchtrainierten Körpern bombardiert. Aber wer stellt diese Maßstäbe auf? Wer bestimmt, was schlank ist? Und gibt es so etwas wie das ideale Körpergewicht überhaupt?

Was geschieht mit den Millionen übergewichtiger und krankhaft adipöser Menschen? Den kosmetischen Normen nicht zu entsprechen, ist das kleinste ihrer Probleme. Die Gesundheitsrisiken, die aus Übergewichtigkeit oder Adipositas entstehen, sind beträchtlich; ganz zu schweigen vom Spiegel, den uns die Gesellschaft vorhält.

Es ist eine wohlbekannte Tatsache, dass Adipositas das individuelle Risiko unter anderem für Herzerkrankungen, Diabetes und Herz-Kreislauf-Erkrankungen vervielfacht. Die übermäßige Belastung auf den Körper und seine unterschiedlichen Systeme und Organe ist nur eine der Komplikationen, die sich aus dem Herumtragen von so viel Gepäck ergeben.

Ein Mensch, der mehr als sein Optimalgewicht wiegt, leidet unter innerer Verschmutzung, Verstopfung der inneren Organe und einer Toxizitätskrise. Außerdem trägt er jahrelange giftige Ablagerungen mit sich herum.

Auf die Toxizitätskrise gehe ich später in diesem Buch ausführlich ein. Für den Moment ist es ausreichend, wenn ich sage, dass selbst die meisten wissenschaftlich entwickelten Pläne zur Gewichtsreduktion wissenschaftlich relevante, wichtige Fakten ausgelassen haben (Labortests für Lebensmittel), die wenig mit Gewichten, Maßen und Kalorienzählen zu tun haben.

Ja, Adipositas ist ein äußerst reales Problem und in den USA hat es erschreckende Ausmaße angenommen. Tatsächlich hat sich Amerika in „eine Nation übergewichtiger Menschen" verwandelt. Außerdem zählt Adipositas in den USA zu den häufigsten Todesursachen, und Adipositas bei Kindern, Herzerkrankungen und Diabetes gehören seit langer Zeit zu den Problembereichen.

Nach Angaben einiger leitender Landesagenturen zur Überwachung von Gesundheit und Adipositas sind mehr als zwei Drittel der amerikanischen Bevölkerung übergewichtig, wovon ein Drittel als adipös gilt.

In absoluten Zahlen heißt das, dass über 66 % der erwachsenen Bevölkerung (das sind mehr als 200 Millionen Menschen) als übergewichtig eingestuft werden. Dazu zählen laut Angaben des Gutachtens National Health and Nutrition

Examination Survey (NHANES) der US-Regierung (für den Zeitraum 2005–2006) auch die 34 % der Bevölkerung, die adipös sind.

Das Gutachten ergab ebenfalls, dass es im Laufe der letzten zwei Jahrzehnte einen deutlichen Anstieg dieser Zahlen gab. Es ist nicht überraschend, dass sich diese Tatsache überaus gut mit einer mehr und mehr sitzenden Lebensweise deckt. Der Computer übernimmt so viele Aufgaben und andere Aktivitäten, die früher durch Lauferei (dazu zählen auch Aktivitäten an der frischen Luft, der Besuch eines Kinos, Theaters oder der Oper und Sport) erledigt werden mussten. Hinzu kommt eine regelrechte Sucht nach Fast Food und verarbeiteten Lebensmitteln.

Adipositas stellt auch bei Kindern und Jugendlichen ein besorgniserregendes Gesundheitsproblem dar. Daten von NHANES-Gutachten (1976–1980 und 2003–2006) zeigen, dass schätzungsweise 17 % der Kinder und Jugendlichen im Alter zwischen 2 und 19 Jahren übergewichtig sind.

Nach Alter aufgeschlüsselt heißt das, dass die Prävalenz von Adipositas bei Kindern im Alter zwischen 2–5 Jahren von 5 % auf 12,4 % und bei Kindern im Alter zwischen 6–11 Jahren von 6,5 % auf 17 % und bei Kindern und Jugendlichen im Alter zwischen 12–19 Jahren von 5 % auf 17,6 % gestiegen ist.

2. Gewichtsverlust-Mythen

Zweifelsohne haben die meisten übergewichtigen Menschen den Wunsch abzunehmen. Doch manchmal wird die Verzweiflung auch von den Medien, der Kosmetikindustrie, Pharmakonzernen und Lebensmittelherstellern angeheizt. Getrieben von Profitgier und völlig skrupellos, profitiert diese Multi-Milliarden-Dollar-Industrie von der Verunsicherung, die Sie Ihrer Figur und Ihrem Gewicht gegenüber hegen.

Indem sie sogenannte Gesundheitsstandards einführen, machen sie Sie anfällig für ihre Produkte und erzeugen ein geringes Selbstwertgefühl. Dadurch spornen sie einen leichtgläubigen Teil der Bevölkerung an zu glauben, immer mehr Pfunde verlieren zu müssen, um gesund zu bleiben und „gut auszusehen".

Diese simple, wenn auch trügerische Logik lässt Millionen Menschen in die Falle tappen, aus der sie nicht mehr entkommen können. Und wenn Sie schließlich den Punkt der Verzweiflung erreicht haben, bietet Ihnen diese Branche mit ihren Wunderprodukten einen Ausweg und „zeigt" Ihnen, wie Sie Ihren Körper und Ihre Gesundheit wieder in den Normalzustand zurückführen und dabei Ihr Idealgewicht erlangen können!

Wenn es nach diesen Unternehmensblutsaugern geht, gibt es für Ihr Dilemma nur einen Ausweg – eines oder mehrere der Hunderte von gewichtsreduzierenden Produkte, die entweder frei verkäuflich sind oder als verschreibungspflichtige Medikamente vertrieben werden. Ansichten wie diese haben dazu geführt, dass Millionen Menschen auf der Welt eine engstirnige medizinische Sichtweise übernommen und in ihren Bemühungen, Gewicht zu verlieren, unsinnige Techniken angewendet haben.

Es ist ein wenig wie die Kultivierung einer kollektiven Psyche, die magiegleich für den finanziellen Vorteil einer Handvoll Menschen arbeitet. Sie sorgt dafür, dass sich die Regale Ihrer örtlichen Supermärkte mit immer weiteren verarbeiteten Lebensmitteln füllen. Sie trägt zu einer Nation adipöser Menschen bei.

Wenn die Lebensmittelindustrie und die Pharmakonzerne nicht so gehandelt hätten, wer würde dann die zahlreichen Pillen, Tränke und Programme kaufen, die sie zur Wiedererlangung Ihres Schlankheitszustands anpreisen?

Training und Diät sind die Eckpfeiler der meisten Gewichtsreduzierungsprogramme. Daher beziehen sich die meisten Produkte und Pillen auf diese beiden Gesundheitsaspekte, obwohl es auch einige einfallsreiche Techniken gibt, die „superschnelle, jedoch sichere Geheimnisse" zum Abnehmen bieten.

Eine dieser Empfehlungen, der Millionen übergewichtige Menschen nachkommen, ist es, die Kalorienzufuhr so zu reduzieren, dass Sie weniger Kalorien zu sich nehmen, als Ihr Körper im Laufe eines normalen Tages verbrennt.

Die Diätindustrie hat tatsächlich eine eigene Fachsprache entwickelt, die für den Normalmenschen schwer zu verstehen ist und die ihn bewusst verwirren soll. Wenn Sie einen Ernährungsberater aufsuchen, können Sie davon ausgehen, dass solche Begriffe wie zuckerarm, fettfrei, kohlenhydratarm, kalorienarm, fettarm und ballaststoffreich fast die ganze Zeit im Raum umherspuken.

Wenn man Ihnen Training empfohlen hat, haben Sie sicher von solch positiv schmerzhaften Äußerungen wie „Fettverbrennung während des Muskelaufbaus", „Bankdrücken", „hochintensives Training" sowie von Phrasen wie „ohne

Fleiß kein Preis", „ausreichend Ausdauer bekommen" und „noch einen Schritt weiter gehen" gehört.

Essen Sie weniger, verbrennen Sie mehr und malträtieren Sie Ihren Körper – die Botschaft ist laut und deutlich.

Crash-Diäten: Wenn man einem übergewichtigen Menschen einen Diätplan aufstellt, scheint sich das Angstniveau der betroffenen Person fast unverzüglich zu reduzieren. Ich bin mir jedoch nicht so ganz sicher, welche Auswirkungen sich dabei für den komplexen Nährstoffbedarf und die allgemeine Gesundheit des menschlichen Körpers ergeben.

Dennoch sind Crash-Diäten und Hungerkuren, die den Körper belasten und ins Wanken bringen (wie z. B. die berühmte Atkins-Diät, die South-Beach-Diät und die Weight-Watchers-Diät) äußerst beliebt.

Als in den späten 1990er-Jahren und zu Beginn des 21. Jahrhunderts die Atkins-Diät über Amerika und viele andere Länder der Welt schwappte, machte tatsächlich schätzungsweise jeder elfte Amerikaner diese Diät und 18 % der Bevölkerung waren prinzipiell auf einer kohlenhydratarmen Diät.

Der Absatz kohlenhydratreicher Lebensmittel wie Nudeln und Reis ging drastisch zurück und in der Lebensmittelindustrie machte sich Panik breit, besonders bei einigen großen Handelsmarken. Es gab jedoch auch einige Hersteller, die gewohnheitsmäßig in den sogenannten „Kohlenhydratarm-Wahn" einstiegen und anfingen, kohlenhydratarme Produkte auf den Markt zu bringen (Coca Cola brachte eine Cola mit Namen C2 auf den Markt, die verglichen mit normaler Cola angeblich nur halb so viel Kohlenhydrate, Zucker und Kalorien enthielt!)

Wie es jedoch bei allen Modeerscheinungen der Fall ist, flaute die Popularität der Atkins-Diät aufgrund von Kontroversen bezüglich der Wirkungsweise solch einer radikalen Ernährungsweise ab und verebbte nach einiger Zeit.

Training: Für jene, die das Programm ein wenig verschärfen wollen und denen Diäthalten nicht ausreicht, haben die sogenannten Experten ein anderes Rezept parat: Wie wild trainieren und eine Crash-Diät durchführen. Im Verlauf dessen soll irgendwo ein Wunder stattfinden. Das heißt, wenn Sie den Mut, die Entschlossenheit und die Energie aufbringen, Ihren Körper gleichzeitig auszulaugen und zu erschöpfen!

Ergänzungen: Und für den diäthungrigen Weight Watcher gibt es auch etwas – Nahrungsergänzungen, Vitaminpillen und Energydrinks! Ist es reiner Zufall, dass es für fast jedes Weight-Watcher-Leiden eine gebrauchsfertige Lösung gibt?

Diätpillen: Kann es wirklich so einfach sein? Schauen wir uns zum Beispiel den Liebling der Diätindustrie an – Diätpillen. Direkt aus der afrikanischen Wüste kommt eine Diätpille, die wie ein Appetitzügler wirkt!

Stellen Sie sich nur die Aufregung vor, die diese Diätpille in der Pharmaindustrie erzeugt hat. Schließlich hatte die moderne Wissenschaft ein uraltes Heilmittel, eine magische Pille, zur Behandlung von Adipositas entdeckt! Hierbei handelt es sich um einen Extrakt einer „kakteenartigen“ Pflanze aus der Hundsgiftgewächsfamilie (Apocynaceae). Die Pflanze mit Namen Hoodia enthält eine chemische Zusammensetzung oder ein Glycosid mit dem harmlos klingenden Namen „P57“.

Das südafrikanische Council for Scientific and Industrial Research (CSIR) (zu deutsch: Rat für wissenschaftliche und industrielle Forschung), das P57 als Erstes isoliert hatte, ließ es im Jahr 1996 patentieren. Anschließend gewährte der Rat einem in Großbritannien ansässigen Unternehmen, Phytopharm, eine Lizenz zur Synthetisierung von P57 für den gewerblichen Einsatz.

Phytopharm arbeitete bei diesem Projekt mit Pfizer zusammen. Später wurde jedoch entdeckt, dass das erzeugte Medikament zu schweren Nebenwirkungen führte und die Leber schädigte. Das Medikament erhielt keine Genehmigung durch die FDA (Food and Drug Administration). Es wird jedoch illegal verschrieben und vertrieben, vor allem online.

Stoffwechselbeschleuniger: Stoffwechselbeschleuniger sind ein weiteres bevorzugtes Rezept für nahezu unmittelbaren Gewichtsverlust, so scheint es zumindest. Nach Angaben der Befürworter dieser Medikamente beschleunigen sie den Stoffwechsel des Körpers und haben daher eine starke thermogene Wirkung. Das bedeutet, dass sie einen plötzlichen Anstieg der Körperwärme verursachen, was angeblich zu Lipolyse oder dem Abbau von Fett führen soll.

Hypnose: Eine weitere einfallsreiche und rasch wirkende Methode, Gewicht zu verlieren, ist, ob Sie’s glauben oder nicht, Hypnose! Die Vertreter dieser Methode – die zweifelsfrei maßlos übertriebene Gebühren verlangen – geben den Probanden während der Sitzung die Anweisung, zu glauben, dass bestimmte Lebensmittel schädlich für sie sind, während andere gut für sie sind. Wenn es doch nur so einfach wäre!

Intelligente Lebensmittel: Es gibt noch eine weitere Abnahmetechnik, die mit Hypnose konkurriert. Dieses kreative Versprechen für einen schlankeren Lebensstil wird gesundes Fast Food genannt! Indem sie sie als „intelligente Lebensmittel" neu verpacken, wollen die Vertreter dieser „Mahlzeiten für Kalorienbewusste" Sie tatsächlich glauben machen, dass diese von McDonald's, Burger King oder Wendy's (eine US-amerikanische Fast-Food-Kette) angebotenen Mahlzeiten die Anzahl der aufgenommenen Kalorien drosseln können, obwohl Sie in einem Fast-Food-Tempel essen gehen.

Es wird behauptet, dass das Schlachtvieh für die Burger auf einer fettfreien Farm aufgezogen wurde, sodass Mahlzeiten, die dieses Fleisch enthalten, Ihre Kalorienzufuhr im Zaum halten können. Niemand ahnt, wer diese unglaublichen Einfälle finanziert und verbreitet.

Body-Mass-Index: Ein weiterer weitverbreiteter Irrglaube der gewichtskontrollierenden Welt ist der „Einheitsansatz". Im Verlauf der Ausarbeitung einer Bezugsgröße für Weight Watcher und übergewichtige Menschen kamen Experten auf die Idee des Body-Mass-Index oder BMI. Hierbei handelt es sich um einen Orientierungswert, der vom Gesundheitsministerium, von Programmen zur Gewichtsreduktion und von Ernährungsexperten verwendet wird, um zu bestimmen, wer übergewichtig ist und wer nicht.

3. Körpertyp: Massenglauben

Der BMI errechnet sich aus dem Körpergewicht in kg dividiert durch das Quadrat der Körpergröße in Metern (m^2), gerundet auf eine Dezimalstelle. Man kann die Formel auch folgendermaßen darstellen: Körpergewicht/Körpergröße^2 oder kg/m^2.

Erwachsene über 20 Jahren mit einem BMI zwischen 25,0 und 29,9 werden als übergewichtig eingestuft und Erwachsene mit einem BMI ab 30,0 gelten als adipös.

Eine weitere konventionelle Methode, um die Körpermaße zu erfassen, ist, sie anhand von Körperform und Muskulatur in drei Körpertypen zu unterteilen – ektomorph, mesomorph und endomorph.

Anhand der klassischen Definition ist der ektomorphe Körpertyp von Natur aus schlank/dünn und nicht anfällig für Gewichtszunahme, da er einen hohen Stoffwechselumsatz hat. Er ist überaktiv und nicht sonderlich stark.

Der mesomorphe Körpertyp ist sportlich und muskulös, von Natur aus schlank, verliert leicht Fett und verfügt über einen leistungsfähigen und schnell verbrennenden Stoffwechsel.

Der endomorphe Körpertyp ist dicklich und hat eine rundliche Körperform. Aufgrund seines trägen Stoffwechsels tendiert er zur Gewichtszunahme und speichert leicht Fett.

Obwohl kein Ernährungsberater oder Diätplan es wirklich sagen wird, zielen die meisten Gewichtsreduzierungsverfahren und Crash-Diäten darauf ab, endomorphe Körpertypen in ektomorphe und mesomorphe Körpertypen zu verwandeln.

Sind Ihnen noch nie die „vorher – nachher"-Bilder aufgefallen, die im Werbematerial solcher Programme verwendet werden? Wie von Zauberhand ändert sich die Figur übergewichtiger Frauen in eine perfekte „Sanduhrfigur", während sich Männer von regelrecht schlaff zu schlank und muskulös wandeln.

Wenn doch nur alle Frauen und Männer, die den Wunsch haben, abzunehmen, in ektomorphe bzw. mesomorphe Körpertypen verwandelt werden könnten! Natürlich behaupten die meisten Gewichtsreduktionsprogramme, dass sie genau dieses einfach erstaunliche Wunder tatsächlich vollführen können. Wenn dem nicht so wäre, wer würde sich ansonsten bei solch einem Programm anmelden, richtig?

4. Ein ausgeglichener Körper

In diesem Buch werden wir die Grundsätze guter Gesundheit erkunden und diese gezielt mit dem Körpergewicht in Beziehung setzen. Bitte denken Sie daran, dass beides untrennbar miteinander verbunden ist. Sie können nicht erwarten Ihr wahres Optimalgewicht zu erreichen, wenn Sie nicht gesund sind.

Gemäß Ayurveda ist jedes menschliche Wesen eine komplexe Erfahrung oder ein komplexes Zusammenspiel von drei Prozessen – Verstand, Körper und Geist. Diese drei Prozesse sind Ausdruck Ihrer Lebenskraft oder Ihrer Doshas oder Pranas.

Daher ist jeder wache und ruhige Moment Ihres Lebens der Ausdruck Ihres Doshas in Übereinstimmung mit Ihrem Körpertyp und dem Zustand Ihres physischen, geistigen und spirituellen Wohlbefindens.

Wie zuvor bereits erwähnt, wird der menschliche Körper traditionell in drei Körpertypen eingestuft – ektomorph, mesomorph und endomorph. Ayurveda definiert Körpertypen nicht anhand der Muskulatur. Stattdessen ist jeder der drei Körpertypen eine Kombination der fünf Elemente des Universums – Luft, Feuer, Wasser, Erde, Raum (Äther).

Diese Körpertypen sind Vata, Pitta und Kapha (in meinem Buch *Zeitlose Geheimnisse der Gesundheit und Verjüngung* näher erläutert). Der Körpertyp eines jeden Individuums ist einzigartig.

Jeder von uns wird mit Merkmalen aller drei Körpertypen geboren, jedoch in unterschiedlicher Ausprägung. Daher ist es wichtig, Ihren Körpertyp zu bestimmen, um zu ermitteln, was gut für Sie und Ihren Körper ist.

Gute Gesundheit und Glück sind das stete Streben nach Gleichgewicht. Das bedeutet, dass Körper, Geist und Seele miteinander im Einklang sein müssen. Mit der Zeit werden Sie imstande sein, mit jedem dieser drei Aspekte des Seins in Einklang zu sein.

Der moderne Lebensstil, besonders in der westlichen Welt, hat uns so weit von unserem natürlichen Gesundheitszustand entfernt, dass wir in unserem Innern zu viel Ballast angesammelt haben.

Stress, verarbeitete Nahrungsmittel, Medikamentenkonsum und Reizüberflutung bedeuten für unseren Körper, seine Organe und Systeme Belastung, wodurch sie letztendlich blockieren, verstopfen und toxisch werden. Das Resultat ist ein Körper, der sich in einer Notlage befindet und sich vergeblich bemüht, ein Gefühl der Ausgeglichenheit und des Gleichgewichts zu finden.

Wenn Sie diese Tatsache mit konventionellen Gewichtsreduktionsverfahren vergleichen, werden Sie feststellen, dass das, was für einen Einzelnen gut ist, nicht zwangsläufig für jeden gut ist. Daher kann man die Gesundheit nicht wirklich anhand allgemeiner Maßstäbe beurteilen.

Lebensmittel oder sogar Medikamente wirken bei jedem Menschen auf unterschiedliche Weise. Es gibt keine Einheitslösungen. Ernährungspläne, Trainingsprogramme und Programme zur Gewichtsreduktion sind allgemein ausgelegt. Sie berücksichtigen selten individuelle Unterschiede.

Außerdem neigen sie, indem sie ihren Fokus auf die Gewichtsreduktion anstatt auf die Gesundheit legen, dazu, das Grundprinzip, dass die Wiederherstellung des natürlichen Gleichgewichts von Körper, Geist und Seele zu Gewichtsverlust sowie zu Vitalität und Zufriedenheit führen würde, zu ignorieren.

5. Ein gesunder Körper = normales Gewicht

Nur ein gesunder Körper kann sein Normalgewicht erlangen. Theorien darüber, wie viel ein Mensch wiegen sollte (berechnet anhand von Geschlecht, Körpergröße, ethnischer Zugehörigkeit usw.), ignorieren den einzigartigen körperlichen Bedarf des Individuums.

Gesundes Körpergewicht variiert je nach individuellem Körpertyp. Ein gesunder Vata-Typ wird immer dünn sein und ein gesunder Kapha-Typ wird immer korpulent und muskulös sein.

Die Knochen von Vatas sind leicht und dünn gebaut, während Kaphas sehr schwere, dichte und kompakte Knochen haben. Beide Körpertypen haben einen sehr unterschiedlichen, wenn nicht sogar völlig gegensätzlichen Bedarf bezüglich Nahrung, Bewegung und Lebensweise. Pitta-Typen, deren Körper mehr Hitze produzieren, haben einen ganz anderen Energiebedarf als die anderen Körpertypen.

Die Gewichtsreduktion aus den richtigen Gründen, d.h. zur Verbesserung der Gesundheit, ist einfach. Der Versuch abzunehmen, ohne zuvor die angesammelten Toxine aus dem Körper zu entfernen, widerspricht den Überlebensgrundsätzen des Körpers und ist daher nur schwer durchführbar.

Der Körper kann sich nur gegen den Säuretod schützen, wenn er die Toxine im neutralisierten Zustand im Inneren der Fettzellen und Körperflüssigkeiten aufbewahrt.

Das ist der Grund, warum ein schlichter Gewichtsreduktionsplan, dessen Ziel es ist Ihnen nur bei der Reduzierung Ihres Übergewichts zu helfen, häufig nicht funktioniert. Es gibt nur wenige, die ihr Ziel tatsächlich erreichen. Viele haben die Kilos, die sie zuvor unter Anstrengungen und Qualen verloren haben, recht schnell wieder drauf. Das Gewicht als alleiniges Kriterium zu betrachten, ist irgendwie so, als ob Sie sich in eine Form stellen, die nicht auf Sie zugeschnitten ist.

Daher ist es wichtig, dass Sie Ihren Körpertyp kennen, bevor Sie Ihr spezifisches Optimalgewicht bestimmen. Sobald Sie Ihren Körper von Giftstoffen und angesammeltem Ballast reinigen und gesund leben, ist der Gewichtsverlust eine natürliche Konsequenz.

Ihre Gesundheit bessert sich automatisch, sobald Sie die angesammelten toxischen Abfallprodukte entfernen und Ihre Ausscheidungsorgane und -systeme frei und sauber halten. Der Schwerpunkt muss darauf liegen, Gesundheit zu erlangen, anstatt darauf, gegen Krankheiten anzukämpfen.

Nachdem Sie gelernt haben, wie man Gesundheit erlangt, können Sie Ihren Körper leicht in ein fein abgestimmtes Instrument verwandeln, das Ihnen bei der Erfüllung Ihrer Wünsche hilft und Sie in ein Leben voller Glück, Vitalität, Reichtum und Weisheit führt.

6. Die Reinigung Ihres Körpers

Bevor er sein natürliches Gewicht wiederherstellen kann, muss der menschliche Körper zunächst von allen Toxinen gereinigt werden. Die Reinigung sorgt auch dafür, dass der Gewichtsverlust reibungslos vonstatten geht, ohne dass es zu unerwünschten Nebenwirkungen kommt.

Das stärkste und gründlichste Reinigungsverfahren ist die Leber- und Gallenblasenreinigung (ausführlich beschrieben in meinem Buch *Die wundersame Leber- & Gallenblasenreinigung*). Der wichtigste Effekt besteht darin, Agni, das Verdauungsfeuer (die kombinierte Verdauungskraft aller gastrointestinalen Sekrete), wiederherzustellen. Wenn Agni stärker ist, wird Nahrung effizienter verdaut, Ihr Körper produziert weniger Abfallstoffe, was folglich dazu führt, dass auch weniger Abfallstoffe in den Eingeweiden abgelagert werden. Das ist jedoch nur der Fall, wenn Sie auch Ihr Colon durch eine Darmspülung oder eine ähnliche Darmreinigungsmethode reinigen.

Eine Gallenreinigung stellt sicher, dass vom Körper freigesetzte Toxine nicht in den Nieren stecken bleiben. Der wichtigste Grundsatz lautet hier, dass es auf natürliche Weise und ohne Schäden zum Gewichtsverlust kommt, wenn die Ausscheidungsorgane zuvor von allen angesammelten Ablagerungen gereinigt werden. Durch diese Maßnahmen werden die Gesundheit und das natürliche Gewicht des Körpers erfolgreich wiederhergestellt.

Eine Leberreinigung ist jedoch nicht ausreichend, um das Verdauungsfeuer Agni dauerhaft wiederherzustellen. Sie müssen viele solcher Reinigungen durchführen. So viele, wie Sie benötigen, um alle angesammelten Gallensteine zu entfernen. Nach jeder Reinigung wird es einen massiven Anstieg an Energie geben. Ihr Bauch wird sich fester anfühlen und Sie werden mehrere Pfunde verlieren.

Innerhalb weniger Tage kann jedoch etwas der alten Trägheit zurückkehren. Außerdem können sich wieder frühere Heißhungerattacken einstellen. Das deutet darauf hin, dass sich Gallensteine aus den hinteren Teilen der Leber nach vorne zu den hinausführenden Gallengängen bewegt haben. Dadurch werden diese Hauptgallengänge wieder verstopft, wodurch Agni abermals verringert wird.

Wenn Ihre Leber vollkommen sauber ist, sollte Ihr Körpergewicht ideal und Ihre Energie grenzenlos sein, vorausgesetzt natürlich, dass Sie einen gesunden und ausgewogenen Lebensstil pflegen.

Wenn Sie die Ergebnisse aller bekannten Abnehm-Methoden und Diätpläne auswerten, stoßen Sie auf eine übereinstimmende Erkenntnis. Die meisten Menschen, die eine Diät beginnen, halten nicht durch und geben vorzeitig auf. Von denen, die weitermachen, verlieren nur wenige Gewicht und die meisten nehmen dieses Gewicht wieder zu (der sogenannte Jojo-Effekt). Die Reinigung des Körpers von angesammelten Toxinen schafft andererseits eine gute Grundlage, um sicher und dauerhaft abzunehmen.

7. Gewichtsregulierung ist natürlich

Wenn die körpereigenen natürlichen Anpassungsmechanismen des Körpergewichts wiederhergestellt werden, kommt es spontan zu Gewichtsverlust. Übergewicht ist ein Symptom einer gestörten Verdauung und eines gestörten Stoffwechsels. Darüber hinaus ist es ein Anzeichen für chronische Toxizität im Körper.

Wenn die angesammelten Toxine nicht zuvor entfernt werden, kann der Versuch, das Symptom (Übergewicht) zu entfernen, schädlich und enttäuschend sein. Die meisten Programme zur Gewichtsreduktion gehen nicht auf dieses wichtige Problem ein.

Der Körper besitzt eine natürliche Widerstandsfähigkeit gegenüber zu schnellem Gewichtsverlust, da eine plötzliche Gewichtsabnahme dazu führt, dass eine Flut eingeschlossener Toxine in die Blutbahn freigesetzt wird, wodurch sogar tödliche Nebenwirkungen, wie z. B. der Zusammenbruch der Leberfunktionen, Nierenversagen und Herzinfarkt, verursacht werden können.

Der Körper verhält sich nie auf irrationale Weise. Die Regulierung des Körpergewichts muss durch die Beseitigung der Ursachen hinter den Stoffwechselproblemen beginnen, die für die Gewichtszunahme verantwortlich sind.

Bostoner Forscher haben entdeckt, dass Menschen, deren Bauchspeicheldrüse hohe Konzentrationen Insulin ausschüttet, größere Schwierigkeiten haben, Gewicht zu verlieren, als Menschen, deren Bauchspeicheldrüse geringere Mengen Insulin produziert. Das hat jedoch recht wenig mit Genen zu tun, wie manche Ärzte Ihnen vielleicht sagen mögen.

Der Grund, warum 200 Millionen Amerikaner übergewichtig sind oder nicht abnehmen können, hat nichts mit einem genetischen Fehler zu tun. Bekanntermaßen sondern übergewichtige Menschen mehr Insulin ab. Diese Überproduktion von Insulin ist jedoch nur ein Effekt der Gewichtszunahme und nicht ihre Ursache.

Der Grund, warum 200 Millionen Amerikaner übergewichtig sind, liegt darin, dass sie gegen Insulin resistent geworden sind. Wenn die Insulinrezeptoren der Zellen nicht insulindurchlässig sind, beginnt der Blutzuckerspiegel anzusteigen. Um sich mit dem erhöhten Blutzucker auseinanderzusetzen, produziert die Bauchspeicheldrüse mehr Insulin, um den Zucker aus dem Blut zu entfernen.

Ein Weg zum Umgang mit dieser gefährlichen Situation besteht darin, dass der Körper die erhöhte Menge Zucker in Fett umwandelt. Je mehr Fett ein Mensch gespeichert hat, desto weniger wahrscheinlich wird er oder sie trainieren, da dies Anstrengung erfordert.

Außerdem richtet sich konsequentes Training, welches von den meisten Programmen zur Gewichtsreduktion empfohlen wird, gegen übermäßige Fettbildung und nicht gegen die Insulinresistenz oder gegen die Ursache der Insulinresistenz.

Insulin hemmt außerdem das körpereigene Fettverbrennungshormon – die „hormonempfindliche Lipase“. Dieses Hormon ist verantwortlich für die Freisetzung von Fett in den Blutkreislauf. Dieses freigesetzte Fett wird dann als Brennstoff verwendet. Sobald dieses Hormon deaktiviert ist, ist der Körper nicht länger in der Lage, Fett zur Energiegewinnung zu verbrennen.

Stattdessen muss er Aminosäuren und komplexe Zucker, die in den Muskeln gespeichert sind, als Brennstoff verwenden. Das macht Sie wiederum schwach, überaus hungrig und erzeugt Gelüste. Dadurch entsteht ein endloser Kreislauf aus erhöhter Insulinausschüttung und Fettbildung.

Um diesem Teufelkreislauf zu entkommen, muss man die körpereigene Insulinausschüttung gering halten. Geringe Mengen Insulin erlauben Ihrem Körper, große Mengen hormonempfindlicher Lipase zu produzieren und daher nach Bedarf Fett zu verbrennen. Dies reguliert Ihr Gewicht auf natürliche Weise.

Verarbeitete, raffinierte und anderweitig hergestellte Lebensmittel erhöhen den Insulinspiegel und verringern dadurch die körpereigenen Energiereserven.

Es ist wirklich sehr einfach und erfordert keinen großen Aufwand. Die Ursache der Gewichtszunahme zu erkennen und zu beseitigen, ist die einzige Möglichkeit, dieses Problem wirklich zu lösen.

Der Begriff „Gewichtsverlust“ löst im Körper grundsätzlich eine Stressreaktion aus, da er im Allgemeinen mit strenger Diät und Training assoziiert wird, was beides nicht sehr angenehm klingt. Darauf bedacht zu sein, Gewicht zu verlieren, kann katastrophal enden und zu Misserfolg und Enttäuschung führen.

Außerdem sollten Sie trotz aller „Garantien", die diese Programme bieten, wissen, dass diese strengen Programme in Wahrheit nichts zu bieten haben. Mit der Zeit würden Sie an einen Punkt gelangen, an dem Sie bereit sind, fast alles auszuprobieren. Sie würden sowohl viele Menschen treffen, die es versucht haben und ebenfalls gescheitert sind, als auch Menschen, bei denen es einfach nicht gewirkt hat.

Leider gibt es, wenn überhaupt, nur wenige Ernährungswissenschaftler und Ernährungsberater, die Programme zur Gewichtsreduktion befürworten und das Problem tatsächlich ganzheitlich angehen.

Darüber hinaus ist es weitaus lukrativer, kurzfristige Abhilfemaßnahmen und Notlösungen zu befürworten und Sie dann ins kalte Wasser springen zu lassen. Wenn diese Maßnahmen nicht „schnell" und drastisch zu den gewünschten Ergebnissen führten, wäre das für diese Abnehmexperten nicht wirklich rentabel, nicht wahr?

Wir leben in einer schnellen Welt, in der wir bei allem, was wir tun, handfeste, greifbare und sofortige Vorteile wollen und sogar beanspruchen. Irgendwo auf unserem Weg zur Urbanisierung und „Entwicklung" scheinen wir den Kontakt zu einem innigen Teil unseres Selbst verloren zu haben – der positiven Lebenskraft, die im Zentrum unseres Wesens liegt.

2 Erzeugte Adipositas

1. Geist, nicht Materie

Essen ist für unsere Existenz von entscheidender Wichtigkeit. Nahrung versorgt unseren Körper mit Energie, sodass wir genug Kraft haben, um den Tag zu überstehen, ohne zu ermüden. Und natürlich möchten wir, dass es auch gut schmeckt.

Allerdings hat die Nahrung, die wir zu uns nehmen, auch eine emotionale Komponente, ganz genauso wie die Vielzahl von Diätplänen und Ansichten, die Ernährungswissenschaftler uns bieten. Viele Menschen, die Abnehmprogramme ausprobiert haben, sind dermaßen mit Informationen über Lebensmittel bombardiert worden, dass sie eine komplette Enzyklopädie mit Informationen über Kohlenhydrate, Proteine und Fette füllen könnten!

In Bezug auf unsere Essgewohnheiten gibt es allerdings starke emotionale Vorstellungen, denen wir selten Beachtung schenken, die jedoch genauso viel mit Gewichtsabnahme und Gewichtszunahme zu tun haben wie die eigentliche Nahrung, die wir zu uns nehmen.

Unsere Essgewohnheiten hängen häufig mit unserer Körperwahrnehmung zusammen; wie wir auf unseren Körper reagieren und wie wir wahrnehmen, wie andere Menschen auf uns reagieren. Wenn Sie übergewichtig sind, versuchen Sie sich Folgendes zu fragen: Werden Sie jedes Mal, wenn Sie zum Kühlschrank gehen oder im Begriff sind, das Essen auf Ihrem Teller zu sich zu nehmen, von Gefühlen wie Furcht, Sorge, Schuld oder Scham heimgesucht?

Die Rückkehr zu Ihrem Normalgewicht beginnt mit der Sicht, die Sie von sich selbst haben. Übergewichtig oder adipös zu sein, hat mit Unausgewogenheit zu tun – sowohl im Körper als auch im Geist. Ich spreche hier nicht von *an sich* schlechten oder schädlichen Lebensmitteln, sondern davon, wie Sie sich und Ihr Körperbild wahrnehmen.

Wenn Sie über sich selbst schlecht denken oder eine schlechte Körperwahrnehmung haben, ist der entscheidende Schritt zur Gewichtsabnahme, diese Wahrnehmung oder das Ungleichgewicht zu bereinigen.

Um dieses Ungleichgewicht zu heilen, müssen Sie zuerst das lieben, was Sie an sich nicht mögen.

Wie oft haben Sie eine Diät abgebrochen, bloß weil Sie dachten, dass Ihr Körper sowieso nicht auf die Diät anspringen würde? Wie oft haben Sie nach einem Burger oder einem Chili-Dog gegriffen, während Sie dachten: „Ist doch egal, ich nehme diese zusätzlichen Pfunde eh nicht ab."

Übergewicht ist die Art und Weise des Körpers, sich mit Toxizität zu befassen. Es mag ironisch klingen, wenn Sie dies lesen, aber Adipositas ist das ständige Streben des Körpers, sich selbst wieder ins Gleichgewicht zu bringen.

Jedes Individuum hat ein Optimalgewicht. Beim Abnehmen geht es daher darum, sich selbst auf natürlichste Weise in diesen Gleichgewichtszustand zurückzubringen. Es geht darum, sein Körperbild und sich selbst zu umarmen und darum, daran zu glauben, dass man wieder komplett sein kann.

Dadurch lösen sich Ängste und es wird ein positives Umfeld für Heilung und, infolgedessen, für Gewichtsabnahme geschaffen. Der Großteil der Diätpläne und extremen Trainingsprogramme ist angstmotiviert – Angst, dass jede Abweichung entweder zur Gewichtszunahme führen könnte oder dass man die bereits gemachten Fortschritte wieder einbüßen könnte.

Angst schafft *nicht* das geeignete Umfeld, um abzunehmen. Glückliche und gesunde Überzeugungen schon. Der Körper nimmt radikale Veränderungen nicht so leicht hin, weder Veränderungen der Ess- und Trainingsgewohnheiten noch Veränderungen des Schlafverhaltens.

Beim Gewichtsverlust geht es daher darum, nicht mehr kämpfen zu müssen. Es geht darum zu glauben, dass Sie einen Zustand des Ungleichgewichts in einen Zustand des Gleichgewichts verwandeln können. Dazu kann es nur kommen, wenn Sie sich zuallererst selbst umarmen und wenn Sie ohne Wenn und Aber daran glauben, dass Sie die Möglichkeit haben, den Rest Ihres Lebens im Gleichgewicht zu sein und gesund, glücklich und erfüllt zu werden.

In diesem Kapitel geht es darum zu verstehen, warum es so einfach ist, ungesunde Essgewohnheiten zu entwickeln, darum, die Last zu erkennen, die sie auf unseren Körper ausüben, und darum, warum es für eine Handvoll Menschen profitabel ist, eine ganze Nation übergewichtig zu halten.

Es geht auch darum zu wissen, dass ein übergewichtiger Körper sein optimales und normales Gewicht von selbst wiederherstellen kann.

2. Chemische Kriegsführung

Der ärgste Feind des übergewichtigen oder adipösen Menschen sind verarbeitete Lebensmittel (inklusive Fast Food), die ironischerweise als Heilsbringer des 21. Jahrhunderts proklamiert wurden. Frühstückszerealien, Energieriegel, Fertiggerichte, Hamburger, Chili-Dogs, Teigwaren, Pudding und Brathähnchen. Sie nehmen sie aus dem Regal, holen sie aus der Verpackung, essen sie beim Gehen oder packen sie in die Mikrowelle.

Sie sparen Zeit, sie sind lecker und sie sind sogar mit „Nährstoffen angereichert" – das steht zumindest auf der Verpackung.

Wenn Sie „alles, was Sie für einen gesunden Start in den Tag brauchen" in einer Schüssel Frühstückszerealien zu sich nehmen können, was könnten Sie dann mehr verlangen, richtig? Nicht so schnell! Mehr als 75 % der Amerikaner, deren Frühstück aus glänzenden und farbenfrohen Zerealien besteht, lassen sich von ausgeklügelten Werbestrategien und Produktverpackungen blenden.

Hinter Etiketten wie „Vollkorn", „ballaststoffreich" und „mit Nährstoffen angereichert" verbirgt sich eine Ansammlung von Chemikalien, die in allen verarbeiteten Lebensmitteln enthalten sind und die chemische Giftstoffe in den Körper abladen.

Diese Chemikalien – künstliche Farbstoffe, Konservierungsstoffe, Aromastoffe, raffinierte Zucker, raffiniertes Getreide, Transfettsäuren und sogar Ballaststoffe aus Kleie – können, beginnend in der Leber, den Nieren, dem Dünn- oder Dickdarm oder im Colon und im Bindegewebe, bei Ihnen zu Gewichtszunahme führen und in Ihrem Körper eine Toxizitätskrise auslösen.

Dieser Umstand ist leicht zu verstehen, wenn man sich anguckt, wie der Körper mit Toxinen umgeht, die in den Verdauungstrakt eindringen. Das Bindeglied zwischen verarbeiteten Lebensmitteln und Gewichtszunahme ist die Leber.

Dieses Organ ist mit mehr als 500 verschiedenen Funktionen beschäftigt, von denen zwei Entgiftung und Fettverbrennung sind. Abgesehen davon, dass die Leber Toxine neutralisiert und unschädlich macht, gibt sie einen Teil der Toxine zur Ausscheidung an das Colon weiter. Die restlichen Toxine speichert sie, um zu verhindern, dass sie in die Blutbahn eindringen.

Je mehr unnatürliche Chemikalien Sie also in verarbeiteten Lebensmitteln, Fast Food und Junkfood zu sich nehmen, desto größer ist Ihr Bedürfnis nach Entgiftung. Ihre Leber ist nun mit dieser Funktion belastet und ihr bleibt nicht viel Zeit und Energie, Fett zu verbrennen oder ihre anderen Aufgaben auszuführen.

Schätzungsweise drei Viertel der durchschnittlichen Leber speichern Toxine, die sie nicht unschädlich machen konnte.

Wenn die Leber keine weiteren Toxine speichern kann, beginnen die Toxine in die Blutbahn zurückzusickern, was in anderen Organen (einschließlich des Gehirns) und Geweben zu einer Reihe von schädlichen Reaktionen führt.

Abgesehen davon, dass sie die Gewichtszunahme fördern, führen diese Zusatzstoffe und Konservierungsmittel zu Krankheiten wie Krebs, Alzheimer, Herzerkrankungen, Asthma und neurologischen Erkrankungen.

3. Farbiges Gift

Nehmen wir zum Beispiel künstliche Farbstoffe und Konservierungsmittel. Diese Chemikalien sind bekannt dafür, hyperaktives Verhalten bei Vorschulkindern zu steigern.

Wenn Ihr Kind also unter „hyperkinetischen Störungen" oder dem Aufmerksamkeitsdefizit-/Hyperaktivitäts*syndrom* (ADHS) leidet, streichen Sie sämtliche verarbeiteten Nahrungsmittel und Junkfood aus seiner Ernährung.

Nahrungsmittelhersteller nennen die Dinge nie beim Namen. Daher ist bei ihnen ein Farbstoff niemals ein Farbstoff. Lebensmitteletiketten werden mit

Bedacht hergestellt und verschleiern einige der tödlichsten Chemikalien, die wir dann versucht sind aufzunehmen.

Einige der Chemikalien, nach denen Sie auf Etiketten Ausschau halten sollten, sind:

- Gelborange S (E110), ein Farbstoff, der unter anderem in Nahrungsmitteln wie Orangenmarmeladen und Fruchtsaftgetränken, Aprikosenmarmeladen und Tütensuppen verwendet wird.
- Tartrazin (E102), einer der umstrittensten Farbstoffe, der in Großbritannien verwendet wird. Hierbei handelt es sich um einen weiteren Gelbfarbstoff, der in kohlensäurehaltigen Getränken, Eis, Süßigkeiten und Marmelade verwendet wird.
- Azorubin (E122) ist ein roter Farbstoff, der in Marmeladen, Süßigkeiten, Puddings, Marzipan und Käsekuchenmischungen verwendet wird.
- Ponceau S bzw. Cochenillerot A (E124), ebenfalls rot, wird in europäischen Obstkonserven, Marmeladen und Salami verwendet.

Haben Sie sich jemals gefragt, warum Nahrungsmittelhersteller so erfolgreich künstliche Farbstoffe verwenden, um Sie dazu zu bringen, sich im Supermarkt für ihre Produkte zu entscheiden? Kanariengelbe Paprika, knallgelber Mais, smaragdgrüner Brokkoli und nicht zu vergessen die farbenfrohen Kringel und Kügelchen in den Frühstückszerealien sehen lecker und gesund aus, nicht wahr?

Es handelt sich hierbei um einen klassischen Trick, durch den sich die Hersteller der Nahrungsmittel auf subtile Weise Ihre angeborene Fähigkeit, gesunde Nahrungsmittel anhand Ihrer Färbung zu erkennen, zunutze machen. Eine Fähigkeit, die auf unsere Evolutionsgeschichte zurückzuführen ist.

Das menschliche Gehirn ist programmiert, Lebensmittel auszuwählen, die brauchbare Energie enthalten, die uns nähren und die unsere Immunität steigern. Diese Eigenschaften sind üblicherweise in Lebensmitteln (Beeren, Obst und Gemüse) enthalten, die lebendig und farbenfroh sind. Auf diese Weise sagt die Natur: „Komm, pflück mich, ich bin gesund!"

Womit der menschliche Körper jedoch nicht gerechnet hat, sind künstliche Farbstoffe, die mit dieser angeborenen Fähigkeit spielen und Ihren Körper stattdessen mit toxischen Chemikalien und Giften vollpumpen.

Während einige dieser chemischen Zusätze, wie z. B. Konservierungsstoffe, die Haltbarkeit von Lebensmitteln erhöhen, töten andere Bakterien ab, verbessern den Geschmack, ersetzen Fette und Kohlenhydrate und erhöhen das Aroma verarbeiteter Lebensmittel.

Hier einige beunruhigende Informationen: Werfen Sie einmal einen genaueren Blick auf die Internetseiten einiger der größten amerikanischen Fast-Food-Restaurants und Sie werden feststellen, dass einige Zutaten in diesen kostspieligen Mahlzeiten und Salaten mehr Ähnlichkeit mit Produkten in Ihrem riesigen Baumarkt haben als mit Produkten in Ihrem Supermarkt!

Zu diesen Lebensmittelzusätzen gehört der künstliche Farbstoff Titandioxid (E 171/auch in Sonnenschutzmitteln verwendet) und der Geschmacksverstärker Mononatriumglutamat (E 621/MNG), der Adipositas fördert.

4. Der Geschmack von Fett

Mononatriumglutamat (MNG) ist tatsächlich einer der giftigsten chemischen Zusätze in verarbeiteten Nahrungsmitteln und Fast Food. Es handelt sich hierbei um ein karzinogenes Neurotoxin, welches auf Nahrungsmitteletiketten auch unter der Bezeichnung „weiterverarbeitete freie Glutaminsaure" abgedruckt wird.

Labormäuse, die man mit MNG fütterte, wurden ungeheuer adipös. Außerdem fand man im Hypothalamus ihrer Gehirne Läsionen. Der Hypothalamus ist der Teil des Gehirns, der den Appetit, den Stoffwechsel und den Energiehaushalt, und daher auch die Gewichtszunahme reguliert.

Es überrascht nicht, dass dieser Geschmacksverstärker auch einer der am leichtesten zu kaschierenden Zusatzstoffe ist, die auf Lebensmitteletiketten unter vielen harmlos klingenden Namen auftauchen: hydrolysiertes Pflanzenprotein, autolysiertes Protein, Pflanzenproteinextrakt, strukturiertes Protein, Hefeextrakt, Malzextrakt/Malzauszug, Hefenährsalz, Brühe, Fond, Würze und Gelatine. Clever, nicht wahr?

Deshalb ist ein vegetarischer Burger nicht so gesund, wie Sie denken. Bei Weitem nicht. Denken Sie daran, wenn Sie das nächste Mal zu Burger King gehen. Laut der Internetseite dieser Fast-Food-Kette enthält Ihr Gemüseburger sechs getarnte MNG-Zutaten. Laut Etikett sind das: Sojaproteinisolat, Hefeextrakt, hydrolysierter Mais, Kalziumkaseinat, natürliche Aromen und sogar „Gewürze"!

Was ist der biologische Zusammenhang zwischen MNG und Adipositas? Dieser künstliche Geschmacksverstärker in Suppen, Soßen und Salatdressings ist ein Excitotoxin, welches die Nervenzellen bis zur Erschöpfung, zu Zellschäden und letztendlich bis hin zum Zelltod stimuliert.

Auf zellulärer Ebene setzt metabolisierendes MNG als Nebenprodukt Formaldehyd frei (die gleiche Chemikalie, die man verwendet, um Organe oder Föten in Präparatgläsern aufzubewahren). Das Formaldehyd bindet sich dann auf zellulärer Ebene an die DNA und beschädigt diese. Über einen längeren Zeitraum hinweg führt beschädigte DNA zu verschiedenen Krankheiten einschließlich Krebs.

Wenn es in hohen Dosen aufgenommen wird, wie es bei Menschen der Fall ist, die durchweg große Mengen verarbeiteter Lebensmittel oder Junkfood essen, durchdringt MNG die Blut-Hirn-Schranke, und gelangt ins Gehirn. Der Hypothalamus, der Teil des Gehirns, der mit Energieregulierung und Adipositas in Verbindung steht, hat keine Blut-Hirn-Schranke und es hat sich gezeigt, dass MNG im Gehirn von Labormäusen Läsionen verursacht hat, wodurch sie ebenfalls extrem adipös wurden.

Und es sind nicht nur die Gehirnzellen, die anfällig für MNG sind. Im gesamten Nervensystem, im Herz und im Verdauungstrakt befinden sich Glutamat-Rezeptoren, an die sich MNG leicht bindet. Daher kann sich der Zellschaden, der von diesen Excitotoxinen, die dafür sorgen, dass Ihre Kartoffelchips so lecker schmecken, ausgelöst wird, auf Gewebe überall in Ihrem Körper ausbreiten.

Forschung über Säuglingsnahrung hat ergeben, dass Säuglingsmilchpräparate MNG enthalten. Da der durchschnittliche Amerikaner sein Baby mit Muttermilchersatz füttert, ist es durchaus vorstellbar, dass eine vollständige Generation von Kindern heranwächst, die eine Neigung zu Übergewicht hat.

Nach Ansicht einiger Experten steht die Art von Adipositas, die mit Excitotoxin in Verbindung steht, nicht mit der Nahrungsaufnahme in Zusammenhang. Das könnte ihrer Meinung nach erklären, warum es manche übergewichtige

Menschen als schwer empfinden, durch Reduzierung der Nahrungsaufnahme, der Fettaufnahme oder der Kalorienzufuhr abzunehmen.

Amerika ist eine Nation, die quasi mit Fast Food aufgezogen wurde. Und mit MNG als einem der am weitesten verbreiteten Lebensmittelzusätze muss man kein Genie sein, um zu erraten, warum Amerika das Land der Übergewichtigen ist.

5. Nichts ist umsonst!

Wenn wir von Übergewicht als einem der Hauptgesundheitsprobleme in Amerika sprechen, wo sollten wir dann am besten anfangen, wenn nicht bei den Schulkindern? Lassen wir einmal außer Acht, was man den Kindern zu Hause auftischt, und schauen wir uns an, was den Kindern zum Mittagessen in der Schule serviert wird.

Das „National *School Lunch Program*" wurde im Jahre 1946 ins Leben gerufen. Sinn und Zweck dieses Programms war es, den Bauern dabei zu helfen, ihren Produktionsüberschuss zu verkaufen und gleichzeitig Schulkinder mit nahrhaften Mahlzeiten zu versorgen. Das US-Landwirtschaftsministerium (US Department of Agriculture/USDA) erstattet den Schulen für jedes ausgeteilte Mittagessen Kosten – 2,57 $ für ein kostenloses Mittagessen, 2,17 $ für ein ermäßigtes Mittagessen und 0,24 $ für ein bezahltes Mittagessen.

Jedoch haben irgendwann aromatisierte, gefärbte und verarbeitete Lebensmittel, ja sogar Fast Food – Hähnchen-Nuggets, Pizza und Energieriegel Einzug in die Schulkantinen gehalten; Lebensmittel, deren Kritiker darauf hinweisen, dass sie Übergewicht und Diabetes bei Schulkindern fördern.

Während die USDA kleinere Portionen minderwertiger, gehaltvoller und fettiger Lebensmittel rechtfertigt, weisen Kritiker darauf hin, dass die Bundesregierung dem Wunsch der Lebensmittelkonzerne, ihre Reste in den Speiseplan der Schulspeisung einzubinden, schnell nachgekommen ist. Das hat zur Folge, dass nun die Reste der Lebensmittelindustrie auf den Mittagessentabletts ahnungsloser Jugendlicher landen.

Im Jahr 2007 beliefen sich die Kosten für die Verpflegung von dreißig Millionen Schulkindern auf neun Milliarden Dollar – ein stolzer Preis für die

Förderung von Adipositas, Herzerkrankungen und einer Vielzahl anderer Erkrankungen bei Kindern. Interessenvertretungen sind heftig gegen diese Entscheidungen vorgegangen. Sie stießen jedoch auf massiven Widerstand vonseiten der Lebensmittellobby, die ihr kostenloses Mittagessen nur ungern verliert – und das zum Preis von Millionen und Abermillionen von Dollar, die der Steuerzahler zahlt, um das National School Lunch Program zu finanzieren!

Die gute Nachricht ist, dass einige Interessengruppen in der Lage waren zu beweisen, dass Schulen ihre Küchen und Menüs eigenverantwortlich verwalten können. Einige Schulen, wie zum Beispiel in Berkley (Kalifornien) und auf Hawaii, verwenden zwar USDA-Rohstoffe, kochen jedoch ohne Fertigprodukte und verwenden beim Kochen zusätzlich Bio-Obst und Bio-Gemüse aus heimischer Landwirtschaft.

6. Süße Kapitualtion

Sie werden unter einfachen Namen wie Equal, NutraSweet und Splenda verkauft. Künstliche Süßstoffe – bekanntermaßen kalorienarm oder kalorienfrei – sind jedoch hochgiftige Chemikalien. Aber dennoch gehören sie zu den am weitesten verbreiteten Zusätzen, die weltweit in mindestens 6000 Lebensmitteln und Getränken verkauft werden.

Hier eine kleine Auflistung über die Stärke der Süßstoffe: Saccharin ist etwa 550-mal süßer als normaler Zucker, Aspartam ist 200-mal süßer als Zucker und Neotam verfügt über superstarke Süßkraft (7000- bis 13000-mal so stark wie Zucker), weshalb es auch als „Super-Aspartam" bezeichnet wird.

Sucralose, unter dem Markennamen Splenda vertrieben, ist ein weiterer populärer Süßstoff. Kein Wunder, dass sie der Liebling der „Diät"-Getränkeindustrien sind: Zero Kalorien, jedoch mächtig süß.

Während Sie diesen Abschnitt über Süßstoffe lesen, beachten Sie bitte die folgenden Beispiele über Lebensmittel und Getränke, in denen diese giftigen Chemikalien enthalten sind. Einigen Schätzungen zufolge finden sich in Supermarktregalen nicht weniger als 600 Nahrungsmittel und Getränke, die mit Aspartam aromatisiert wurden.

Einige davon sind Kaugummi und Minzbonbons; verschiedene Arten von Desserts; Milchshakes; Medikamente; Nahrungsmittel- und Vitaminpräparate; Instant-Tees und -Kaffees, Frühstückszerealien und Light-Getränke einschließlich verschiedener Cola-Sorten.

Von allen populären Süßstoffen hat Aspartam aus zwei Gründen die meiste Aufmerksamkeit erhalten. Erstens aufgrund der äußerst umstrittenen Umstände, unter denen es von der Reagan-Regierung bewilligt wurde:

Der spätere Präsident Ronald Reagan war ein „Freund" von G.D. Searle & Co, der Firma, die damals die Patentrechte für Aspartam besaß und die aus deren Verkauf an die Cola-Riesen Milliarden von Dollar verdiente. Bedenken Sie, dass dies zu einem Zeitpunkt geschah, als die Lebensmittel- und Getränkeindustrie für verarbeitete Produkte zu jener Multi-Milliarden-Dollar-Industrie heranwuchs, die sie heute ist.

Der zweite Grund, warum gerade Aspartam die meiste Aufmerksamkeit erhielt, bestand aus einer Reihe von Klage- und Prozesslawinen von Patienten und Ärzten aufgrund der Nebenwirkungen von Aspartam.

Die Auswirkungen von Aspartam wurden durch eigene Daten der US Food and Drug Administration (FDA) dokumentiert. 1995 wurde die Behörde im Rahmen des Informationsfreiheitsgesetzes gezwungen, eine Liste von 92 Aspartam-Symptomen zu veröffentlichen, die von Tausenden von Opfern berichtet wurden. 1996 hat die FDA dann aufgehört, Beschwerden zu dokumentieren. Außerdem hat sie die Existenz des vorangegangenen Berichts geleugnet!

Aspartam besteht aus drei primären Inhaltsstoffen: Asparaginsäure, Phenylalanin und Methanol (oder Methylalkohol). Außerdem erzeugt es ein giftiges Nebenprodukt namens Diketopiperazin. Dieser Wirkstoff wirkt in gleicher Weise auf das Nervensystem wie Mononatriumglutamat (MNG).

Es handelt sich um ein Excitotoxin, das zu massiven Zellschädigungen und zum Zelltod führt. Aspartam steht genauso wie MNG mit Läsionen im Hypothalamus und daher mit Adipositas im Zusammenhang.

Viele übergewichtige Menschen mit einer Vorliebe für Cola suchen sozusagen Zuflucht bei „Light"-Colas. Das liegt daran, dass Light-Colas angeblich nicht den kalorienreichen Glukose-Fruktose-Sirup enthalten. Wenn Sie jedoch das nächste Mal nach einem dieser „intelligenten" Getränke greifen, denken Sie an das kleine Wort Aspartam und erinnern Sie sich an die vielen Krankheiten, die Sie dadurch herausfordern könnten.

Forscher und Ärzte haben festgestellt, dass Aspartam wie ein langsames Gift wirkt, da dessen Nebenwirkungen mehrere Jahre benötigen könnten, um in Erscheinung zu treten. Zu den häufigsten Symptomen zählen: Verlust der Sehkraft; Gedächtnisschwund; Adipositas; Hoden-, Brust- und Gehirntumore; Krampfanfälle, Koma und Krebs.

Schlimmer noch ist, dass die Symptome der Aspartam-Vergiftung die Symptome bestimmter schwerer Krankheiten wie Fibromyalgie, Multiple Sklerose, Hauttuberkulose, ADHS, Diabetes, Alzheimer, chronische Müdigkeit und Depressionen nachzuahmen scheinen. Dies macht es sehr schwer sie zu diagnostizieren.

Aspartam ist ein synergetisches Methanol-Gift, und Methanol verursacht beim Nachwuchs von Aspartam-Konsumenten bekanntermaßen schwerwiegende Geburtsfehler und schwere Entwicklungsstörungen wie Autismus und Aufmerksamkeitsstörungen.

Trotz dieser verheerenden Forschungserkenntnisse und empirischen Befunde konnten ausgeklügelte Werbekampagnen der Welt glauben machen, dass Aspartam und all die anderen künstlichen Süßstoffe nur einfache und harmlose Lebensmittelzusätze sind, die Nahrungsmitteln und Getränken einen süßen und köstlichen Geschmack verleihen, während sie Ihnen dabei helfen, sich schlank zu halten oder sogar einige Extrapfunde zu verlieren.

Aber doppeltes Pech für übergewichtige Menschen: Nicht nur, dass Diätlimonade kein Diätprodukt ist, sie ist vielmehr auch ein chemisch verändertes Mehrfach-Natrium (Salz) und Aspartam enthaltenes Produkt, das Sie in Wahrheit sogar nach Kohlenhydraten schmachten lässt und zur Gewichtszunahme führt. Sie enthält Formaldehyd, welches in Fettzellen, besonders in den Hüften und Oberschenkeln, gespeichert wird. Noch jemand eine Tüte Kartoffelchips?

7. Süße Lügen, bittere Wahrheit

Was macht Cola zum beliebtesten Getränk der Industrienationen? Mit Sicherheit gerissenes Marketing (manche würden sagen: große, fette Lügen). Es ist paradox, dass berauschendes und süchtig machendes Marketing zu zwei der beunruhigendsten Epidemien Amerikas beitragen konnte – Adipositas und Diabetes.

Wenn Gesundheitsexperten und Ärzte den Inhalt einer Flasche Cola etikettieren könnten, würde sich dies so lesen: Pestizide; krebserregende Konservierungsstoffe (Natriumbenzoat); giftige Geschmacksverstärker (MNG); toxische, künstliche Süßstoffe in „Light-Getränken" (Aspartam); kiloweise Zucker in normalen Getränken (Saccharose und Maissirup); ein Neurotoxin (Koffein); unnatürliche synthetische Vitamine in „gesunden" Produkten; und Hunderte von Sammelklagen.

Aber warum nehmen wir von Cola zu? Die Antwort liegt in vier harmlos klingenden Worten: high-fructose corn syrup/HFCS (dt. Glukose-Fruktose-Sirup, eine bestimmte Art von Maissirup). HFCS ist ein raffinierter Zucker, der in den meisten Erfrischungsgetränken und verarbeiteten Lebensmitteln enthalten ist. Sein einziger Zweck besteht darin, ein Produkt zu süßen.

Dabei führt er unseren Körpern sehr viele leere Kalorien zu (Kalorien, die im Gegensatz zu natürlichem Zucker null Nährwert haben) und bewirkt, dass Sie zunehmen.

HFCS, der populärste synthetische Süßstoff und Zuckeraustauschstoff in den USA, wird aus Mais hergestellt. Er wird durch die Verwendung von genetisch modifizierten Enzymen hergestellt, die Maisstärke in Glukose umwandeln. Diese Glukose wird anschließend in Fruktose umgewandelt.

Es ist kein Geheimnis, dass HFCS direkt mit Gewichtszunahme verbunden ist. Experten sagen, dass HFCS der maßgeblichste Faktor für die amerikanische Adipositas-„Epidemie" ist. Aber wie genau macht HFCS Sie fett?

Dieser Süßstoff häuft die Kalorien an, die direkt in Fett umgewandelt werden. Er erhöht auch den Triglyceridspiegel in der Blutbahn.

Es ist jedoch noch etwas weitaus Diabolischeres am Werk. HFCS löst kein Sättigungsgefühl aus, ein Gefühl, das normalerweise auftritt, wenn Sie andere Lebensmittel essen. Stattdessen trickst HFCS Ihr Gehirn aus, macht es glauben, dass Sie mehr essen müssen. Wenn Sie stattdessen Kohlenhydrate essen würden, die Ihr Körper in Glukose umwandelt, würde Ihre Bauchspeicheldrüse Insulin freisetzen, um die Glukose zu verstoffwechseln. Außerdem würde sich bei Ihnen ein Sättigungsgefühl breitmachen und Sie würden aufhören zu essen.

Wenn Sie jedoch eine Dose Cola trinken, regt HFCS die Bauchspeicheldrüse nicht an, Insulin zu produzieren. Außerdem erhöht HFCS nicht den Leptinspiegel, ein Hormon, das von den Fettzellen des Körpers produziert wird.

Wenn Leptin in die Blutbahn freigesetzt wird, wirkt es auf den Hypothalamus (der den Energiestoffwechsel regelt) ein, um das Sättigungsgefühl zu erzeugen. Das signalisiert dem Gehirn, dass Sie genügend Kalorien zu sich genommen haben und aufhören müssen zu essen.

HFCS senkt auch nicht den Ghrelinspiegel, ein Wachstumshormon, das ebenfalls den Hunger und den Appetit steigert.

Der Konsum von Cola wirft daher Ihren Stoffwechsel aus der Bahn und versäumt, die Signale auszulösen, die den Appetit ausschalten und das Körpergewicht kontrollieren. Daher neigen Sie dazu, Durst auf Cola zu haben und immer mehr und mehr von diesem köstlich trügerischen süßen Zeug zu trinken.

Interessanterweise haben Firmen für verarbeitete Nahrungsmittel und Getränke damit begonnen, den flüssigen Rohrzucker in ihren Produkten in den 1970er-Jahren durch HFCS zu ersetzen. Das war zur gleichen Zeit, als das Adipositas-Problem in den USA in die Höhe schoss. Forscher meinen, dass dies kein Zufall ist.

Mais ist eine der drei wichtigsten Nutzpflanzen Amerikas (Mais, Baumwolle, Soja), und die Förderung von HFCS hält die Agrarlobby bei bester Laune. Statistiken belegen, dass zwischen 1970 und 2000 (der durchschnittliche jährliche Pro-Kopf-Verbrauch von HFCS lag bei 33,3 kg) die Adipositaszahlen in den USA gemessen an der Gesamtbevölkerung von 15 % auf über 33 % stiegen.

Bedenken Sie, dass Cola, die pro 0,33-Liter-Dose ca. 15 Stücke Würfelzucker oder 130–150 Kalorien enthält, nur eine von vielen Quellen von raffiniertem Zucker ist, die wir zu uns nehmen. Ein durchschnittlicher Amerikaner nimmt gemäß eines Berichts einer CBS-Sendung vom Juni 2007 schockierende 64,4 kg Zucker (inklusive raffinierter Zucker, Maissirup und künstlicher Süßstoffe) pro Jahr oder rund 1,1 kg Zucker pro Woche zu sich. Diese Zahl ist in den letzten 25 Jahren um 23 % angestiegen und wurde somit zu einer Hauptursache für die steigende Adipositas- und Diabetesrate.

Die gute Nachricht ist, dass HFCS an sich nicht schädlich ist. Das heißt, es verursacht keine bleibenden Veränderungen der Körperchemie, wenn Sie die

Einnahme rechtzeitig beenden. Sollten Sie von der Cola-Sucht loskommen, werden die Heißhungerattacken, deren Kraftstoff die Cola ist, nachlassen.

Die schlechte Nachricht ist, dass HFCS schwer vermeidbar ist, selbst wenn Sie von der Cola-Sucht loskommen, da es in den meisten verarbeiteten Lebensmitteln enthalten ist. Es ist billig, es lässt sich leicht mit anderen Zutaten vermischen, es erhöht die Haltbarkeit der Produkte, es verhindert Gefrierbrand und es hält Brot weich. Es wird in Ketchup und sogar in fettarmem Joghurt verwendet!

Momentan liegen über 40.000 verschiedene Lebensmittel in den Regalen moderner Supermärkte. 98 % davon haben nichts mit dem zu tun, was die Natur für uns als Nahrung vorgesehen hat. Unser Verdauungssystem kann von Lebensmitteln keinen Gebrauch machen, die ihrer natürlichen, inneren Lebensenergie beraubt wurden oder die bis zur Nutzlosigkeit manipuliert und verarbeitet wurden, vollkommen ungeachtet der wundervollen Zutaten, die auf den Produktetiketten aufgeführt werden.

Wenn Lebensmittel in einem Labor hergestellt werden, wie es bei den meisten von ihnen der Fall ist, dürfen Sie sie nicht länger als Lebensmittel betrachten. Stattdessen haben sie sich in Gift verwandelt. Und die Vergiftung unserer Systeme beginnt früh in unserem Leben, bereits im Kindesalter.

Kinder machen einen großen Teil der Zucker konsumierenden Bevölkerung aus. Die Kinder-Adipositas-Zahlen sind in gleichem Maße besorgniserregend (siehe *Kapitel 13: Altlasten)*. Adipositas bei Kindern im Alter zwischen 12 und 19 Jahren ist zwischen 1970 und 2000 von 4,2 % auf 15,3 % gestiegen (als der Konsum von HFCS zunahm).

Bezieht man in diese Zahlen die zunehmend sitzende Lebensweise der Kinder ein, zeichnet sich ein noch ungesünderes Bild ab. Kinder verbringen durchschnittlich fünf bis sechs Stunden pro Tag mit sitzenden Tätigkeiten, zu denen Fernsehgucken sowie das Spielen von Videospielen und das Surfen im Internet gehören.

Heutige Kinder werden mit gut gemachten Werbespots von Fast-Food-Ketten und anderen Herstellern fett- und zuckerreicher Mahlzeiten und Snacks bombardiert und einer Gehirnwäsche unterzogen.

Cola-Unternehmen wurden immer wieder beschuldigt, junge Cola-Konsumenten mit trügerischen Taktiken zu locken. Im Juli 2009 wurde Coca

Cola in Australien gezwungen, seine eigene Position in Bezug auf irreführende Angaben in einer Werbekampagne mit Namen „Motherhood & Mythbusting" klarzustellen.

In der von der Australian Competition and Consumer Commission angefochtenen Werbekampagne hatte der beliebte australische Schauspieler Kerry Armstrong Coca Cola als „kindersicher" beworben.

Coca Cola hatte behauptet das „Märchen" zu widerlegen, dass ihre Cola „reich an Konservierungs- und Farbstoffen" sei; dass „man von ihr dick wird"; dass ihr Produkt „ursprünglich grün" ist; dass „Coca Cola früher Kokain enthalten hat"; dass es „voller Koffein" ist; und dass es „zu Karies führt".

Die bittere Wahrheit ist, dass Colas per Definition neben anderen Inhaltsstoffen erhebliche Mengen an Konservierungsmitteln, Koffein und raffiniertem Zucker enthalten.

Eine kalifornische Studie, deren Ergebnisse im September 2009 veröffentlicht wurden, kam zu dem Schluss, dass der Konsum von einer oder mehreren Colas pro Tag das Risiko von Adipositas um 27 % erhöht. In der Studie wurde außerdem festgestellt, dass atemberaubende 62 % der Erwachsenen, die mindestens eine Cola pro Tag trinken, entweder übergewichtig oder adipös sind.

8. Vollkommen „buttrig" gesund

Die meisten Diätpläne und Ernährungswissenschaftler werden Ihnen sagen, dass Butter ein absolutes No-Go für jeden Menschen ist, der abnehmen möchte. Daher ist es eine völlige Überraschung, dass Butter beim Abnehmen helfen kann.

Aber bevor wir in die Details gehen, habe ich hier noch etwas, worüber wir zunächst nachdenken sollten. Zwischen 1920 und 1969 entwickelten sich Herzerkrankungen zur Haupttodesursache in den USA. Etwa zur gleichen Zeit sank der Butterkonsum von durchschnittlich 18 Pfund pro Kopf pro Jahr auf vier Pfund pro Kopf pro Jahr.

Obwohl man Butter als Ursache dafür hätte ausschließen müssen, wurde sie dennoch zum Bösewicht, der zu Herzerkrankungen, Adipositas und Diabetes (den drei größten heutigen Gesundheitsaspekten Amerikas) beiträgt, erklärt und in Misskredit gebracht.

War es daher reiner Zufall, dass Margarinehersteller auf den Plan traten, um die leichtgläubige Öffentlichkeit davon zu überzeugen, dass sie einen gesunden Ersatz für Butter gefunden hätten? Könnte nicht doch die Margarine der unwahrscheinliche Schuldige gewesen sein?

Butter versorgt Ihren Körper mit lebenswichtigen Fettsäuren, sie hält Ihre Hormone im Gleichgewicht, sie ist gut fürs Herz, schärft die Sehkraft und sie bewahrt den Feuchtigkeitsgehalt der Haut. Wenn Sie also Butter aus Ihrer Ernährung streichen, schaden Sie auch Ihrer Gesundheit.

Butter, die in antiken Kulturen als Opfergabe an die Götter verwendet wurde, ist ein natürliches Lebensmittel – organische Rohbutter ist die beste Butter. Kultivierte Rohbutter aus fermentiertem Rahm ist noch gesünder.

Margarine ist andererseits ein verarbeitetes oder „plastikähnliches“ Lebensmittel, das chemisch aus raffinierten, mehrfach ungesättigten Ölen hergestellt und hydriert wird, um es viskos zu machen.

10 Gründe, warum organische, rohe Butter eine gesunde Ergänzung für Ihre Ernährung darstellt:

1. Sie hilft dem Körper, Vitamin A, welches für die Gesundheit der Schilddrüse und Nebennieren erforderlich ist, zu absorbieren.
2. Sie enthält Lecithin, welches dabei hilft, Cholesterin zu verstoffwechseln.
3. Sie enthält Antioxidanzien, die vor freien Radikalen schützen.
4. Sie stärkt das Immunsystem.
5. Sie ist eine wichtige Vitamin-E- und Vitamin-K-Quelle.
6. Sie ist eine reichhaltige Selenquelle, ein lebensnotwendiger Mineralstoff.
7. Ihre gesättigten Fette schützen gegen Tumore und Krebs.
8. Das Vitamin D in der Butter ist lebenswichtig für die Kalziumabsorption.
9. Sie ist eine reichhaltige Jodquelle.
10. Sie schützt vor gastrointestinalen Infektionen.

Aber was stimmt nicht mit fabrikmäßig hergestellter Butter? Fabrikmäßig hergestellte Butter wird aus pasteurisierter Milch oder Rahm hergestellt und ist aus ernährungsspezifischen Gesichtspunkten defizitär.

Während des Pasteurisierungsverfahrens wird Wärme genutzt, um schädliche Bakterien und andere Organismen abzutöten. Dabei werden jedoch auch „gute" Bakterien und aktive Enzyme zerstört, der Vitamingehalt wird reduziert und zerbrechliche Milchproteine werden denaturiert.

Aber wo kann man Rohbutter bekommen? In den USA ist der Verkauf von Rohbutter beispielsweise verboten. Man kann sie jedoch leicht zu Hause selber herstellen.

9. Es ist alles im Öl

Hier ist noch etwas, was Sie überraschen wird. Genauso wie rohe Butter ist Kokosnussöl nicht nur gesund, sondern hat auch schlank machende Eigenschaften. Wenn Sie abnehmen wollen, sollten Sie nach organischem, unraffiniertem Kokosnussöl extra nativ greifen.

Im Gegensatz zu raffinierten Ölen enthält natives Kokosnussöl essenzielle Fettsäuren (mit Ausnahme von Omega-3- und -6-Fettsäuren, die Sie aus anderen Quellen beziehen können), die verschiedene gesundheitliche und stark schlank machende Vorteile haben.

Der größte Teil des Öls, das wir zum Kochen unseres Essens verwenden, ist raffiniertes Öl. Um die Haltbarkeit zu erhöhen, entfernen die Hersteller die Fettsäuren – und damit auch die wichtigsten Nährstoffe – aus dem Öl. Tatsächlich mangelt es dem Großteil der „gesunden" Öle in Reformhäusern an essenziellen Fettsäuren (EFS) und sie sind aus ernährungsphysiologischer Sicht unzureichend.

Der durchschnittliche Erwachsene kann über seine Ernährung pro Tag gefahrlos 3,5 Teelöffel Kokosnussöl zu sich nehmen, ohne Gefahr zu laufen, zuzunehmen. Beginnen Sie jedoch langsam und erhöhen Sie die Verbrauchsmenge nur schrittweise.

Kokosnussöl besteht aus mittelkettigen Fettsäuren, die leicht zu verdauen sind und daher den Stoffwechsel beschleunigen. Langkettige Fettsäuren (in mehrfach ungesättigten Ölen) benötigen andererseits längere Zeit, um abgebaut zu werden und sie werden leichter vom Körper als Fett gespeichert.

Einige Studien deuten sogar darauf hin, dass mittelkettige Fettsäuren auch im Körper gespeicherte Fette verbrennen.

So kann Kokosnussöl Ihnen dabei helfen, Gewicht zu verlieren: Diese nativen Öle verlangsamen die Verdauung und sorgen für ein länger anhaltendes Sättigungsgefühl. Das hält Sie vom Naschen ab.

In Kokosnussöl gegarte Kohlenhydrate benötigen länger, um abgebaut und verdaut zu werden. Dadurch bleibt der Blutglukose- oder Blutzuckerspiegel eher stabil und schwankt nicht. Das führt dazu, dass es nicht zu weiteren Hungerattacken kommt.

Natives Kokosnussöl ist reich an Laurinsäure, einer mittelkettigen EFS. Laurinsäure ist ein guter antibakterieller-, antiviraler- und Anti-Hefe-Wirkstoff. Außerdem tötet sie alle großen Candida-albicans-Stämme. Laurinsäure hemmt auch das Verlangen nach Kohlenhydraten.

Kokosnussöl ist auch wunderbar zur Entgiftung geeignet. Es reinigt den Körper von Toxinen, hält den Verdauungstrakt gesund und nährt die Zellen in Ihrem Körper. All dies ist von wesentlicher Bedeutung auf dem Weg zur Wiederherstellung Ihres optimalen Körpergewichts.

Die Entgiftung des Körpers durch Kokosnussöl ist wichtig, um Gewicht zu verlieren, da es in Fetteinlagerungen gefangene Toxine löst und entfernt, wodurch Fettansammlungen zunehmend überflüssig werden. Erinnern Sie sich daran, dass Fett sich als Überlebensmechanismus ansammelt, um Toxine einzulagern, die im Fettgewebe eingeschlossen sind?

Dies mag auch erklären, warum Kokosnussöl hilft, Muskelmasse aufzubauen und warum es von Bodybuildern, Personal Trainern und Olympioniken bevorzugt wird.

10. „Gute“ und „schlechte“ Öle

Fette und Öle zu verstehen ist ein kompliziertes Thema, das will Sie die Lebensmittelindustrie zumindest glauben machen. Dank der Propaganda der Nahrungsmittel- und Ölhersteller werden wir einer Gehirnwäsche unterzogen zu glauben, dass gesättigte Fette schlecht und ungesättigte Fette gut sind.

Das ist nicht wahr. Es gibt genauso viele gesättigte Fette, die für Ihren Körper gesund sind, wie es ungesunde ungesättigte Fette gibt. Der einzige Faktor, der bestimmt, ob ein Fett für Ihre Gesundheit gut oder schlecht ist, betrifft die Frage, ob es in seiner natürlichen Form vorhanden ist oder ob es erzeugt oder „raffiniert" wurde.

Als Margarine und andere raffinierte und gehärtete Produkte in den US-Nahrungsmittelmarkt eingeführt wurden, verschwanden häufig verwendete Produkte wie Kokosnussöl, Leinöle und Fischöle aus den Regalen amerikanischer Supermärkte.

Die Kampagne der aufstrebenden Lebensmittelindustrie gegen natürliche Öle und heilsame Fette wie Kokosnussöl wurde durch massive Mediendesinformation angeheizt. Die Medien machten gesättigte Fette für die plötzlich steigende Anzahl von Herzinfarkten verantwortlich und das erschreckte die amerikanische Bevölkerung.

Diese Panikmache hatte zur Folge, dass Kokosnussöl und andere gesunde Öle für 30 oder mehr Jahre aus den Regalen der Lebensmittelgeschäfte verschwunden waren, bevor sie kürzlich ein Comeback in Naturkostläden feierten. Man ersetzte sie einfach durch billige Ramschöle einschließlich Sojaöl, Baumwollsamenöl und Rapsöl (als Canolaöl verkauft).

Diese raffinierten Öle sind verantwortlich für schwere gastrointestinale Störungen wie Refluxkrankheit, Reizdarmsyndrom, Morbus Crohn, Verstopfung und Darmkrebs.

Gesundes Öl ist notwendig, damit die Billionen von Körperzellen gesund bleiben und richtig funktionieren. Außerdem muss die Plasmamembran der Zellen, die eine aktive Rolle bei der Glukoseaufnahme spielt, zusätzliche ungesättigte cis-Fettsäuren des *Typs co=3* enthalten.

Dies macht die Zellmembranen fließfähig, sodass sie Glukosemoleküle leicht zur Energiegewinnung absorbieren können. Das gleicht wiederum den Blutzuckerspiegel aus.

Durch den regelmäßigen Verzehr von Fetten und Ölen, die hitzebehandelt sind (im Gegensatz zu natürlichen expellergepressten Ölen und unbehandelten

Fetten), beginnen die Zellmembranen ihre gesunden Fettsäuren zu verlieren und sie durch schädliche Transfettsäuren zu ersetzen.

Infolgedessen werden die Zellmembranen dicker, fester und klebriger und hemmen den Glukose-Transportmechanismus, was zu einem erhöhten Blutzuckerspiegel führt. Das löst eine Kettenreaktion aus, die mehrere Organe und Systeme betrifft.

Um mit dem erhöhten Blutzucker fertig zu werden, setzt die Bauchspeicheldrüse zusätzliches Insulin frei, was zu Entzündungen im gesamten Körper führen kann. Die Leber versucht einen Teil des überschüssigen Zuckers in Fett umzuwandeln, das von den Fettzellen gespeichert wird. Dies kann den Körper dick machen.

Um den restlichen Zucker im Blut zu beseitigen, läuft das Harnsystem auf Hochtouren. Schließlich tritt der Körper aufgrund des Mangels an zellulärer Energie in einen Zustand chronischer Erschöpfung.

Die Nebennieren reagieren durch Ausschüttung zusätzlicher Mengen Stresshormone ins Blut, wodurch Stimmungsschwankungen, Angstzustände und Depression erzeugt werden. Außerdem kommt es zu einer Fehlfunktion der Hormondrüsen.

Da sie durch den ständigen Bedarf an zusätzlichem Insulin überfordert ist, ist die Bauchspeicheldrüse nicht in der Lage, ausreichende Mengen Insulin zu produzieren. Dadurch kann sich das Körpergewicht jeden Tag ein wenig mehr erhöhen. Das Herz und die Lungen verstopfen und können die Zellen des Körpers nicht mehr mit Sauerstoff versorgen, auch nicht mehr die des Gehirns. Praktisch jedes Organ und System des Körpers wird durch diesen dummen diätetischen Fehler beeinträchtigt.

3 Blick hinter die Kulissen

Ihre körperliche Gesundheit und Ihr Wohlbefinden sind enger mit Ihrem Magen und den Eingeweiden verbunden, als Sie vielleicht denken. Immerhin sind sie der Ort, wo alles beginnt und endet – mit der Verdauung und Ausscheidung von Nahrungsmitteln und Getränken und allem anderen, was dazwischen passiert.

Einfach ausgedrückt bedeutet das, dass alles, was wir zu uns nehmen, wie wir es verarbeiten und was wir in unserem Innern aufbewahren, anstatt es auszuscheiden, mit den Krankheiten zu tun hat, unter denen wir leiden. Adipositas ist eine direktere und offensichtlichere Folge dessen, wenn man auf eine, wie ich sie nenne, „Toxizitätskrise" zusteuert.

Nimmt man die Körper-Geist-Verbindung hinzu, verleiht es dem Ganzen eine ganz neue Dimension. Die gleichen Prozesse gelten auch für den menschlichen Geist – die Gedanken und Gefühle, die uns beschäftigen, wie wir mit ihnen umgehen, und die Dinge, die wir nur schwer loslassen können und die sich als emotionale Toxine entwickeln (siehe *Kapitel 4: Die großen Drei)*.

In einer perfekten Welt würden Körper und Geist zusammenarbeiten, um Gesundheit und Glück zu erzeugen. Was geschieht jedoch, wenn die Eingeweide und das Lymphsystem belastet und verstopft werden?

Adipositas ist für gewöhnlich das Resultat innerer Verschmutzung und Verstopfung, beginnend mit Leber, Dünndarm, Darm und letztendlich dem Lymphsystem. Natürlich ist das Ganze ein wenig komplizierter, aber man kann der Tatsache nicht entkommen, dass sich übergewichtige Menschen eigentlich selbst vergiften.

Herkömmliche Experten auf dem Gebiet der Gewichtsreduktion würden Sie natürlich glauben machen, dass es an den Lebensmitteln, die Sie zu sich nehmen und an dem Maß an Bewegung, das Sie haben, liegt, ob Sie entweder übergewichtig sind oder nicht. Und sie würden Ihnen Tipps geben, wie Sie die überflüssigen Pfunde loswerden können. Man nennt diesen Ansatz „Kalorien rein < Kalorien raus = Gewichtsverlust".

Diese „Experten" empfehlen Ihnen, komplizierte und ausgeklügelte Diäten durchzuführen. Außerdem haben sie beeindruckende mathematische Formeln, um die Kalorien zu zählen, die Sie in jedem Stadium der Diät zu sich nehmen und verlieren.

Streuen Sie noch einige vernünftige Ratschläge über regelmäßige Essgewohnheiten ein und schlafen Sie gut und häufig und schon haben Sie den perfekten Plan zur Gewichtsreduzierung. Das ist in etwa das, was sie Sie glauben machen wollen.

Es ist zwar richtig, dass die Lebensmittel, die Sie zu sich nehmen, für die Bestimmung, ob Sie gesund bleiben oder nicht, von maßgeblicher Bedeutung sind, aber die Fett- oder Kalorienverbrennung durch konsequentes Training ist absolut unnötig. Weder reizt es die Grenzen körperlicher Ausdauer aus, die knallhart ist, noch deutet es darauf hin, dass Sie sich nur wenig um Ihren Körper kümmern.

Konventionelle Gewichtsreduktionsprogramme richten sich vor allem gegen das, was Sie SEHEN, d. h. gegen die Symptome einer Krankheit – eine Speckrolle unter dem Zwerchfell, Bauchspeck, „Fettpölsterchen" und Cellulitis an Oberarmen und Oberschenkeln. Natürlich gibt es eine Reihe verschiedener Übungen für jeden Körperteil, der überschüssiges Fett angehäuft hat.

Diese Abnehmprogramme richten sich nicht gegen die Ursachen der Adipositas. Warum verspürt der Körper das Bedürfnis zuzunehmen? Wogegen verteidigt er sich? Und unter welcher Art Toxizitätskrise leidet er?

1. Dynamische Kraft

Qi (Chi) oder Prana oder die Lebenskraft versieht unsere gesamte Existenz mit Kraft. Agni oder das Verdauungsfeuer verdaut unser Essen und die drei Doshas – Vata, Pitta und Kapha (siehe *Kapitel 12: Aktivieren, nicht trainieren)* –

bestimmen die Bewegung von Flüssigkeiten und Energie in Ihren Geweben, Organen, Muskeln und Ihrer Blutbahn.

Jedes Dosha unterscheidet sich durch seine Art der Energie, durch die biologischen Prozesse, die es steuert, und durch die natürlichen Rhythmen und Zyklen von den anderen Doshas.

Störungen in der natürlichen Energie, die durch Ihren Körper fließt und Sie am Leben hält, verursachen Ungleichgewichte in den Verdauungsfunktionen, in der Beseitigung von Abfallprodukten und in den immunologischen Prozessen. Dies führt letztendlich zu einem Zustand innerer Verschmutzung und Verstopfung.

Wenn Leber, Magen, Eingeweide, Därme und Lymphsysteme Toxine ansammeln, werden sie vergiftet, sie verhärten, deformieren sich und verlieren im vergeblichen Versuch, sich diesem neuen, jedoch ungesunden inneren Umfeld anzupassen, ihre natürliche Form und ihre Funktionen.

Dies ist der Beginn von Adipositas, gastrointestinalen Problemen und einer Reihe anderer Krankheiten, wie z. B. Krebs. Bevor wir uns diese Prozesse und die Tragweite ihrer Störungen auf Adipositas näher ansehen, möchte ich Sie über etwas informieren, was Sie vielleicht überraschen könnte.

Wussten Sie, dass Gallensteine zu starken Rückenschmerzen führen können? Nicht nur, dass eine stark verstopfte Gallenblase zu einer Fettleber und zur Gewichtszunahme um die Taille herum führt, sie verursacht auch krampfhafte Schmerzattacken im Bereich des Rückens. Ist es reiner Zufall, dass schätzungsweise 60 % der Amerikaner mit Rückenproblemen zu kämpfen haben und dass etwa der gleiche Prozentsatz der Amerikaner übergewichtig ist? Beide Zustände werden durch ein Verdauungssystem gekennzeichnet, das schlecht funktioniert, erstickt, verstopft und in Not ist.

Wie Sie sehen können, liegen die Ursachen vieler Symptome und Krankheiten, wie auch Übergewicht, häufig nicht auf der Hand. Für jeden biologischen Prozess und die Interaktion dieser einzelnen Prozesse untereinander gibt es eine oberste Stringenz und einen Rhythmus. Sie jedoch symptomatisch anzugehen, wie es bei der klassischen Schulmedizin der Fall ist, sondert Sie nur noch weiter von den Ursachen ab.

Wenn Sie weiterlesen, werden Sie feststellen, dass der Körper ständig auf der Suche nach Ausgeglichenheit ist. Wenn Dinge ständig aus dem Lot sind, versucht der Körper dies zu kompensieren, indem er sich buchstäblich außer Form bringt.

Das macht er so lange, bis er die Überbelastung nicht mehr aushalten kann. Die Toxizitätskrise schäumt über und manifestiert sich als Krankheit. Um Ihnen ein klareres und umfassenderes Bild des Krankheitsprozesses zu liefern, habe ich einige grundlegende Erkenntnisse der ayurvedischen Medizin, des ältesten und ganzheitlichsten Systems natürlicher Gesundheitsfürsorge, einbezogen.

Sobald Sie verstehen, wie Krankheit „entsteht“, werden Sie auch verstehen, wie man sie umkehrt.

2. Verdauung: Zentrum des Seins

Der Verdauungsprozess beginnt genau genommen in Ihrem Mund. Das Essen wird hier *vom Speichel* ***vorverdaut***. Außerdem signalisiert der Speichel Ihrer Bauchspeicheldrüse und Ihrem Dünndarm, dass eine Mahlzeit unterwegs ist.

Diese beiden Organe setzen dann die entsprechenden Arten und Mengen Verdauungsenzyme und Mineralien frei, die zum Abbau der Nahrung in die kleinsten Nährstoffbestandteile benötigt werden.

Es ist nicht nur unerlässlich, jeden Bissen gründlich zu kauen, damit er vorverdaut wird. Forschungsarbeiten deuten auch darauf hin, dass sich durch das Kauen auch die Freisetzung von Stresshormonen reduziert.

Der Verzehr einer Mahlzeit – was bedeutet, dass Sie Kalorien zu sich nehmen – ist für übergewichtige Menschen für gewöhnlich ein stressiges Ereignis. Dies wiederum führt zu Beklemmung, Angst und Unsicherheit, was dazu führt, dass man noch schneller zu kauen neigt.

Sobald das Essen in Ihren Magen gelangt, verdauen Ihre Speichelenzyme es für eine Stunde lang weiter. Erst dann beginnt Ihr Magen seine Magensäfte – Salzsäure, Enzyme, Mineralsalze, Schleim und Wasser – abzusondern.

Die Säure tötet schädliche Mikroben und Parasiten, die von Natur aus in Lebensmitteln vorhanden, sind sowie schädliche Stoffe wie Lebensmittelzusatzstoffe und Chemikalien. Außerdem werden spezielle Enzyme freigesetzt, die auf Proteine einwirken sollen.

Sobald die Nahrung mit ausreichend Säure durchtränkt ist, wird sie in den etwa sechs Meter langen Dünndarm gepumpt. Dieses gewickelte, schlauchförmige *Organ* ist für den größten *Teil* der chemischen Verdauung und Resorption von Nährstoffen, Salz und Wasser verantwortlich.

Zur gleichen Zeit leitet die Leber Gallenflüssigkeit ein und die Bauchspeicheldrüse steuert Verdauungsenzyme, Mineralstoffe und Wasser bei, um Stärken abzubauen. Die Gallenflüssigkeit verstoffwechselt andererseits Fette und Proteine.

Verstoffwechselte Nährstoffe werden durch die Wände des Dünndarms aufgenommen und gelangen ins Blut, welches sie wiederum zur Entgiftung in die Leber transportiert. Der Rest wird vom Lymphsystem entgiftet.

Die aufwendigen Stoffwechselprozesse des Körpers werden vom „Verdauungsfeuer" Agni angetrieben, welches das Essen und seine Nährstoffe „kocht", während sie verarbeitet werden. Agni wird von Gallenflüssigkeit angetrieben, ohne die keiner der anderen Verdauungssäfte wirksam genug wäre, das Essen in seine Nährbestandteile abzubauen.

Die Rolle der Gallenflüssigkeit ist nicht zu unterschätzen. In einer verstopften Umgebung führt sie zur Bildung von Gallensteinen, die wiederum zu Krankheit und Gewichtszunahme beitragen. Gallenflüssigkeit, die übrigens basisch ist, verdünnt die Salzsäure. Dies ermöglicht dem Darm, die nötigen Verdauungsenzyme für den Stoffwechsel abzusondern.

Ein Darm-pH-Wert mit hohem Säuregrad würde die Enzymausschüttung blockieren und zu einem großen Hindernis für die richtige Verdauung von Nahrung werden. Solange die Gallenaussonderung aus den Gallengängen der Leber und der Gallenblase nicht durch Gallensteine behindert wird, ist gute Verdauung quasi garantiert, natürlich vorausgesetzt, dass Sie nur frische und gesunde Lebensmittel zu sich nehmen.

Raffinierte Kohlenhydrate, raffinierte Zucker und chemische Zusatzstoffe in verarbeiteten Nahrungsmitteln und Getränken verringern erheblich das Verdauungsfeuer Agni. Die Natur hat nicht vorgesehen, dass eine dieser Substanzen aufgenommen wird, und alles, was unnatürlich ist, und schlimmer noch, regelmäßig und in großen Mengen konsumiert wird, blockiert das Verdauungsfeuer.

Hier beginnt die Toxizitätskrise und damit die Wurzel der Adipositas. Wenn Agni schwach ist, kann unverdaute Nahrung nicht durch die Darmwand in die

Blutbahn gelangen. Sie wird dadurch zum Ziel für schädliche Bakterien und beginnt im Darm zu gären und zu verfaulen.

Eine Kettenreaktion wird ausgelöst, bei der zersetzende Bakterien, Toxine und giftige Gase die Verdauungsfunktionen weiter verschlechtern. Im Laufe der Zeit wird die Fähigkeit des Darms, Nährstoffe zu absorbieren, stark vermindert.

Es entstehen immer mehr Giftstoffe und Abfallprodukte, wodurch der Magen-Darm-Trakt immer weiter verstopft, ganz zu schweigen vom Schaden, den sie dadurch der Leber verursachen. In diesem Stadium verwandelt sich die Nahrung in Gift.

Hier eine verblüffende Tatsache: Bei einem Drittel der westlichen Weltbevölkerung wurden Darmprobleme diagnostiziert. Werfen wir einen Blick auf die Ernährungsweise und den Lebensstil des durchschnittlichen Amerikaners, sollten Sie wissen, warum das so ist.

Die Verbindung zwischen Körper und Geist wird durch den Dünndarm deutlich veranschaulicht. Die Großhirnrinde des Gehirns, die die Gedanken kontrolliert, ist eng mit dem Verdauungsprozess verbunden. Daher müssen nicht nur Nahrungsmittel, sondern auch Gedanken richtig „verdaut" oder verarbeitet werden, damit sie uns nicht schädigen.

Unverdaute Gedanken haben eine giftige Wirkung auf den Körper als Ganzes und besonders auf das Verdauungssystem. Angst, Wut, Schock, Trauma, Sorgen und andere negative Emotionen können für lange Zeit ohne offensichtliche Anzeichen ihrer Anwesenheit im zellulären Gedächtnis des Darms gespeichert werden. Sobald sie ein gewisses Maß an Konzentration erreicht haben, können sie plötzlich ausbrechen und die Persönlichkeit auf negative Weise verändern. Das kann sich obendrein negativ auf den Körper auswirken.

Anders gesagt bedeutet das, dass Sie, wenn Sie sich häufig verärgert, wütend, beunruhigt oder einfach unglücklich fühlen, dazu neigen, nicht nur an „mentalen Verdauungsstörungen" zu leiden, sondern auch an physischen Verdauungsstörungen. Ungleichgewichte des Dünndarms zeichnen sich vor allem durch das Festhalten an Dingen in unserem Innern aus, seien es unverdautes Essen oder ungelöste emotionale Konflikte.

Interessanterweise werden „Glückshormone" im Verdauungstrakt erzeugt. Tatsächlich werden 95 % des Serotonins im Verdauungstrakt gemacht und steuern die Verdauungsfunktionen; nur 5 % werden im Gehirn erzeugt. Mangelnde Zufriedenheit verringert die Serotoninausschüttung und schwächt dadurch die Verdauung.

Das Gegenteil trifft auch zu. Wenn Sie unter chronischen Verdauungsstörungen leiden oder gewohnheitsmäßig stark veredelte, raffinierte und denaturierte Lebensmittel zu sich nehmen, beginnen Sie toxische Abfallprodukte in Ihrem Darm anzusammeln. Diese Abfallprodukte können Nervosität, Hyperaktivität oder andere emotional schwankungsanfällige Zustände hervorrufen.

Lassen Sie es mich so ausdrücken: Wir können im Großen und Ganzen sagen, dass die Toxine im Darm die physischen Gegenstücke negativer Gedanken sind. Und durch die Verbindung zwischen Körper und Geist verwandeln sich negative Gedanken und Gefühle in Toxine und umgekehrt.

3. Lymphflüssigkeit: Natürlicher Reiniger

Mehr als zwei Drittel des körpereigenen Immunsystems liegen in den Eingeweiden. Und da es sich sowohl um physische als *auch* um psychische Toxine kümmert, fungiert es auch als unser physisches und psychisches Heilsystem.

Adipositas, einschließlich klumpiger Cellulitis, ist einer der vielen Zustände, die aus einem überlasteten Lymphsystem entstehen, welches wiederum einen großen Teil der körpereigenen immunologischen Abwehrkräfte des Körpers bildet. Andere Krankheiten sind Multiple Sklerose, Fibromyalgie, chronisches Müdigkeitssyndrom und Krebs (die äußerste Verteidigung gegen Toxine).

Aber was genau ist das Lymphsystem überhaupt? Stellen Sie sich ein Netz aus Entwässerungskanälen vor, die die inneren Organe durchfließen und Toxine aus Ihren Geweben, Ihrem Blut und Ihren Zellen entfernen.

Das Drainagesystem ist mit Flüssigkeit enthaltenden Zellen gefüllt, die Gifte – Stoffwechselabfälle, unverdaute Lebensmittelbestandteile, tierische Proteine, Chemikalien aus Medikamenten und verarbeiteten Lebensmitteln, Zelltrümmer und überschüssige Flüssigkeiten aus dem extrazellulären Raum oder den Räumen zwischen den Zellen – transportieren, angreifen und zerstören.

Teile dieses Drainagenetzwerks befinden sich in verschiedenen Teilen des Körpers, einschließlich des Knochenmarks, der Thymusdrüse, der Milz, des Blinddarms, der Mandeln und der Polypen.

Das Lymphgewebe in den verschiedenen Teilen des Körpers wird durch ein Netz von Gefäßen namens Lymphgefäße verbunden. Diese Gefäße führen durch Reinigungszentren namens Lymphknoten, die sich in Achselhöhlen, Hals, Brust und Bauch befinden.

Die Lymphflüssigkeit – 6 bis 10 Liter Lymphflüssigkeit gegenüber 3,5 bis 5 Liter Blut – bewegt sich durch die Lymphknoten, die als aktive Reinigungszentren fungieren. Wenn die Lymphflüssigkeit und das Immunsystem jedoch von Giften und sich zersetzendem Material aus dem Dünndarm und der Leber überschüttet werden, verliert der Körper die Fähigkeit, sich selbst zu reinigen.

Die meisten Darmprobleme treten aufgrund des Verzehrs schädlicher Lebensmittel auf. Die folgenden Nahrungsmittel oder Kochprozesse wirken sich auf die schützende Schleimhaut des gesamten Verdauungstrakts (von Mund bis After) stark reizend aus: devitalisierte, verarbeitete, bestrahlte, raffinierte, frittierte und in der Mikrowelle gegarte Lebensmittel sowie Lebensmittelkonserven.

Stark säurebildende Lebensmittel wie Fleisch, Fisch, Geflügel, Eier, Käse, raffinierter Zucker, Tafelsalz, Schokolade, Süßigkeiten, kommerzielle Fruchtsäfte, Kaffee, Alkohol, kohlensäurehaltige Getränke und orale Halluzinogene und Medikamente reizen ebenfalls die Darmschleimhaut.

Da der Körper nicht alles, was potenziell schädlich ist, verdauen kann, durchlaufen diese Produkte biochemische Transformationen, bekannt als Gärungs- und Fäulnisprozesse.

Studien haben gezeigt, dass verarbeitete und raffinierte Nahrungsmittel in Verbindung mit Alkohol sowie rotem und verarbeitetem Fleisch eine tödliche Kombination darstellen. Nicht nur, dass eine Ernährungsweise, die reich an diesen Nahrungsmitteln ist, zu Lymphverstopfungen und langfristig zu Adipositas führt, sie erhöht auch das Risiko für viele Arten von Krebs, darunter Brust-, Colon- und Bauchspeicheldrüsenkrebs.

Diese Nahrungsmittel sind stark säurehaltig und verfügen über ein Übermaß an „Feuerenergie". Herkömmliche westliche Ernährungswissenschaftler nennen diese Lebensmittel „heaty oder heizend“, während chinesische und andere Formen natürlicher Medizin glauben, dass sie ein Übermaß an „Feuer“-Energie erzeugen.

Stellen Sie sich kurz den Stoffwechsel eines übergewichtigen Menschen vor. Übergewicht erhöht die Körpertemperatur eines Menschen, nicht, weil das zusätzliche Fett die Hitze speichert, sondern weil die Organe des Körpers stärker arbeiten müssen, um sich an das Gewicht anzupassen.

Selbst im Ruhezustand erzeugt ein übergewichtiger Körper mehr Hitze als ein normalgewichtiger Körper. Wenn Sie zu Übergewicht tendieren, könnte der Verzehr von Nahrungsmitteln mit starker „Feuerenergie“ Tür und Tor für Adipositas und Verdauungsprobleme öffnen.

Selbst bei Personen, die nicht übergewichtig sind, kann die regelmäßige Belastung der Darmschleimhaut oder unserer „inneren Haut“ mit säuernden und irritierenden Bestandteilen wie Phosphorsäure und anderen chemischen Zusätzen, die in Cola enthalten sind, zu eiternden Wunden und zur Perforation der Darmwände führen.

Wussten Sie, dass Abfallstoffe aus unverdauter Nahrung für Wochen, Monate und sogar Jahre in Ihrem Darm-Trakt verweilen? Essen, das entweder zu schnell gegessen wird oder welches man zwischen den Mahlzeiten, spät in der Nacht oder in falscher Kombination zu sich nimmt, schwächt Agni, das Verdauungsfeuer. Wut und Angst schwächen Agni ebenfalls.

In einem ungesunden Darm-Trakt verbinden sich Schleim, Toxine und Fäkalien zu etwas, was Ayurveda „Ama“ oder „schleimige Fäkalien“ nennt. Die Eingeweide beginnen ihre natürliche Form zu verlieren, während sie versuchen die zusätzlichen Abfallprodukte aufzunehmen. Da sie keine andere Wahl haben, bilden sie Vorwölbungen, die mit Schichten von obstruktivem Ama gefüllt sind.

Ama ist eine Brutstätte für Parasiten und Mikroben sowie für Krebszellen. Letztendlich kommt es durch die Toxinüberladung zum Erliegen des Darm-Immunsystems.

Tödliche Mikroben oder schädliche Bakterien, die normalerweise durch probiotische oder „gute“ Bakterien in Schach gehalten werden, beginnen den Verdauungstrakt zu erobern. Diese Mikroben verwandeln buchstäblich alles, was sie finden, in Gift.

Es verwundert nicht, dass ein schwer verstopftes Lymphsystem zur Schwellung des Bauchraums und zu Verstopfungen in anderen Teilen des Körpers führen kann. Im verzweifelten Versuch zu verhindern, dass das Blut vergiftet wird, beginnt der Körper das betroffene Gewebe zu verhärten. Dies ist die erste Stufe der Eiterungsprozesse.

Später kommen Schichten gehärteten Schleims hinzu, wodurch sich um die betroffenen Gebiete eine dicke Kruste bildet. Dies verursacht eine weitere Starre des Darmtrakts, die wiederum die Durchblutung der Darmwand und die Darmbewegung hemmt.

Und wenn das Immunsystem völlig überlastet ist, leidet der Körper letztendlich unter einer Toxizitätskrise. Adipositas ist nichts weiter als eine Toxizitätskrise. Jeder Versuch, diese zerstörerischen Prozesse, die den Körper praktisch übernommen haben, umzukehren, erfordert, dass sich der Körper einer Entgiftung unterzieht. (Siehe *Kapitel 10: Ins Reine kommen)*

Adipositas und Krebs stehen mit schweren Lymphstauungen in Verbindung und im Laufe der Jahre sind immer mehr Studien aufgetaucht, die einen Zusammenhang zwischen diesen beiden Krankheiten bekräftigen.

Eine dieser Studien, die von Wissenschaftlern der Universität Genf durchgeführt wurde, fand einen Zusammenhang zwischen Adipositas und Brusttumoren. Die Genfer Studie (2003 bis 2005) setzte sich aus Frauen, bei denen invasiver Brustkrebs diagnostiziert wurde, zusammen.

Die Wissenschaftler fanden heraus, dass jene Frauen, die adipös waren, eher an Tumoren III. und IV. Grades mit einer Odds-Ratio (Chancenverhältnis) von 1,8 litten. Anders gesagt bedeutet das, dass sie mit 180 % höherer Wahrscheinlichkeit schweren Brustkrebs entwickelten als Frauen, die nicht übergewichtig waren.

Außerdem hatten die adipösen Frauen in der Studie mit 510 % größerer Wahrscheinlichkeit kanzeröse Lymphknoten, was darauf hindeutet, dass sich der Krebs auf andere Teile ihres Körpers ausgebreitet haben könnte.

Andere Forscher vermuten, dass das Hormon Leptin ein „fehlendes" Bindeglied zwischen Adipositas und Krebs darstellen könnte. Leptin, welches in den Fettzellen des Fettgewebes gebildet wird, ist auch unter dem Namen Sättigungshormon bekannt (siehe *Kapitel 77: Stunde der Wahrheit)*. Es sagt einem, wann man mit dem Essen aufhören soll.

Aber das ist nicht alles, was Leptin macht. Dieses Hormon ist auch an vielen anderen biologischen Prozessen in der Brust beteiligt, von Reproduktion und Milchproduktion über Zelldifferenzierung bis hin zur Zellproliferation.

Wenn das Leptin oder seine Rezeptoren nicht richtig arbeiten, fördern sie gemäß einiger Wissenschaftler die Entwicklung von Brusttumoren.

4. Colon: Wenn der Kanal verstopft

Es überrascht Sie vielleicht, dass eine wachsende Anzahl von Männern und Frauen allein im Colon 18 Kilo oder mehr Abfallstoffe angesammelt haben.

Der Dickdarm oder das Colon ist eines der Organe, das eng mit Adipositas *verbunden ist. Sein Hauptzweck* besteht darin, die Stoffwechselabfallprodukte für die Beseitigung durch Ausscheidung vorzubereiten. Das Colon wird durch ein Organ sauber gehalten, das viele für nutzlos halten! Der Blinddarm kultiviert „gute" Bakterien, die „schlechten" Bakterien entgegenwirken. Mit Unterstützung der Gallenflüssigkeit aus der Leber ist es die Aufgabe dieses kleinen Organs, das Colon peinlich sauber zu halten.

Das gelingt nicht immer, vor allem aufgrund ungesunder Ernährungsgewohnheiten. Verstopfung oder häufiger Stuhlgang sind ein Indikator dafür, dass der Darm nicht richtig arbeitet. Bei übergewichtigen Personen ist dieses Symptom häufig verbreitet.

Ein überlastetes Colon kann man an einer enorm geweiteten Taille erkennen. Diese Anhäufung von Abfallstoffen kann zu einem prolabierten Quercolon führen, was wiederum viel Druck auf die Organe des Unterleibs, inklusive der Harnblase, der Prostata oder der weiblichen Fortpflanzungsorgane, ausübt. Infolgedessen können sich diese Organe verschieben, was weitere strukturelle und funktionelle Schäden verursacht.

Aber es könnte noch schlimmer kommen. Eine durch die Michigan State University durchgeführte und im Mai 2009 in der Fachzeitschrift *Carcinogenesis* veröffentlichte Studie stellte fest, dass Übergewicht das Risiko von Darmkrebs erhöhen könnte. Und wieder war die Verbindung zwischen den beiden Krankheiten Leptin.

Forscher fanden heraus, dass der Leptinspiegel, der für die Regulierung des Stoffwechsels und des Hungers verantwortlich ist, bei adipösen Personen erhöht ist. Es zeigte sich auch, dass ein chronisch erhöhter Leptinspiegel präkanzeröse Colonzellen ebenfalls dazu anregt, die Produktion eines bestimmten Wachstumsfaktors zu stimulieren.

Dadurch wird die Durchblutung kleiner bösartiger Zellen erhöht, was wiederum das Wachstum von Krebstumoren fördert.

5. Nieren: Zugemauert!

Die Nieren vollbringen einen der schwierigsten Balanceakte im menschlichen Körper – die Beibehaltung der richtigen Säure-Basen-Konzentration von Natrium und Kalium im Blut und in anderen Körperflüssigkeiten.

Während Natrium ein basisches Mineral ist, ist Kalium ein saures Mineral. Das Verhältnis zwischen diesen beiden natürlichen Mineralien wird als pH-Wert (power of hydrogen, aus dem lateinischen potentia hydrogenii) ausgedrückt und muss innerhalb einer äußerst engen Spanne gehalten werden.

Einer der Hauptgründe dafür liegt darin, dass jede der 100 Billionen Zellen unseres Körpers einen bestimmten pH-Wert benötigt, um ihren Grundfunktionen überhaupt nachkommen zu können. Diese Aufgabe erfüllen die Nieren.

Wenn das innere Milieu des Körpers in Richtung sauer kippt, laufen Sie Gefahr an Azidose zu erkranken, und je nach Ernährungsweise bewegen Sie sich mit rasender Geschwindigkeit auf eine Toxizitätskrise zu. Wenn Ihr Blut und die anderen Flüssigkeiten Ihres Körpers jedoch dazu neigen, alkalisch zu sein, laufen Sie andererseits Gefahr an Alkalose zu leiden.

Wenn der optimale pH-Wert bedroht wird, sind die Nieren gezwungen, Abwehrmaßnahmen zu ergreifen, um zu versuchen, das Ungleichgewicht wieder zu beseitigen. Zu diesen Maßnahmen gehören Nierenstauungen, Nierensteine und Flüssigkeitsretention, die alle im Zusammenhang mit Gewichtszunahme stehen.

Wie wir bereits bei anderen *Organen* wie Leber, Dünndarm und Darm sehen konnten, verursachen Verstopfungen eine Toxizitätskrise, die wiederum zu verschiedenen Gesundheitsproblemen wie Adipositas, Diabetes, Gelenkrheumatismus, Magengeschwüren, Bluthochdruck, Krebs, multipler Sklerose, Alzheimer und weiteren chronischen Erkrankungen führen kann.

Einige der wichtigsten Faktoren, die zu Toxizität und Nierenstauungen beitragen, sind Dehydratation und der Verzehr von säurebildenden Lebensmitteln.

Dehydratation ist das Ergebnis unzureichender Wasseraufnahme; des Verzehrs von Lebensmitteln und Getränken, die eine dehydrierende Wirkung haben (Fleisch, künstliche Süßstoffe, Zucker, Alkohol, Tee, Kaffee und Softdrinks); des Rauchens von Zigaretten oder stundenlangen Fernsehens.

Sich von säurebildenden Lebensmitteln wie Fleisch, Fisch, Milchprodukten, Backwaren, Süßigkeiten und Zucker zu ernähren, ist eine weitere Möglichkeit die Nieren zu verstopfen, genauso wie der Verzehr von Lebensmitteln und Getränken, die große Mengen Oxalsäure enthalten.

Wenn Sie nicht genug Wasser trinken, kommt es im Körper zu einem Wassermangel. Die meisten Menschen ersetzen die lebensspendende Flüssigkeit Wasser durch verarbeitete Getränke und durch Getränke, die Koffein enthalten, wie z. B. Kaffee und Tee.

Wenn der Körper dehydriert, ändert sich der pH-Wert. Außerdem erhöht sich die Wassermenge außerhalb der Zellen, um den Körper bei der Neutralisierung der toxischen Abfallprodukte zu unterstützen, die sich dort angesammelt haben.

Die Nieren beginnen Wasser zu speichern, was die Harnausscheidung drastisch verringert und wodurch weitere potenziell schädliche Abfallprodukte gespeichert werden.

Infolgedessen sammeln sich in verschiedenen Teilen des Körpers Flüssigkeiten an, bei manchen Menschen punktuell und bei anderen Menschen überall im Gewebe und den Organen. Diese geschwollenen und aufgedunsenen sogenannten Wasserödeme führen zur Gewichtszunahme.

Wenn Wassereinlagerungen allein einen Menschen nicht wirklich adipös (fettleibig) machen, so tragen sie dennoch dazu bei; bei einigen Menschen mehr als bei anderen.

Normalerweise signalisieren Zellenzyme dem Gehirn, wenn die Zellen Wassermangel aufweisen. Die Enzyme in dehydrierten Zellen werden jedoch dermaßen schwach, dass sie den dürreähnlichen Zustand nicht bemerken können.

Im Anschluss daran sind sie nicht mehr in der Lage die Notsituation an das Gehirn zu übermitteln, welches normalerweise den „Durst-Alarmknopf" drücken würde. Das Ergebnis all dessen ist ein Teufelskreis.

Auf Neurotransmitter-Ebene wird das Renin-Angiotensin-System (RAS) immer dann aktiviert, wenn es im Körper Wassermangel gibt. Abgesehen davon, dass es den Nieren signalisiert, die Harnausscheidung zu hemmen, sendet es den Blutgefäßen auch Signale sich zu verengen, um die Menge der zirkulierenden Flüssigkeit zu verringern, was möglicherweise zu Wasserverlust führen könnte.

Daher wird Adipositas in der Regel von kardiovaskulären Erkrankungen, wie Bluthochdruck, begleitet.

Das RA-System stimuliert auch eine Zunahme der Natrium- oder Salzabsorption, was dem Körper hilft, Wasser zu speichern.

Es mag vielleicht paradox klingen, aber die beste Lösung für Wassereinlagerungen ist, Wasser zu trinken! Das kommt daher, weil Wasser die Freisetzung von Toxinen erleichtert und den Säuregrad des Bluts und anderer Körperflüssigkeiten senkt. Der Körper muss nicht länger Wasser speichern, um sich zu schützen. Wenn Sie nicht genug Wasser trinken, sollten Sie vielleicht Folgendes im Hinterkopf behalten:

- Schätzungsweise 75 % der Amerikaner sind chronisch dehydriert. Bei 37 % der Amerikaner ist der Durstmechanismus so schwach, dass er mit Hunger verwechselt wird. Einer Studie der University of Washington zufolge reicht ein Glas Wasser aus, um den mitternächtlichen Hunger der an der Studie beteiligten Probanden um fast 100 % abzustellen.
- Schon leichte Dehydrierung verlangsamt Ihren Stoffwechsel um 3 %.

Eine weitere Erscheinungsform von Verstopfung sind Nierensteine. Je nach ihrer Zusammensetzung gibt es verschiedene Arten von Steinen. Die Zusammensetzung der Steine hängt wiederum vom spezifischen biochemischen Prozess ab, der aus dem Gleichgewicht ist.

Steine beginnen als winzige Kristalle und können schließlich so groß wie ein Ei werden. Die winzigen Kristalle sind zu klein, um von Röntgenstrahlen nachgewiesen zu werden, und da sie keine Schmerzen verursachen, werden sie nur selten bemerkt.

Und doch sind sie groß genug, um den Flüssigkeitsfluss durch die winzigen Nierentubuli zu blockieren. Kristalle oder Steine werden in den Nieren gebildet, wenn sich Harnbestandteile, die sich normalerweise lösen, absetzen.

Sie setzen sich ab, wenn diese Partikel in übermäßig großen Mengen vorkommen oder wenn die Urinkonzentration zu stark ist. Die meisten Kristalle oder Steine entwickeln sich in den Nieren, obwohl einige auch in der Blase gebildet werden können.

Wenn ein großer Stein in einen der beiden Harnleiter eindringt, wird die Harnentleerung gehemmt. Das kann zu schweren Komplikationen wie Niereninfektionen oder Nierenversagen führen.

Unabhängig davon, wo in den Nieren die Verstopfung auftritt, schränkt sie ihre Fähigkeit ein, Wasser und Chemikalien zu entfernen und zu regulieren, sodass diese empfindlichen Organe Schaden nehmen.

Einige Studien behaupten, dass jährlich rund 2 Millionen Menschen aufgrund von Nierensteinen eine Arztpraxis aufsuchen. Gemäß dieser Studien haben adipöse Frauen ein um 90 % höheres Risiko Nierensteine zu entwickeln als Frauen, die nicht adipös sind. Adipöse Männer haben ein um 33 % höheres Risiko.

Einige Forscher glauben, dass die anormale Anhäufung von Fettgewebe Insulinresistenz hervorruft, die Veränderungen des Urins verursacht. Dies wiederum begünstigt das Wachstum von Nierensteinen.

Andere glauben, dass ein weiterer Grund, warum übergewichtige Menschen für die Entwicklung von Nierensteinen anfällig sind, der übermäßige Konsum von Limonaden und Colas ist.

Limonaden sind äußerst säurehaltig und sie verfügen über ein drastisches Mineralungleichgewicht. Um dies auszugleichen und den pH-Wert des Körpers wiederherzustellen, ziehen die Nieren Kalzium aus den Knochen und anderen Geweben.

Große Mengen Kalzium in den Nieren fördern die Entwicklung von Steinen in diesen Organen.

Der größte Dienst, den Sie sich selbst erweisen können, ist es, Erfrischungsgetränke von Ihrem Speiseplan zu streichen. Das schließt auch Sportgetränke oder „Energiedrinks" ein, die gemäß einer Studie der University of California in Berkeley das Körpergewicht um sage und schreibe 7 kg pro Jahr steigern können und das, wenn Sie pro Tag nur 0,5 l dieser Getränke zu sich nehmen würden.

Eine weitere Studie, die an der Boston University School of Medicine durchgeführt wurde, zeigt, dass nur eine Dose Limonade (normale oder light) pro Tag ausreicht, um das Risiko für ein metabolisches Syndrom, welches eine wichtige Rolle bei Herzerkrankungen, Diabetes und Adipositas spielt, um 46 % zu erhöhen.

Gemäß dieser Studie hat Limonade (normale oder light) noch weitere schädliche Nebenwirkungen:

- Ein um 31 % erhöhtes Risiko, adipös zu werden.
- Ein um 30 % erhöhtes Risiko, einen größeren Taillenumfang zu bekommen.
- Ein um 25 % erhöhtes Risiko für hohe Triglyceridwerte (Blutfettwerte) oder hohen Blutzucker.
- Ein um 32 % erhöhtes Risiko für geringe HDL-Cholesterinwerte („gutes" Cholesterin).
- Ein erhöhtes Risiko für Bluthochdruck.

4 Die großen Drei

Die Menschen begannen zuzunehmen, als das Leben immer bequemer wurde. Mit Einführung von Annehmlichkeiten setzte sich eine eher sitzende Lebensweise durch und wir hatten einfach weniger Bewegung. Aber das ist offensichtlich, oder?

Leider ist es doch ein wenig raffinierter als das. Obwohl ein „fetter" oder sitzender Lebensstil unmittelbar zur Gewichtszunahme beiträgt, ist der Feind doch etwas differenzierter als bloße Faulheit.

Moderne Annehmlichkeiten sind häufig in Toxine verpackt, sowohl im wörtlichen als auch im übertragenen Sinne. Sie sind überall: in Leitungs- und Mineralwasser, in abgefüllten Getränken, in Produktverpackungen, in Hunderten von chemischen Zusätzen in verarbeiteten Nahrungsmitteln und Getränken, in Medikamenten, in niedergradiger Strahlung und sogar in der Farbe in toxischen Spielzeugen.

Toxine dringen durch die eingeatmete Luft, durch Obst und Gemüse, durch anormal hohe Antibiotika- und Hormonwerte in Rindfleisch und durch chemische Abfallstoffe, die wir durch Fische, die wir essen, aufnehmen, in unseren Blutkreislauf ein.

Es ist nicht möglich, frei von Toxinen zu sein. Das müssen wir auch nicht. Ein gesunder Körper ist so konzipiert, dass er moderate Mengen toxischer Substanzen verarbeiten kann. Die meisten von uns haben sich jedoch für eine toxische Lebensweise entschieden, ohne sich dessen wirklich bewusst zu sein. Unser Körper war jedoch nie dazu gedacht, die Toxinniveaus zu verarbeiten, denen er jetzt ausgesetzt ist.

Die Industrienationen leiden unter einer Toxizitätskrise und wir zahlen einen sehr hohen Preis. Aber wie ist ein toxischer Lebensstil mit Übergewicht verknüpft?

1. Unholy Triad

Forscher nennen es die „Unholy Triad“ (dt. sündhafter Dreiklang). Ich nenne es „Die großen Drei“ – der Zusammenhang zwischen Toxizität, Krebs und Adipositas – eine Verbindung, die sich noch immer an der Spitze der medizinischen Forschung befindet.

Die Ursachen der Adipositas führen häufig zu einem Organ des Körpers, das Sie am wenigsten mit Fett in Verbindung bringen – der Leber. Die Leber ist nach der Haut das zweitgrößte Organ des Körpers und sie ist verantwortlich für – Achtung! – über 500 Funktionen.

Bevor wir über die Details sprechen, lassen Sie mich die Verbindung zwischen Toxizität und Adipositas veranschaulichen. Der Körper ist eine äußerst komplexe und dennoch wunderbar aufeinander abgestimmte Maschine. Ein Ungleichgewicht in einem Bereich des Körpers kann Auswirkungen auf ein Organ oder eine Reihe von Geweben haben, die ansonsten in keinerlei Beziehung zueinanderzustehen scheinen.

Toxische Chemikalien und andere giftige Substanzen können Organe und Systeme beeinflussen, ohne dabei immer eine Gewichtszunahme herbeizuführen. Daher ist auch nicht jeder, der einem hohen Maß an Toxizität ausgesetzt ist, übergewichtig.

Wenn sie in den Blutkreislauf gelangen, werden Toxine in schwachen und verwundbaren Organen und Geweben gespeichert, weil sie sich nicht wehren können. Das bereits geschwächte Organ wird noch schwächer und geschädigt, es erkrankt und beginnt schließlich zu versagen.

Dies führt zu Zuständen, die von Zysten, Insulinresistenz, Stoffwechselerkrankungen, Lungenerkrankungen, Erkrankungen der Nieren, Gallensteinen, immunologischen Erkrankungen (65 % Ihres Immunsystems liegen in Ihren Eingeweiden), chronischen Entzündungen, hormonellen Ungleichgewichten bis hin zu Krebs reichen.

Das ist jedoch nicht immer der Fall. Übergewichtige und adipöse Menschen leiden zwangsläufig unter einer „Toxizitätskrise“, einem Zustand, in dem der Körper die Überlastung mit Toxinen nicht mehr verarbeiten kann.

Also, wie funktioniert das? Das Fettgewebe dient im Grunde genommen als „Unterschlupf“ für Toxine. Auf diese Art und Weise sorgt ihr Körper dafür, dass überschüssige Stoffwechselabfälle und andere Toxine keinen Schaden anrichten. Dadurch, dass sie in Fettzellen gespeichert werden, die eine geringe Stoffwechselrate haben, werden die Gifte vom Blutkreislauf ferngehalten, sodass sie nicht in andere Gewebe und Organe gelangen können.

Es besteht kein Zweifel, dass adipöse Menschen ein stark toxisches und verschmutztes inneres Milieu beherbergen. Das führt zur Verstopfung anderer Organe und Systeme. Infolgedessen fährt der *gesamte Körper* herunter und beginnt zu versagen.

Haben Sie sich jemals gefragt, warum es einigen Menschen schwerfällt abzunehmen? Nach anfänglichem Gewichtsverlust scheint sich das Fett nicht mehr zu rühren!

Der Grund dafür liegt in einem toxisch überlasteten System oder krankhaft adipösen Körper, der dafür sorgt, dass die Organe träge werden. Während sie ihre bestimmungsgemäße natürliche Funktionsfähigkeit verlieren, verlieren sie auch ihre Fähigkeit zu verstoffwechseln und Fett erfolgreich umzuwandeln.

Hierdurch kann man auch leichter verstehen, warum übergewichtige Menschen unter einer Vielzahl von gesundheitlichen Problemen und Krankheiten leiden. Es gibt einen Toxinstrom – Chemikalien, die in den Körper eingeschleppt wurden, sowie Chemikalien, die der Körper in Reaktion auf äußere Schadstoffe bildet-, der ständig im Blut, in den Geweben und in den Organen zirkuliert.

Dieser Toxinstrom führt letztendlich zu einem Teufelskreislauf, bei dem die toxische Überlastung zu Adipositas führt. Überschüssiges Fett und Cellulite-Bildung blockieren den Stoffwechsel, was wiederum zu weiterer Gewichtszunahme führt.

Im Zusammenhang mit Gewichtszunahme verdient eine Art giftiger chemischer Schadstoffe eine besondere Erwähnung, insbesondere durch ihre traurige Berühmtheit. Es handelt sich um eine Gruppe von Substanzen, die sogenannten chlororganischen Verbindungen, die in Pflanzenschutzmitteln enthalten sind.

Chlororganische Verbindungen gelangen durch den Verzehr von Pflanzen, die mit Insektiziden besprüht wurden, und durch den Verzehr von tierischen Produkten, die diese Stoffe enthalten (über das Tierfutter aufgenommen), in den Körper. DDT ist eine dieser chlororganischen Verbindungen. Es wurde in den USA zwar schon vor langer Zeit verboten, jedoch gibt es noch einige andere chlororganische Verbindungen, die immer noch weitverbreitet sind.

Das *Problem von* chlororganischen Verbindungen ist, dass sie schwer abbaubar sind und dass sie leicht von Fett angezogen und von Fettzellen leicht gespeichert werden, und das über mehrere Jahre hinweg. Wenn die Konzentration von chlororganischen Verbindungen in Ihrem Körper sehr hoch ist, ist auch die Wahrscheinlichkeit sehr hoch, dass Sie Fett einlagern. Dieses Fett kann dann die Toxine sicher verstecken. Da ist es kein Wunder, dass übergewichtige Körper nur selten Gewicht *verlieren.*

Traditionelle Abnehmverfahren kalibrieren den Gewichtsverlust durch Reduzierung der Kalorienaufnahme und durch Steigerung der körpereigenen Stoffwechselrate. Das gilt von Crash-Diäten bis hin zur Optimierung der Essgewohnheiten. Dazu gehören auch strikte Trainingspläne, die gleichzeitig schnell Fett verbrennen.

Die überwiegende Mehrheit der Menschen nimmt das verlorene Gewicht jedoch wieder zu, wenn sie die strikten Programme nicht dauerhaft fortsetzt. Das führt letztendlich zur Erschöpfung und zum Verschleiß des Körpers, da Sie ständig seinem Hang zuzunehmen, entgegenwirken.

Ein ganzheitlicher Ansatz empfiehlt andererseits die Reinigung und Entgiftung des Körpers (siehe *Kapitel 10: Ins Reine kommen*). Durch diesen Prozess werden jahrelang angesammelte toxische Ansammlungen beseitigt und Organe allmählich repariert und in ihr optimales Funktionsniveau zurückversetzt. Wenn dies geschieht, kehrt der Körper auch zu seinem normalen Gewicht zurück.

2. Leber: natürlicher Filter

Lassen Sie mich dahin zurückkehren, wo alles beginnt – die Leber. Dieses Organ ist für Ihre Gesundheit außerordentlich wichtig, da es das einzige Organ des Körpers ist, welches sich selbst regenerieren kann. Wenn sie geschädigt ist, können manche Menschen mit einer zu 20 % funktionierenden Leber zurechtkommen!

Zu ihrer erstaunlichen Funktionspalette zählt, dass die Leber das wichtigste Organ für den Abbau von Fett ist. Dies geschieht durch Herstellung von Chemikalien und Enzymen, die Fett verbrennen.

Sie spielt eine erstaunliche Rolle bei der Verdauung, da sie Gallenflüssigkeit produziert. Die Gallenflüssigkeit (die Leber produziert etwa 1–1,5 Liter Gallenflüssigkeit pro Tag) wird in der Gallenblase gespeichert, und wenn sie in den Dünndarm freigesetzt wird, schlüsselt sie Fettsäuren auf und verdaut sie.

Außerdem verdaut die Gallenflüssigkeit die fettlöslichen Vitamine A, D, E und K, sodass sie durch den Verdauungstrakt absorbiert und in den Blutkreislauf freigesetzt werden können.

Die Leber stellt auch eine Lagermöglichkeit für verstoffwechselte Nahrung dar. Sie speichert große Mengen Stärke und wandelt sie in Glykogen um, wenn der Körper mehr Energie benötigt. Sie speichert Proteine und wandelt sie bei Bedarf in Aminosäuren um, und sie speichert kleine Mengen Fett und Vitamine.

Die Leber ist der natürliche Filter des Körpers und sie entgiftet pro Minute 2 Liter Blut, während es durch sie hindurchfließt.

Sie tut dies, indem sie schädliche Chemikalien wie Ammoniak, Stoffwechselabfallprodukte, Medikamente und Alkohol verstoffwechselt und abbaut, sodass sie zusammen mit Zelltrümmern, schädlichen Mikroorganismen und anderen Stoffwechselabfällen über den Urin und den Stuhl ausgeschieden werden können.

Außerdem baut die Leber Hormone ab, die nach ihrem Einsatz vom Körper ausgeschieden werden müssen. Einige dieser Hormone, wie z.B. Insulin, Östrogen und Adrenalin, spielen in verschiedenen biochemischen Prozessen eine wichtige Rolle. Wenn sie im Blutkreislauf verbleiben, können „benutzte" Hormone schädlich für den Körper sein.

Im Zusammenhang mit Gewichtsverlust oder Gewichtszunahme verrichtet die Leber drei entscheidende Funktionen – sie speichert Nahrung und wandelt sie in Energie um, wenn sie benötigt wird. Sie ist der natürliche Filter des Körpers und schützt ihn vor Giftstoffen; und, wie ein Ofen, ist sie der wichtigste Fatburner des Körpers.

Es verwundert nicht, dass die Mehrheit der übergewichtigen Menschen geschädigte Lebern haben.

Nachdem Sie gegessen haben und die Mahlzeit in Ihrem Dünndarm verdaut wurde, fließt das Blut aus dem Verdauungsapparat und dem Colon über die hepatische Pfortader in die Leber. Dieses Blut enthält alle Nährstoffe und Toxine, die vom Verdauungstrakt aufgenommen wurden.

Diese Nährstoffe werden benötigt, um die Zellen, Gewebe und Organe des Körpers zu *versorgen*.

Aber bevor sie in die verschiedenen Bereiche des Körpers geleitet werden, wird das Blut über die Pfortader in die Leber transportiert. Der Hauptzweck dieses Umwegs ist die Reinigung und Entgiftung des Bluts.

Die portale Hypertension, ein Zustand, bei dem sich die Pfortader verhärtet und verengt, wird häufig durch eine Überlastung mit Giften und Toxinen verursacht. Das führt zu einem Teufelskreis, da dieser Zustand die Fähigkeit der Leber, das Blut effektiv zu filtern, weiter reduziert.

Eine toxische Leber und portale Hypertension wirkt sich auf viele Organe des Körpers, einschließlich Blase, Darm, Nieren, Rektum und sogar Gebärmutter, Eierstöcke und Eileiter aus.

Die Verdauungs- und Ausscheidungssysteme und -prozesse sind eng und unmittelbar mit der Leber verbunden. Wenn Nahrung im Dünndarm nicht richtig verdaut wird, setzt die unverdaute Nahrung Gifte frei.

Das Verdauungssystem erzeugt Toxine, wenn wir ungesunde verarbeitete Nahrungsmittel und Getränke zu uns nehmen und wenn wir zum Kochen raffiniertes Öl verwenden. Außerdem kommt es zum Aufbau von Giften, wenn der Dünndarm und die Leber nicht genügend Verdauungsenzyme freisetzen, was zu Malabsorption und Mangelernährung führt.

Für die Beseitigung fester Abfallprodukte wie Stuhl ist das Colon verantwortlich. Es kann jedoch auch unverdaute Nahrung und Abfallprodukte zurückhalten.

Diese verderbenden, faulenden Abfallstoffe aus dem Colon strömen zusammen mit den unverdauten Toxinen aus dem Dünndarm durch die Pfortader in die Leber und vergiften das Organ.

Bei Überlastung ist die Leber nicht in der Lage, diese sauren Gifte zu neutralisieren, was zur Folge hat, dass sie das Organ verlassen und ins Herz eindringen. Von hier aus breiten sie sich im ganzen Körper aus, wo sie in den Gelenken,

Muskeln, Nerven, Drüsen, dem Gehirn und in anderen lebenswichtigen Organen gespeichert werden.

Die Pfortader ist andererseits nicht in der Lage den Durchlass von Blut und Toxinen in die Leber zu ermöglichen, wenn die Leber beschädigt, verhärtet, geschwollen und mit Toxinen verstopft ist.

Das Blut staut sich daraufhin in verschiedenen Quellorganen, die anschwellen und sich vergrößern. Letztendlich verstopfen alle Drüsen, Muskeln, Gelenke und anderen Gewebe des Körpers.

3. Leber: Ofen der Natur

Nachdem wir die Rolle der Leber als natürlichen Filter belegt und veranschaulicht haben, wie sie mit der Verdauung und Ausscheidung in Verbindung steht, sollten wir die Rolle der Leber im Fettstoffwechsel näher untersuchen.

Gewichtszunahme und Gewichtsreduktion stehen mit verschiedenen Organen und Prozessen des Körpers in Verbindung, wie z.B. den Schlafzyklen, dem Hormonhaushalt, dem Immunsystem und dem Hypothalamus, der für die Regulierung der Körperenergie verantwortlich ist.

Allerdings führt die Leber allein mehr Fettregulierungsfunktionen aus als jedes andere Organ oder System des Körpers. Wie verstoffwechselt oder verbrennt die Leber eigentlich Fett?

Die Leber reguliert den Fettmetabolismus durch eine Reihe komplexer biochemischer Reaktionen, an denen Hormone, Chemikalien und natürliche Enzyme beteiligt sind, die auf Fett reagieren.

Zu diesem „Fett" gehören auch die Fettsäuren, die wir durch unsere Nahrung aufnehmen sowie das Fett im Fettgewebe, welches wir verstoffwechseln, wenn unser Energielevel fällt.

Unter der Haut und in anderen Teilen des Körpers gespeichertes Fett wird ebenfalls verbrannt, wenn wir trainieren. Gesteigerte Energie oxidiert das Fett zwar, aber die Leber muss dadurch auch bestimmte Hormone und Enzyme freisetzen, um diese Fettzellen abzubauen. An diesem Prozess ist auch die Schilddrüse beteiligt.

Fett sammelt sich in der Leber, dem Darm und in anderen Teilen des Körpers an, wenn einer oder mehrere Leberprozesse versagen. Einer dieser Prozesse heißt enterohepatischer Kreislauf.

Es handelt *sich* hierbei *um einen Prozess,* bei dem Gallensäuren von der Leber in den Dünndarm freigesetzt werden und dann zusammen mit anderen Flüssigkeiten zurück in die Leber gelangen. Dieser Kreislaufprozess erfolgt mehrmals täglich durch die Pfortader.

Gallensäuren und Gallensalze verdauen Nahrungsfette. Ein Teil davon wird von der Blutbahn aufgenommen. Fette, die nicht von den Gallensäuren abgebaut werden, werden von der Leber wieder aus dem Darm aufgenommen, wo sie sich ansammeln.

Wenn Sie genügend natürliche Ballaststoffe essen, werden überschüssige Fette und Toxine über das Colon ausgeschieden. Wenn die Flüssigkeit, die zwischen Darm und Leber hin- und herzirkuliert, einen hohen Fettanteil hat, führt dies unweigerlich zur Gewichtszunahme.

Außerdem wird der *Transport von im Dünndarm* verdautem Fett über die Blutbahn in Organe und Gewebe, die es benötigen, behindert, wenn Ihre Leber nicht richtig arbeitet und Ihr Darm mit unverdauten Abfallprodukten vollgestopft und verstopft ist.

Diese Fette sind in Chylomikronen verpackt. Das sind Lipoproteine, die vom Dünndarm hergestellt werden. Nachdem das Fett dort abgelagert wurde, wo es benötigt wird, werden die Reststoffe von den Chylomikronen zur Leber transportiert, wo sie verarbeitet werden.

Wenn die Leber durch Toxine geschwächt ist, können Chylomikronen oder Fettkügelchen nicht mehr von der Leber absorbiert werden und zirkulieren weiter im Blut. Diese Kügelchen bilden sich im Blut und werden als Cellulite und Fett in den Blutgefäßen und in verschiedenen Körperteilen wie Armen, Beinen und Taille eingelagert.

Ist es da ein Wunder, dass eines der ersten Anzeichen für Gewichtszunahme eine weiter werdende Taille, der sogenannte „Speckbauch", ist?

Eine schlecht funktionierende Leber kann ebenfalls keine ausreichenden Mengen Lipoprotein hoher Dichte (HDL) herstellen. Dieses HDL wird jedoch benötigt, um Lipoprotein geringer Dichte (LDL) von den Blutgefäßwänden zu neutralisieren.

Und obwohl es möglicherweise nicht ohne Weiteres zu erkennen ist, trägt eine schlecht funktionierende Leber auch zu kardiovaskulären Erkrankungen, Herzerkrankungen, Bluthochdruck, Arteriosklerose bei und macht Sie einfach fett!

Eine weit schwerere Lebererkrankung ist die sogenannte „Fettleber“ oder nichtalkoholische Lebererkrankung. Es handelt sich hierbei um einen Zustand, bei dem sich überschüssige Toxine und überschüssige Fette in den Leberzellen ansammeln und die Leber unter anderem daran hindern, Fett zu verbrennen und Toxine auszuscheiden.

Die Leber verwandelt sich in einen Ort, in dem Fett gespeichert und nicht mehr verbrannt wird. Eine Fettleber ist vergrößert, fettig und verursacht einen Schmerbauch. Schätzungsweise 20 % der amerikanischen Bevölkerung leiden unter einer Fettleber, wobei die Auftretenshäufigkeit bei übergewichtigen und adipösen Menschen viel höher ist.

Auch wenn die Auftretenshäufigkeit einer Fettleber bei Menschen über 30 Jahren höher ist, leiden dennoch viele junge Menschen, auch Jugendliche, unter Anzeichen einer Entwicklung dieses Zustands.

Einer der Hauptfaktoren, der zur Entwicklung einer Fettleber beiträgt, ist der Verzehr von verarbeiteten Nahrungsmitteln, die eine große Menge chemischer Zusätze sowie raffinierten Zucker enthalten, wie er in Maissirup und raffinierten Kohlenhydraten vorhanden ist.

Hohe Konzentrationen raffinierten Zuckers führen direkt zu einer Fettzunahme in der Leber und schädigen auch die Mitochondrien der Körperzellen. Mitochondrien sind in allen Körperzellen vorhanden und dienen unter anderem als „zelluläre Kraftwerke“, da sie den Großteil der chemischen Energie der Zellen erzeugen.

Wenn die Mitochondrien beschädigt sind, sinkt die zelluläre Energie, was *wiederum den* Stoffwechsel verlangsamt; und ein verlangsamter Stoffwechsel bedeutet natürlich Gewichtszunahme und verringerte Energie.

Nachdem wir die überwältigende Verbindung zwischen Toxizität und Leber ergründet haben, lassen Sie uns nun den „sündhaften Dreiklang“ vollenden und die Verbindung zwischen diesen beiden Zuständen und Krebs herstellen.

4. Krebs: Toxische Zellen

Krebs entwickelt sich genauso wie andere sogenannte Krankheiten nicht über Nacht. Krebs ist das Ergebnis mehrerer Toxizitätskrisen, deren Ursache einer oder mehrere Energie raubende Einflüsse sind.

Stimulanzien, emotionale Traumata, unterdrückte Gefühle, unregelmäßiger Lebensstil, Dehydratation, Ernährungsmängel, Überernährung, chronischer Stress, Schlafmangel und die Ansammlung von Schwermetallen behindern die Bemühungen des Körpers, Stoffwechselabfälle, Gifte und die Zelltrümmer der 30 Milliarden Zellen, die jeden Tag auf natürliche Weise absterben, zu beseitigen.

Wenn sich diese Gifte in einem beliebigen Teil des Körpers ansammeln, führen sie zu einer Reihe progressiver Heilreaktionen, zu denen Reizungen, Schwellungen, Abhärtungen, Entzündungen, Geschwürbildungen und sogar abnormes Zellwachstum gehören.

Krebs ist wie jede andere Krankheit auch eine Toxizitätskrise. Er ist der letzte Versuch des Körpers, sich von septischen Giften und sauren Verbindungen zu befreien, die sich aus der Unfähigkeit des Körpers ergeben, Stoffwechselabfälle, Toxine und verwesende tote Zellen erfolgreich zu beseitigen.

Es mag vielleicht überraschend klingen, aber Krebs ist der letzte verzweifelte Versuch des Körpers, sich selbst zu retten. Krebs ist ein Selbsterhaltungsversuch. (Mehr dazu in meinen Büchern *Krebs ist keine Krankheit* und *Zeitlose Geheimnisse der Gesundheit und Verjüngung Band)*

Und genau hier liegt die Verbindung zwischen Krebs und Adipositas – in Toxizität. Ist es reiner Zufall, dass Menschen, die adipös sind – abgesehen von anderen Krankheiten – ein höheres Krebsrisiko aufweisen, als Menschen, die nicht adipös sind?

Es ist ebenfalls kein Zufall, dass Adipositas eng mit Herzerkrankungen und Diabetes verbunden ist, zwei weiteren schweren Erkrankungen, die das Ergebnis einer Überlastung des Körpers mit äußeren und inneren Toxinen sind und die häufig durch emotionale Traumata und Konflikte ausgelöst werden.

Zellen gehen nur in einen Verteidigungsmodus über und werden bösartig, wenn sie ihr eigenes Überleben sichern müssen. Es kommt zur spontanen Heilung, wenn sich die Zellen nicht länger verteidigen müssen. Daher beginnt der Körper sich selbst zu heilen und zu reparieren, wenn sich die Krise löst und sich der Körper nicht länger bedroht fühlt. Während der Heilungs- und Reparaturphase entzündet und vergrößert sich der Tumor, bevor er schließlich von „infektiösen" Bakterien und Pilzen abgebaut wird. Wie Untersuchungen gezeigt haben, wird jede Spontanremission von einer Infektion und von Fieber begleitet. Wird die Heilungsphase jedoch durch den Einsatz von Strahlung, Chemotherapie, Operationen, entzündungshemmenden Medikamenten und/oder Antibiotika unterbrochen, kommt es nicht zur Spontanremission und es kann sich die Notwendigkeit für künftige sekundäre Tumore ergeben.

Bei richtiger Herangehensweise kann sich ein Tumor mit der Größe eines Eies jedoch spontan zurückbilden und verschwinden, unabhängig davon, ob er sich im Gehirn, im Magen, der Brust oder in den Eierstöcken befindet. Ich habe selbst gesehen, wie ein orangengroßer Blasentumor auf einem Live-Ultraschallbild innerhalb von 15 Sekunden in sich zusammengefallen und auseinandergebrochen ist. Die übrig gebliebenen Tumorfragmente wurden am Ende wie immer mit dem Urin ausgeschieden.

Dies sollte jedoch nicht als Wunder betrachtet werden, sondern als normale, natürliche Art des Körpers, sich selbst zur Homöostase zurückzuführen. Die Heilungsphase beginnt, wenn die Toxizitätskrise aufhört. Die Krankheitssymptome deuten lediglich darauf hin, dass der Körper sich selbst aktiv heilt und repariert. Wenn man sich in dieser Phase wirklich schlecht fühlt, heißt das nur, dass der Körper zutiefst damit beschäftigt ist, sich selbst zu heilen.

Eine Toxizitätskrise endet, wenn wir aufhören, die Energie des Körpers aufzubrauchen und beginnen, die vorhandenen Toxine aus Blut, Gallengängen, Lymphbahnen und Zellgeweben zu entfernen. Wenn der Körper nicht durch störende Anwendungen stark geschädigt ist, ist er durchaus dazu in der Lage, sich ohne großartige Beschwerden um den Rest zu kümmern.

Andererseits verringern medizinische Eingriffe aufgrund ihrer unterdrückenden und schwächenden Wirkung die Möglichkeit spontaner Remission auf nahezu null. Die bloße Krebsdiagnose, die wie eine Morddrohung klingt, ist eines der belastendsten Ereignisse, die ein Mensch jemals durchleben kann. Er beginnt mit einer Reihe starker Stressreaktionen, die die meisten Vitalfunktionen des Körpers, wie die Verdauung, den Schlaf, den Stoffwechsel und die Beseitigung von Abfallprodukten biologisch unterdrücken oder inaktivieren.

Infolgedessen werden die Zellen unter diesem dauerhaften Stress unterernährt, der Lymphfluss und die Durchblutung werden träge, und der Körper verliert Gewicht und Kraft. Jede Behandlung, die auf die Krebsdiagnose folgt, erhöht die Todesangst des Patienten nur noch weiter, besonders, wenn sie dem Patienten jeden Rest Energie entzieht, den er noch übrig hat.

Natürlich hält all dies den Körper davon ab, die zuvor von mir erörterten natürlichen Heilungs- und Reparaturzyklen zu durchleben. Wenn der Patient stirbt, machen die Ärzte die Krebserkrankung dafür verantwortlich, wobei es in Wahrheit die Krebsdiagnose und -behandlung ist, die für die Schwächung und den drastischen Rückgang der Vitalfunktionen des Körpers verantwortlich sind. Krebs ist Teil der Heilreaktion des Körpers und nicht sein Killer. Obwohl Tumormasse vorübergehend obstruktiv werden kann, schadet sie nur selten.

Von den 30 Milliarden Zellen, die ein gesunder Körper täglich umsetzt, sind mindestens 1 % Krebszellen. Heißt das, dass wir alle dazu bestimmt sind, an Krebs *zu erkranken?* Beileibe nicht.

Diese Krebszellen sind Produkte „programmierter Mutation", die das Immunsystem wachsam, aktiv und angeregt halten sollen. Warum also manifestiert sich Krebs in den Geweben und Organen verschiedener Menschen? Warum entwickeln manche toxische Menschen kardiovaskuläre Krankheiten, während andere zunehmen und wiederum andere an Krebs erkranken?

Die Antwort auf diese Fragen liegt im komplexen und dynamischen Zusammenspiel von psychologischen, physiologischen und biochemischen Prozessen im Körper und der einzigartigen Art und Weise, in der sie in jedem von uns vorhanden sind.

Krankheiten äußern sich in Organen, die schwach und besonders anfällig für Giftstoffe sind. Jedes Organ reagiert anders. Daher treten verschiedene Arten von Krankheiten auf unterschiedliche Weise auf. Sie haben jedoch alle eines gemeinsam. Sie sind alle die Manifestation einer Toxizitätskrise, die in der Regel ebenfalls einen emotionalen/sozialen Konflikt beinhaltet.

Krebszellen sind Zellen, die aufgrund allmählicher Verstopfung der intrazellulären Flüssigkeiten mit der Zeit zu wenig Sauerstoff und Nährstoffe erhalten. Um die verminderte biologische Kapazität des betroffenen Organs zu kompensieren, beginnt der Körper zusätzliche Zellen zu produzieren. Die neuen Zellen sind besonders gekennzeichnet, sodass der Körper sie nach überstandener

Krise wieder identifizieren und zerstören kann. Um diese wichtigen Zellen während der Krise zu unterstützen, erzeugt der Körper sogar neue Blutgefäße. Ein Krebsgeschwür entsteht, sobald die Toxizitätskrise ihren Höhepunkt erreicht hat und die Heilung beginnen kann.

Während der Heilphase, wenn die zusätzlichen Zellen nicht mehr benötigt werden, um den Körper während der Überlebenskrise zu versorgen, schwillt der Tumor an, entzündet sich und verursacht Schmerzen. Im Endstadium des Tumorwachstums beginnen spezialisierte destruktive Bakterien und Pilze den Zersetzungsprozess und der Tumor bricht auseinander, sofern keine Schmerzmittel oder Antibiotika eingesetzt werden, um diesen Prozess aufzuhalten. Dies ist der natürliche Verlauf und das Ende jeder Krebserkrankung.

Es gibt noch eine weitere Verbindung zwischen Adipositas und Krebs, eine, die von der Medizinwissenschaft weitgehend ignoriert wird – den emotionalen Aspekt. Fortwährende Konflikte, Schuld und Scham können beispielsweise die grundlegenden Funktionen des Körpers problemlos lähmen und zum Wachstum eines Krebsgeschwürs führen. Ich möchte noch einmal betonen, dass Krebszellen spezialisierte Notfallzellen sind, die uns während einer stressigen, schweren Zeit unterstützen. Sobald Körper und Geist wieder zu einem entspannten, ausgeglichenen Zustand zurückgefunden haben, stellt der Körper diesen Helferzellen spezielle Immunzellen, Flüssigkeiten und Mikroorganismen zur Seite. Der Tumor, der sich während dieses Heilungsprozesses bildet, ist die natürliche Art und Weise des Körpers, die nun überflüssig gewordenen Notfallzellen zu beseitigen.

Krebs kann nicht auftreten, solange es im Vorfeld keinen starken Strom emotionaler Angst und tief sitzender Frustration gegeben hat. Krebspatienten leiden in der Regel an mangelnder Selbstachtung oder Minderwertigkeitsgefühlen und haben häufig das, was man als „unerledigte Geschäfte" oder „ungelöste Konflikte" bezeichnet. Auch Säuglinge, die zu früh geboren wurden oder einen anderen Trennungskonflikt erlebt haben, wenn sie z. B. nicht gestillt wurden oder die ersten Monate oder Jahre ihres Lebens die meiste Zeit des Tages nicht mit ihrer Mutter verbracht haben, oder wenn man ihnen mit „Gift" gefüllte Impfstoffe verabreicht hat, können als Bewältigungsmechanismus leicht Krebs entwickeln. Krebszellen sind Zellen, die uns helfen in einer „feindlichen", giftigen Umgebung zu überleben. Anders ausgedrückt heißt das, dass

Krebs, genauso wie Adipositas, sowohl eine natürliche Reaktion auf emotionale Toxine als auch Abwehr gegen einen chemischen Angriff ist.

Das Bedürfnis, im Leben zu kämpfen, loszulassen, programmiert die DNA des Körpers um und ändert ihren kriegerischen und schlussendlichen Annihilationskurs in einen gesunden Reproduktionskurs. Die Angst vor Krebs ist im kollektiven Glauben unserer Gesellschaft tief verwurzelt. Verschärft wird diese Sichtweise durch die schicksalshafte und düstere Herangehensweise der modernen Medizin. Adipositas, Krebs und andere „Krankheiten" sind nichts, vor dem wir Angst haben müssen. Wissen ist Macht! Zu wissen, dass der Körper nie Fehler macht, vertreibt auch die Angst vor Krankheit. Dem Körper zu erlauben seinen eigenen Heilungsprozess zu durchlaufen (was fälschlicherweise als Krankheit betrachtet wird), ist das Beste, was Sie für sich selbst tun können. Die Erkenntnis, dass Adipositas ein Schutzmechanismus ist, der sogar Ihr Leben retten kann, kann Sie motivieren, sich mit derselben Sorgfalt um Ihren Körper zu kümmern, wie Sie sich um Ihr eigenes Kind kümmern würden.

5. Anregende Gifte

Xenoestrogene: Hohe Toxizitätsniveaus sowie die zunehmende Häufigkeit von Adipositas und Krebs sind alles Erkrankungen unserer Zeit, die in den letzten vier Jahrzehnten zu einem gesundheitlichen Problem geworden sind.

Wenn Sie nach einer physischen Verbindung zwischen Adipositas und Krebs suchen, haben Sie sie gefunden. Die Medizinwissenschaft hat festgestellt, dass sowohl das Fettgewebe bei adipösen Menschen als auch Krebstumore im Allgemeinen ein hohes Toxin- und Giftniveau aufweisen.

Eine dieser Verbindungsgruppen ist eine Wirkstoffgruppe mit Namen Xenoestrogene. Diese synthetischen Verbindungen werden so genannt, weil sie das weibliche Hormon Östrogen nachahmen.

Xenoestrogene sind in einer Vielzahl industrieller und landwirtschaftlicher Chemikalien wie Kunststoffen und Pestiziden enthalten und sie neigen dazu, die Umgebung zu „östrogenisieren", je nachdem, wo Sie leben und welche Produkte Sie verwenden.

Nehmen Sie z. B. einfache Kunststoffflaschen oder Joghurtbecher. Unter den Chemikalien, die in diesen Polykarbonatkunststoffen enthalten sind, sind Bisphenol A und Phthalate, die beide unter dem Verdacht stehen, krebserregend zu sein. Sie nehmen speziell die Prostata bei Männern ins Visier.

Von hier aus ist es nicht schwer eine Verbindung zwischen Bisphenol A und Phthalaten, Adipositas und Krebs herzustellen. Prostatakrebs ist die häufigste Form von Krebs bei Männern. Außerdem ist das Risiko für Prostatakrebs bei adipösen Männern doppelt so hoch. Haben Sie den Zusammenhang erkannt?

Hinzu kommt, dass übergewichtige Männer zu einer aggressiveren Form des Prostatakrebses neigen und dass sie ein höheres Rückfallrisiko haben und zu Metastasen neigen (wenn sich der Krebs ausbreitet).

Studien haben auch einen Zusammenhang zwischen geringen Spermienzahlen bei Männern und ihrer fötalen Aussetzung zu Xenoestrogenen durch ihre Mütter aufgezeigt.

Frauen bleiben aber auch nicht verschont. Diese krebserregenden Verbindungen stellen auch für Frauen ein Risiko dar. Man geht davon aus, dass sie die weiblichen Fortpflanzungsorgane stören und das Risiko von Brustkrebs erhöhen.

Um eine Vorstellung davon zu bekommen, wie vielseitig Xenoestrogene sind, schauen Sie sich bitte folgende Liste an: Atrazin (Unkrautvernichtungsmittel), 4-Methylbenzylidencampher (4-MBC in Sonnenschutzmitteln), butyliertes Hydroxyanisol (BHA in Lebensmittelkonservierungsmitteln), Bisphenol A (Monomer für Polykarbonatkunststoffe und Epoxidharz, Antioxidationsmittel in Weichmachern), Dichlordiphenyldichlorethan (eines der Abbauprodukte von DDT), Dieldrin (Insektizid), DDT (Insektizid), Endosulfan (Insektizid), Erythrosin (FD & C Red 3/ Lebensmittelfarbe), Heptachlor (Insektizid), Lindan (γ-Hexachlorcyclohexan in Insektiziden), Metallöstrogene (eine Klasse anorganischer Xenoestrogene), Methoxychlor (Insektizid), Nonylphenol und Derivate (industrielle Tenside, Emulgatoren zur Emulsionspolymerisation, Laborreinigungsmittel, Pestizide), Pentachlorphenol (gewöhnliches Biozid und Holzschutzmittel), polychloriertes Biphenyl (PCB in Ölen für elektronische Teile, in Schmiermitteln, in Klebstoffen, in Farben), Parabene (Lotionen), Phenosulfothiazine (ein roter Farbstoff), Phthalate (Weichmacher) und DEHP/ Diethylhexylphthalat (Weichmacher für PVC).

Aber was bedeutet das nun umgangssprachlich? Es bedeutet, dass diese toxischen und krebserregenden Chemikalien an mehr Orten lauern, als Sie wahrscheinlich annehmen.

Xenoestrogene sind ein Bestandteil von DDT, eines starken Pestizids, das in den USA mittlerweile verboten ist. Leider stellen jedoch Gemüse, die aus anderen Ländern importiert werden und in denen dieses Pestizid noch großzügig verwendet wird, ein ernstes toxisches Risiko dar.

DDT wird im Körper zu einer Substanz namens DDE verstoffwechselt, die eine xenoestrogenische Wirkung hat und für mehrere Jahre im Körper bleibt.

Xenoestrogene wurden auch in Kunststoffbehältern, die zur Aufbewahrung großer Mengen Wasser dienen, in Reinigungsmitteln, in Spermiziden, in Körperpflegemitteln und in Kunststoff-Lebensmittelverpackungen gefunden.

Sie sind manchmal näher, als Sie denken. Berichten zufolge hat sie eine Gruppe von Forschern der Dartmouth University in der Frischhaltefolie von Nahrungsmitteln gefunden. Andere Forscher haben sie in der Beschichtung von Metalldosen, in Lebensmittelverpackungen, in den Einlegeböden von Kühlschränken, in Trinkflaschen für Babys, in Mikrowellengeschirr und in Esszubehör gefunden.

Außerdem haben Biologen herausgefunden, dass Fische, die in stark abwasserverseuchtem und mit anderen Schadstoffen verunreinigtem Wasser gezüchtet werden, Geschlechtsmerkmale beider Geschlechter aufweisen. Diese „sexuell irritierten“ Fische wurden positiv auf erhöhte Xenoestrogenwerte getestet.

Es gibt noch weitere schlechte Nachrichten. In einigen Ländern wurden Nutztieren auf Rinderfarmen Xenoestrogene verabreicht, was zu Wassereinlagerungen führt und die Tiere schnell „fett“ macht, ohne viel Kosten zu verursachen. Die Viehbauern streichen dadurch zwar satte Gewinne ein, die Verbraucher werden jedoch einem erheblichen Gesundheitsrisiko ausgesetzt.

Kosmetik- und Beauty-Produkte sind ebenfalls eine Fundgrube für krebserregende Produkte. Brusttumore haben hohe Parabenwerte gezeigt, eine Art

Xenoestrogen, welches in Deodorants, Antitranspiranten (Schweißhemmer), Hautlotionen, Gel und Shampoos enthalten ist.

Und hier ist noch ein weiterer beunruhigender Fund. Viele beliebte Sonnenschutzlotionen enthalten Xenoestrogene, die mit Endometriose, einer Erkrankung, die bekanntermaßen zu Unfruchtbarkeit führen kann, in Verbindung gebracht wurden. Etwa 5- bis 10 % der Frauen in den USA sind von Endometriose betroffen. Zählen Sie zwei und zwei zusammen (inkl. der Xenoestrogenbelastung aus anderen Quellen) und Sie sollten keine Probleme haben, die Verbindung zwischen Adipositas und Krebs zu erkennen.

Bei der Suche nach einem weiteren Zusammenhang zwischen Adipositas und Krebs stießen Forscher auf Folgendes: Die Leber, ein kraftvolles Entgiftungsorgan, verstoffwechselt und entfernt während der letzten Phase des Eisprungs, der vor der nächsten Menstruation auftritt, zwei Östrogenverbindungen aus dem Körper. Diese beiden Östrogenverbindungen sind Estradiol und Estron.

Wenn die Leber bereits mit Toxinen und anderen Abfallprodukten verstopft ist, was bei adipösen Frauen der Fall ist, kann sie die verwendeten Hormone nicht aus der Blutbahn entfernen. Daher bleibt ihre Konzentration im Blut hoch.

In ihrer verbrauchten Form sind diese hormonellen Produkte jedoch giftig für das Körpergewebe und verursachen, was Frauen in der Regel als prämenstruelles Syndrom oder PMS bezeichnen (unter anderem Druckempfindlichkeit der Brust, Schmerzen, Krämpfe und Reizbarkeit).

Estron: Studien haben gezeigt, dass Frauen mit einem hohen Estronspiegel auch ein erhöhtes Risiko für Krebse des Reproduktionsgewebes, inklusive Brustkrebs, haben. Adipöse Frauen weisen ebenfalls höhere Östrogenspiegel auf und haben ein höheres PMS-Risiko. Dies verstärkt die Adipositas-Krebs-Verbindung noch mehr.

Oxidativer Stress: Gemäß einem Bericht, der im November 2009 vom American Institute for Cancer Research herausgegeben wurde, erkranken jährlich mehr als 100 000 Amerikaner aufgrund von Adipositas an Krebs.

Die Studie behauptet, dass es einen direkten Zusammenhang zwischen übermäßigem Körperfett und verschiedenen Krebsarten gibt.

- Gebärmutterschleimhautkrebs: 49 %
- Speiseröhrenkrebs: 35 %
- Bauchspeicheldrüsenkrebs: 28 %

- Nierenkrebs: 24 %
- Gallenblasenkrebs: 21 %
- Brustkrebs: 17 %
- Kolorektalkrebs: 9 %

Die Studie wies darauf hin, dass übermäßiges Körperfett die Ausschüttung bestimmter Östrogene und Sexualsteroide stimuliert, die das Krebswachstum fördern.

Es gibt noch weitere vorangegangene Studien, die einen Zusammenhang zwischen Adipositas und Krebs hergestellt haben. In Übereinstimmung mit diesen vorherigen Ergebnissen konnte die aktuelle Studie Krebs mit zwei Faktoren verbinden, von denen der erste Toxizität (wie zuvor erklärt) und der zweite oxidativer Stress ist.

Was die Toxizität anbelangt, haben wir bereits zuvor festgestellt, dass Fettgewebe ein sicherer Unterschlupf ist, um Gifte und verschiedene schädliche Chemikalien zu speichern, die, wenn sie in die Blutbahn freigesetzt würden, ansonsten verheerende Schäden anrichten würden.

Toxine sind von Natur aus saure Abfallprodukte. Wenn der Körper durch zu viel Toxizität überlastet ist, wird das Blut sauer und droht dadurch das empfindliche Säure-Basen-Gleichgewicht oder den pH-Wert zu kippen.

Wenn der Körper nicht länger dazu fähig ist, das erforderliche Säure-Basen-Gleichgewicht aufrechtzuhalten, muss er nach neuen Möglichkeiten suchen, sich selbst zu verteidigen. Statt in ihren eigenen Abfallprodukten zu ersticken, mutiert die DNA der Zellen unseres Körpers und nimmt häufig die Verantwortung auf sich. Die Zellen werden geschädigt, krank und mutieren und das ironischerweise in einem verzweifelten Versuch zu überleben. Zellen mit beschädigter DNA neigen dazu, sich in krebsartige Zellen zu verwandeln.

Im *Laufe der Zeit verändern* schlechte und ungesunde Ernährungsgewohnheiten außerordentlich die Fähigkeit des Körpers, saure, toxische Abfallstoffe zu neutralisieren und auszuscheiden. Das ist voraussichtlich der Grund, warum adipöse Menschen anfälliger für Krebs sind als nicht-adipöse Menschen.

Der zweite Kausalzusammenhang zwischen Adipositas und Krebs ist ein Phänomen namens oxidativer Stress. Überschüssiges Körperfett erhöht oxidativen Stress auf den Körper, was das Immunsystem beeinträchtigt und, genauso wie

Toxizität, die DNA schädigt. Dadurch wird ein Umfeld geschaffen, das sowohl für die Bildung als auch die Vermehrung von Krebszellen förderlich ist.

Oxidativer Stress ist auf den Schaden zurückzuführen, den freie Radikale den Zellen des Körpers zufügen. Freie Radikale sind äußerst instabile, negativ geladene Atome oder Moleküle, die während des Stoffwechsels von Ihren Zellen freigesetzt werden.

Ihr Körper hat einen eingebauten Mechanismus, der diese potenziell schädlichen Substanzen normalerweise mithilfe von Enzymen und Antioxidantien neutralisiert. Wenn Ihre Zellen jedoch zu viele dieser freien Radikale produzieren, kommt es zu oxidativen Schäden, ein Prozess, bei dem sich diese Atome oder Moleküle an gesunde Zellen binden und Proteine, Lipide, Membranen und die DNA in den Zellen schädigen.

Oxidative Schäden sind sowohl mit dem Alterungsprozess als auch mit verschiedenen Krankheiten wie Alzheimer und Krebs verbunden. Lebensgewohnheiten wie Rauchen und zu viel Sonneneinstrahlung sowie Umweltfaktoren wie Umweltverschmutzung lösen ebenfalls die Produktion freier Radikale aus.

Vitamin D & Krebs: In einer neuen Studie an vorderster Front der Vitamin D & Krebsforschung haben Forscher der University of California, der San Diego School of Medicine und des Moores *Cancer* Centre prognostiziert, dass 75 % der Brustkrebs- und Darmkrebstode durch Zufuhr ausreichender Mengen Vitamin D3 und Kalzium verhindert werden könnten.

Dies mag wie eine einfache Lösung für einen komplexen pathologischen Prozess ausschauen. Wenn Sie jedoch die Logik dieser Aussage betrachten (ganz zu schweigen den wachsenden Forschungsapparat, der diese Vitamin-D3-Krebs-Verbindung unterstützt), fügen sich die Puzzleteilchen zusammen.

Der Schwerpunkt dieses Ansatzes, die sogenannte „mikrodarwinistische Karzinogenese", liegt in der zentralen Rolle, die Vitamin D3 und Kalzium in den Zellverbindungen spielen. Vitamin D3 und Kalzium sind die wichtigsten Nährstoffe, die von den mikroskopisch kleinen, jedoch komplexen Strukturen des Körpers, die die Zellen gewissermaßen zusammenhalten und das Auseinanderbrechen des Körpers verhindern, benötigt werden.

Diese Strukturen oder Gelenke bilden das Gerüst, das für die Vollständigkeit und Festigkeit von Gewebe sorgt. Wenn dieses Gerüst geschwächt wird, beginnen die Zellen, sich auseinanderzuziehen.

Wenn Zellen im Einklang agieren, wird der Ausdruck ihrer individuellen Merkmale gehemmt und das Organ bleibt gesund. Kalzium- oder Vitamin-D3-Mängel an den Zellverbindungen ermöglichen den Zellen, ihre Eigenheiten zu exprimieren.

Sollte nur eine geringe Anzahl dieser Zellen beschädigte DNA enthalten, neigen sie dazu, sich aggressiv und schnell zu vermehren, was zu Krebstumoren führt, die sich später ausbreiten könnten.

Forscher haben herausgefunden, dass der Widerstand, krebsartig zu werden, umso größer ist, je größer die Verflechtung und Festigkeit der Zellen ist. Sie nennen *diesen Prozess* „Abkoppelung" der „Zelldisjunktion".

Wenn dies in Geweben mit geschädigter DNA geschieht, kommt es höchstwahrscheinlich zur Entwicklung eines Krebstumors.

Forscher glauben jedoch, dass ausreichende Mengen Vitamin D3 und Kalzium der Disjunktion vorbeugen können.

6. Die ganze Wahrheit

Alle gesammelten Erfahrungen sind eine holistische Kombination aus Verstand, Körper und Geist. Das bedeutet nichts anderes, als dass Sie, wenn Sie jede Erfahrung analysieren würden, dazu fähig wären, sie in die Gedanken, Gefühle und Lebenskraft einzuteilen, aus denen sie entspringt.

Die Lebenskraft ist das Chi oder die positive Energie, die all unsere Zellen mit Energie versorgt, unsere Organe, Systeme und Körper in Schwung hält, und unsere Gesundheit und unser Wohlbefinden direkt beeinflusst.

Wenn wir in Harmonie mit uns selbst, unserem Körper und unserer Umgebung sind, können unsere Energien frei fließen und uns mit einem Gefühl des Wohlbefindens *versorgen.* Es ist eine mächtige Kraft, die meist im Reich des Unterwussten bleibt, uns jedoch lebendig hält und uns mit Kraft versieht.

Verschiedene Denksysteme interpretieren die Lebenskraft auf unterschiedliche Weise, aber letztendlich läuft es auf Schwingungsenergien hinaus, die in jedem lebendigen und leblosen Objekt existieren und die jedes Objekt miteinander verbinden.

Diese Energien können entweder positiv oder negativ sein. Wenn es Konflikte oder Widerstand gibt, wird die Lebenskraft blockiert, umgeleitet und gestört, was zu schlechter Gesundheit und Krankheit beiträgt. Negative Energien blockieren den freien Fluss von Energien durch die körpereigenen Energiekanäle oder -leitungen.

Positive Energien ermöglichen unserem Körper andererseits so zu funktionieren, wie es für ihn vorbestimmt war – optimal und bei kräftiger Gesundheit. Diese Energien werden schließlich in physische und chemische Energie umgewandelt, die auf unsere Zellen, Gewebe, Organe und Systeme einwirkt.

Die Ebene, auf der die Lebenskraft wirkt, ist für gewöhnlich unterschwellig, d. h. sie liegt unterhalb der Bewusstseinsschwelle. Daher sind wir uns ihr nicht bewusst. Tatsache ist jedoch, dass wir enger mit uns und unserer Umwelt verbunden sind, als wir begreifen. Und das spielt eine zentrale Rolle bei Gesundheit oder bei Krankheit, auch beim Gewichtsverlust oder der Gewichtszunahme.

Körperliche Prozesse benötigen andererseits nur wenig Erläuterungen, außer dass sie der Mittelpunkt der klassischen Medizinsysteme sind. Diese Systeme, wie z. B. die Allopathie, behandeln Krankheitssysteme oft mit starken chemischen Medikamenten und das häufig ziemlich effizient.

Diese medizinische Betrachtungsweise schaut jedoch nur mit halbem Auge auf die Verbindung zwischen Körper und Geist, da sie sich ausschließlich auf physiologische Prozesse konzentriert.

Der holistische Ansatz ist hingegen der Auffassung, dass Körper und Geist nicht als getrennte Einheiten existieren. Jeder hat einen starken Einfluss auf den Anderen und das Eine kann nicht ohne das Andere existieren.

Die Körper-Geist-Medizin ist auf dem Vormarsch und sogar einige Ärzte erkennen, dass eine teleskopische Betrachtungsweise die wahre Sicht auf den menschlichen Zustand beschränkt.

Wie bringen wir das jetzt mit Gewichtsabnahme in Verbindung? Adipositas ist genauso ein Geisteszustand, wie sie ein physikalischer Zustand ist. Ich will damit nicht sagen, dass sie eingebildet ist oder dass Sie sie einfach wegwünschen können. Es bedeutet, dass Sie mit Ihrem inneren Selbst immer in Kontakt sind und mit jedem Aspekt Ihres Selbst, ob bewusst oder unbewusst, in Verbindung stehen.

Es heißt, dass Sie auf sich selbst vertrauen und die Grundsätze und Voraussetzungen entdecken, die Sie über sich selbst und die Welt im Allgemeinen haben. Beleuchten Sie Ihre Weltanschauung und finden Sie heraus, wie Sie sich selbst in Beziehung zu anderen Menschen, zu Ihrem Umfeld und zu Ihren Lebensumständen wahrnehmen.

Beim Übergewichtig- oder Adipös-Sein, geht es um mehr als das, was Sie wirklich *sind*. Beim Übergewichtig- oder Adipös sein, geht es darum, was Sie zu sein *denken*.

7. Emotionales Gedächtnis

Dies bringt uns zu einem weiteren Aspekt des menschlichen Seins – unseren Emotionen. Viele von uns werden praktisch von ihren Emotionen beherrscht. Sie beeinflussen jeden unserer wachen Momente; sie schreiben uns vor, wer unsere Freunde sind, welche Einstellung wir uns selbst, anderen Menschen und dem Leben allgemein gegenüber haben; und sie bestimmen die wichtigen Entscheidungen unseres Lebens.

Unsere Emotionen machen einen zentralen Aspekt der Geist-Körper-Verbindung aus und sie können entscheidend sein, ob eine Reinigung Ihres Körpers erfolgreich ist und ob Sie abnehmen oder ob Sie sich verzweifelt am Übergewicht als Abwehrmechanismus festklammern.

Im ersten Teil dieses Kapitels haben wir über physische Toxine und wie sie unseren Körper beeinträchtigen, seine Funktionsweise gefährden, unsere Organe und Systeme verstopfen und uns letztendlich dazu bringen, zuzunehmen, gesprochen.

Lassen Sie uns nun über emotionale Toxine und ihre Bedeutung bei der Gewichtsregulierung sprechen.

Eine Emotion – stressig, beruhigend oder aufregend – beginnt mit einem Gedanken oder Bild im Kopf. Jeder Gedanke oder jedes Gefühl wird innerhalb des Gehirns und jedes anderen Teils des Körpers unmittelbar in biochemische Verbindungen übersetzt.

Anhaltende Gefühlszustände verändern daher unsere gesamte Biochemie und innere Physiologie. Wenn diese Gefühlszustände stark genug sind und lange genug anhalten, treten sie sogar in unserem physischen Äußeren zutage.

In Wahrheit verursacht jedes bisschen geistige Aktivität eine bestimmte körperliche Empfindung, die als Emotion bekannt ist. Gefühle setzen sich sowohl aus mentalen Impulsen als auch aus körperlichen Veränderungen zusammen und sie zeigen die Gesamtheit der Gesundheit zu einem bestimmten Zeitpunkt.

Diese biochemischen Prozesse sind im Wesentlichen hormonelle Veränderungen. Wenn Sie z. B. an eine stressige Situation, wie eine heftige Auseinandersetzung mit jemandem, den Sie nicht leiden können, denken, reagiert der Körper durch Freisetzung der Stresshormone Adrenalin, Cortisol und Cholesterol.

Diese Hormone werden in Reaktion auf Zorn, Angst oder Zurückweisung in die Blutbahn freigesetzt. Diese Zustände führen zu einem Überlebensmechanismus, den Psychologen „Kampf-oder-Flucht" Reaktion nennen.

Wenn diese Hormone jedoch auf kontinuierliche Weise freigesetzt werden – wenn Sie sich in einem anhaltenden Verunsicherungs-, Angst-, Unruhe- oder Bedrückungszustand befinden –, können sie Ihre Blutgefäße schädigen und das Immunsystem beeinträchtigen.

Ihre glücklichen Emotionen offenbaren sich andererseits unter anderem in Form von Endorphin, Serotonin und Interleukin-2, die alle mit Erfahrungen von Freude und Zufriedenheit im Zusammenhang stehen. Wenn Sie ausreichende Mengen dieser Chemikalien produzieren, sind Sie vielleicht dazu fähig, den Alterungsprozess zu verzögern.

Kontrollierte Studien haben gezeigt, dass Sie Ihr biologisches Alter innerhalb von zehn Tagen um 10 bis 15 Jahre verringern können, vorausgesetzt, dass Sie die Interpretation Ihrer Lebenserfahrung schnellen und radikalen Veränderungen unterziehen. Andererseits können Sie auch innerhalb eines einzigen Tages um 20 zusätzliche Jahre „altern", wenn Sie in einen Zustand der Hoffnungslosigkeit oder Depression verfallen.

Hormone erzeugen äußerst starke Effekte, sowohl positive als auch negative. Die Gedanken und Vorsätze, die diese Hormone auslösen, sind jedoch wesentlich stärker.

Untersuchungen haben gezeigt, dass all unsere Gedanken, Gefühle, Emotionen, Sehnsüchte, Vorsätze, Überzeugungen und Erkenntnisse im Gehirn sofort in Neuropeptide oder Neurotransmitter übersetzt werden.

Diese Hormone sind chemische Informationsbotenstoffe. Die Nachrichten, die sie liefern, bestimmen, wie Ihr Körper arbeitet.

Wissenschaftler haben bereits über einhundert Neuropeptide identifiziert und man geht davon aus, dass es noch weitaus mehr gibt. Eine Nervenzelle oder ein Neuron erzeugt und nutzt diese Peptide, um Informationen von einem Neuron zum anderen zu transportieren. Diese Form der Übertragung, die „Zündung" genannt wird, findet zeitgleich in jedem Neuron (bis zu 100 Billionen) unseres Gehirns statt!

Sobald sie Verwendung finden, werden die Peptide durch Enzyme neutralisiert und alle physischen Beweise dieses Gedankens oder Gefühls werden ausradiert. Aber täuschen Sie sich nicht: Die Erfahrung ist im Speicher des Bewusstseins oder Unterbewusstseins gespeichert. Wenn Sie sie benötigen oder wenn es in Ihrer Umgebung einen entsprechenden Impuls gibt, können Sie die Erfahrung wieder abrufen oder sich an sie erinnern.

Dies bringt uns auf eine grundlegende Frage, die derzeit Gegenstand der Forschung und des Experimentierens ist: Ist das Gehirn die höchste Autorität des Körpers? Wie wissen die Millionen von Neuronen, welchen Typ Neurotransmitter sie im selben Augenblick für jeden einzelnen Gedanken erzeugen müssen, in dem er auftritt?

Was veranlasst sie, gleichzeitig im gesamten Gehirn und Nervensystem zu „zünden"? Und weiter, wie weiß ein Neuron, was das andere denkt, wenn es keine direkte physische Verbindung zwischen den beiden gibt?

In den vergangenen Jahren haben Wissenschaftler entdeckt, dass diese chemischen Botenstoffe nicht nur von Gehirnzellen allein, sondern auch von anderen Zellen des Körpers hergestellt werden. Dies bringt uns zur nächsten Frage: Denken wir nur mit unseren Gehirnzellen oder auch mit den anderen Zellen des Körpers?

Es gibt in der Tat genügend wissenschaftliche Beweise dafür, dass Hautzellen, Leberzellen, Herzzellen, Immunzellen usw. dieselbe bemerkenswerte Fähigkeit haben, zu denken, Gefühle auszudrücken und Entscheidungen zu treffen, wie die Gehirnzellen.

Haben Sie sich nie die Frage gestellt, wie bestimmte Redewendungen entstanden sind? So etwas wie „Das sagt mir mein Bauchgefühl", „Gift und Galle spucken" oder der Ausdruck „Sanguiniker", der sich auf ein altes Glaubenssystem bezieht, bei dem die Temperaments- und Persönlichkeitsarten den vier „Körpersäften" Blut, gelbe Galle, schwarze Galle und Schleim entspringen.

Ob die „Körpersaft"-Anschauung nun zutreffend ist oder nicht, es bleibt dennoch Tatsache, dass seit jeher die Emotionen und das Verhalten aus Sicht der Heilkunst mit dem physischen Körper im Zusammenhang stehen. Und das ist der Kern eines ganzheitlichen Ansatzes.

Einige holistische Ärzte sind ebenfalls der Überzeugung, dass *bestimmte emotionale Zustände in* bestimmten Organen lokalisiert sind, wie z. B. Ärger in der Leber, Angst in den Nieren und Depressionen in der Lunge.

Stellen Sie sich nur vor, welche Auswirkungen dies auf Menschen haben würde, die übergewichtig sind. Nicht nur, dass sich der toxische Körper gegen den Gewichtsverlust stemmt, der Geist arbeitet auch noch mit ihm zusammen!

8. Toxische Ansichten

Man sagt, dass Menschen, die sich in negative Einstellungen und Emotionen vertiefen – Angst, Wut, Ärger, ungelöste Konflikte, Eifersüchteleien, Pessimismus –, in einem emotional toxischen Zustand leben.

Da wir von unseren Gefühlen überwältigt würden, wenn wir sie die ganze Zeit bewusst wahrnähmen, neigen wir dazu, sie zu unterdrücken, sie zu verdrängen oder sie in unserem Unterbewusstsein abzuspeichern.

Aber selbst wenn diese Gefühle oder Einstellungen nicht auf bewusster Ebene existieren, ist ihre negative emotionale Energie in den Energiefeldern unseres Körpers eingeschlossen, wo sie weiterhin daran arbeitet, unsere Biochemie und unsere Gesundheit zu verändern.

Ein emotional toxischer Zustand richtet sich immer gegen die Ausscheidungsorgane, weil diese Organe (Leber, Nieren, Haut, Lungen und Darm) unseren Körper von chemischen Giften und Stoffwechselabfällen befreien.

Ungelöste Emotionen und Konflikte blockieren die Energie oder Lebenskraft und die Energiefelder dieser Organe. Wenn diese Organe nicht richtig arbeiten, sammeln sich im Körper physische Toxine an und verstopfen unsere Systeme, wodurch das Toxizitätsniveau ansteigt. Nun beginnen emotionale Toxizität und physikalische Gifte zusammenzuarbeiten, wodurch sie einen Teufelskreis aus Toxizität und Gewichtszunahme erzeugen.

Wenn Sie einen tiefen Atemzug nehmen und alles, was Sie in diesem Kapitel gelesen haben, auf umgekehrte Art durchführen, ist die Lösung für Gewichtszunahme klar. Kurz gesagt heißt das: Wie Sie zugenommen haben, nehmen Sie auch ab. (In einem späteren Kapitel sprechen wir über Entgiftung.)

Klassische Abnehm-Methoden, sei es durch Diät oder durch Bewegung, treiben Ihren Körper bis an seine Grenzen. Diese Methoden behaupten, dass Sie einen starken Willen brauchen und jedes Quäntchen Energie ausnützen müssen, um „die Schlacht zu gewinnen".

Die natürliche Art der Gewichtsabnahme empfiehlt eine sanfte und allmähliche Reinigung und Entgiftung. Bei diesem Prozess werden die natürlichen und optimalen Funktionen von Körper und Geist wiederhergestellt.

Anstatt Körper und Geist zu einem überaus unangenehmen Dasein zu verdammen, ist es nur logisch, nach Balance und Gleichgewicht zu suchen, da es genau *das* ist, was die Natur für uns vorgesehen hat. Denn warum sollten Sie Ihren Körper für Ihr Übergewicht verantwortlich machen?

5 Biologische Kriegsführung

Auf physikalischer Ebene ist der menschliche Körper eine Ansammlung von Zellen, die miteinander über ein komplexes Zusammenspiel von biochemischen Reaktionen, die von der aufgenommenen Nahrung angetrieben werden, interagieren.

Was geschieht, wenn unsere natürliche Biochemie entweder dauerhaft oder vorübergehend verändert wird? Was ist für diese biochemischen Veränderungen verantwortlich? Und in welcher Verbindung stehen sie zu Gewichtsverlust oder Gewichtszunahme?

Ich werde in diesem Kapitel versuchen, eine Antwort auf diese Fragen zu finden, wobei ich den spezifischen Fokus auf Medikamente, das feine, aber dennoch widerstandsfähige Hormongleichgewicht, das Ihr Körper für gute Gesundheit benötigt, und auf Stoffwechselstörungen, die zur Gewichtszunahme führen, lege.

1. Medikamente: Heilung oder Krankheit

Medikamente sollen die Symptome von Krankheiten behandeln. Sie sind meist stark, führen tendenziell zu relativ rascher Beseitigung von Krankheitssymptomen und lindern im Falle von ersten Krankheiten Beschwerden und Schmerzen. Kein Wunder, dass sie dermaßen suchterzeugend sind!

Es gibt einen weiteren Grund, warum die meisten Menschen immer wieder nach allopathischen Medikamenten greifen – ein stilles Bündnis zwischen der milliardenschweren Pharmaindustrie, Ärzten, die diese Medikamente wissentlich oder unwissentlich befürworten, und Medien, die die persönlichen Interessen der Industrie fördern.

Infolgedessen neigen wir dazu, die vollständigen Auswirkungen zu ignorieren, die Medikamente eventuell auf unseren Körper haben können. Ganz zu schweigen von den Ergebnissen der sogenannten Untersuchungen, mit denen die Pharmaunternehmen versuchen, ihre chemischen Rezepturen einer anfälligen und schlecht informierten Öffentlichkeit aufzuschwatzen.

Häufig sind wir uns dessen nicht bewusst, dass ein bestimmtes Medikament unerwünschte und sogar gefährliche Nebenwirkungen haben kann, da uns clevere Medien – und Werbekampagnen einer Gehirnwäsche unterzogen haben, zu glauben, dass eine bestimmte Firma ein hundertprozentiges „Heilmittel" entdeckt hat.

Erinnern Sie sich noch an Kapitel 3 und 4, in denen wir die Rolle der Leber bei der Gewichtszunahme untersucht haben? Dieses lebenswichtige Organ ist nicht länger dazu fähig, den Stoffwechsel von Fetten und anderen Energieträgern zu steuern, wenn seine Fähigkeit, schädliche Stoffe zu entgiften, beeinträchtigt wird. Da die Leber mehr als 500 Funktionen ausführt, hat eine kranke Leber meist verheerende Aus- und Nachwirkungen.

Die Leber bildet in Verbindung mit dem Dünndarm das Zentrum der körpereigenen Verdauungsprozesse. Wenn die Leber beschädigt ist, sammeln sich Fettablagerungen in ihrem Innern sowie in anderen Bereichen des Körpers an, und die Verdauungs- und Ausscheidungssysteme des Körpers stauen sich auf und verstopfen andere Gewebe und Organe. Eine der vielen Folgen einer beschädigten Leber ist die Gewichtszunahme.

In einigen akuten Fällen entwickeln Sie eine „Fettleber", bei der abnorm hohe Mengen Fett in den Zellen und im Innern der Organe gespeichert werden. Eine verstopfte Leber kann Gifte nicht für die Ausscheidung abbauen und verarbeiten, was zu toxischen Verstopfungen führt.

Andererseits entgiftet eine gesunde Leber schädliche Substanzen, indem sie sie verstoffwechselt. Und unter der Vielzahl der Gifte, die sie filtert, sind Chemikalien, die über Medikamente in die Blutbahn gelangen.

Bevor wir uns mit einigen gängigen Medikamenten beschäftigen, die die Funktionsweise der Leber beeinträchtigen, werfen wir einen Blick auf den Prozess, durch den die Leber diese äußerst wichtige Aufgabe erfüllt, und darauf, was passieren könnte, wenn die Fähigkeit der Leber, Blut zu filtern, gestört würde.

Allopathische Medikamente sind per Definition xenobiotische („fremd für einen lebenden Organismus"/ Fremdstoffe) Chemikalien. Sie sind künstlich oder synthetisch hergestellt und waren naturgemäß nicht dazu bestimmt, vom Körper aufgenommen zu werden.

Daher setzen sie, abgesehen davon, dass sie die Symptome einer Krankheit lindern, auch Substanzen frei, die für den Körper schädlich sind.

Medikamente werden von der Leber in weiches Gewebe mit Namen endoplasmatisches Retikulum verstoffwechselt. Dies erfolgt in zwei Phasen. Während der ersten Phase oxidieren, reduzieren und hydratisieren die Leberenzyme die Toxine.

Diese chemischen Verbindungen werden wasserlöslich gemacht, sodass sie von der Blutbahn absorbiert werden und zu einem Organ oder Gewebe transportiert werden können, wo sie „behandelt" werden sollen. Dieser Prozess erzeugt jedoch Verbindungen, die sogenannten „Metaboliten", die für den menschlichen Körper giftig sind.

Diese Metaboliten werden in der zweiten Phase des Medikamentenmetabolismus durch die Zellen der Leber chemisch neutralisiert. Auf diese Weise werden die Metaboliten inertisiert (reaktionsträge) und können über den Urin ausgeschieden werden.

Es ist jedoch nicht ganz so einfach. Nehmen wir beispielsweise eines der populärsten frei verkäuflichen Medikamente Amerikas – Tylenol (oder Panadol) – und verschreibungspflichtige Medikamente wie Vicodin und Percocet. Diese ungemein populären Analgetika gehören zu einer Klasse von Medikamenten namens Paracetamol und sind in den USA die am häufigsten verwendeten Medikamente zur Behandlung von Schmerzen und Fieber.

Um sicherzustellen, dass Paracetamol von allen Altersgruppen benutzt werden kann, wurden verschiedene Verabreichungsformen u. a. für Kinder entwickelt. Es gibt sie in löslicher Form, als Kautabletten, als Suspension und natürlich als Tabletten zum Schlucken.

Eine verheerende Auswirkung von zu viel Paracetamol ist akutes Leberversagen. Dieses Medikament setzt einen toxischen Metaboliten namens N-Acetyl-p-Benzochinon-lmin (NAPQI oder NABQI) frei, welcher weiter aufgeschlüsselt wird, bevor er unschädlich gemacht wird.

Dieser toxische Metabolit hat jedoch eine Affinität für Leberproteine und bindet sich in der Regel an sie, bevor er aufgeschlüsselt und neutralisiert werden kann. Menschen, die zu viele oder zu häufig schmerzstillende Medikamente einnehmen, riskieren eine Überdosierung (evtl. tödlich) des Medikaments Paracetamol und damit auch, unter Hepatotoxizität (einer toxischen Leber) und massiven Leberschäden zu leiden.

Paracetamol steht vor allem mit oxidativen Schäden und mitochondrialen Dysfunktionen in Verbindung. Dies führt zu schweren Schädigungen der Leberzellen, wodurch sie sich entzünden und zu sterben beginnen. Außerdem kann dieses Medikament auch die Nieren schädigen.

Wie oft haben Sie von jemandem gehört, der an einer Überdosis Schmerzmittel gestorben ist?

Als die FDA (die amerikanische Lebensmittelüberwachungs- und Arzneimittelzulassungsbehörde) die durch Paracetamol verursachten, weitverbreiteten Leberschäden zur Kenntnis genommen hatte, hat sie im Juni 2009 verkündet, dass sie ein mögliches Verbot von Paracetamol in einigen populären schmerzstillenden Kombinationsprodukten wie Vicodin prüfen würde.

Außerdem fügte sie hinzu, dass sie eine Senkung der maximalen Tagesdosis (derzeit 4 g bei Erwachsenen und 90 mg/kg bei Kindern) in Betracht ziehe.

Die Pharmaindustrie ist berüchtigt dafür, die Öffentlichkeit entweder nicht über die möglichen Nebenwirkungen ihrer Medikamente zu unterrichten oder nicht alle vorgeschriebenen Tests und Studien durchzuführen. Es trifft hin und wieder aber auch beides zu. Und dies in Kombination mit einem Überwachungsapparat – der FDA –, der nicht streng genug arbeitet.

Infolgedessen tauchen auch Jahre nach Freigabe eines Medikaments durch die FDA immer wieder verspätete Forschungsergebnisse auf. Eine Gruppe solcher Medikamente, bei der man später herausgefunden hat, dass sie Hepatotoxizität verursacht, sind die sogenannten nichtsteroidalen Entzündungshemmer oder NSAIDe.

Zu den populäreren NSAIDen gehören Aspirin, Phenylbutazon (Butazolidin), Sulindac (Clinoril), Piroxicam (Feldene), Diclofenac (Voltaren) und Indomethacin (Indocin). Es handelt sich hierbei um generische Namen vieler populärer

Tabletten und Kapseln, die wir einnehmen, um verschiedene häufig auftretende Krankheiten zu behandeln.

Abgesehen von den Gefahren, die sich aus der Verwendung von NSAIDen ergeben, rufen viele dieser Medikamente auch Nebenwirkungen hervor, die eigentümlich sind. Das heißt, dass ihre Nebenwirkungen unberechenbar sind und ohne Vorwarnung auftreten können. Für Pharmaunternehmen stellen diese eigentümlichen Nebenwirkungen natürlich ein bequemes Schlupfloch dar. Da auftretende Nebenwirkungen unberechenbar und unvorhersehbar sind, sind die Pharmaunternehmen auf der sicheren Seite und können den Widerstand einer wachsamen Öffentlichkeit im Keim ersticken oder Gerichtsverfahren abwenden.

Eine weitere Klasse von Medikamenten, die häufig von Ärzten verschrieben werden, sind Glucocorticoide, die auf das Immunsystem einwirken, um Entzündungen zu verringern. Außerdem beeinflussen sie den Kohlenhydratmechanismus und die Fettbildung.

Glucocorticoide neigen dazu, den Appetit anzuregen, die Einlagerung von Glykogen in der Leber zu erhöhen und die sogenannte „Stammfettsucht" (die Ansammlung von Fett in das Abdomen oder den Rumpf) zu verursachen.

Aufgrund ihrer stark entzündungshemmenden Wirkung und ihrer Fähigkeit, das Immunsystem zu unterdrücken, werden synthetische Glucocorticoide zur Behandlung von Symptomen wie Allergien, Asthma, Autoimmunkrankheiten und Blutvergiftungen verwendet.

Fluticason und Flonase (Nasensprays, die Glucocorticoide enthalten) werden zum Beispiel häufig verwendet, um Allergien zu behandeln. Außerdem gibt es noch mehrere Lotionen und Gels, die zur Behandlung von Hautausschlägen verschrieben werden.

Wir nehmen aus verschiedenen Gründen Pillen ein – Husten und Erkältungen, Schmerzen und Wehwehchen sowie ernstere Erkrankungen wie Arthritis, Bluthochdruck, Infektionen und viele mehr. Ärzte und Patienten wurden dermaßen einer Gehirnwäsche unterzogen, zu glauben, dass chemische Medikamente heilen oder unsere körperlichen Beschwerden zumindest lindern. Daher nehmen wir alles als gegeben hin und schauen nicht über den Tellerrand.

Diese Denkweise ist jedoch grundsätzlich falsch. Erstens ist das, was uns die moderne Medizin als Krankheiten verkaufen möchte, in Wahrheit das Symptom von etwas anderem – einer Toxizitätskrise. Auf diese Art signalisiert uns der Körper, dass es in unserem Körper und in unserem Lebensstil ein Ungleichgewicht gibt, das unsere innere Umwelt aus dem Gleichgewicht wirft. Selbst Krebs, der als unheilbare Krankheit dargestellt wird, ist keine Krankheit (mehr dazu in meinem Buch *Krebs ist keine Krankheit).*

Die zweite Fehlannahme ist, dass Medikamente diese Krankheiten heilen. Wie wir soeben gesehen haben, *vergrößern* synthetische chemische Medikamente nur die Toxizitätskrise im Körper, während sie die Symptome einer Krankheit lindern oder übertünchen.

Stattdessen kann die Toxizitätskrise, auch unter schwierigen Bedingungen, auf sanfte und schmerzlose Weise umgekehrt werden. Dazu jedoch später mehr.

2. Die trügerische „Wunderpille"

Wissenschaft und Pharmaunternehmen haben immer zusammengearbeitet. Ihr Ziel war es eine „magische Pille" zu entwickeln, die Adipositas „heilen" kann; oder zumindest etwas herzustellen, was der leichtgläubigen und übergewichtigen Bevölkerung gegenüber als Allheilmittel vermarktet werden kann.

Die Suche nach dieser schwer realisierbaren Pille ist zweifelsohne nur von Profitgier getrieben und nicht von der Sorge um Ihre Gesundheit oder Ihr Wohlbefinden.

Die Medizin jubilierte, als man deutschen Soldaten während des Zweiten Weltkriegs Amphetamine verabreichte, um die Lebensmittelkrise während des Krieges zu bewältigen. Man hatte entdeckt, dass Amphetamine Hunger reduzierend wirken, worauf die Ärzteschaft glaubte, sie wäre auf eine Goldader gestoßen.

Nach Kriegsende brachte man Amphetamine als Appetitzügler auf den Markt. Als die Behörden erkannten, dass sie zum Freizeitkonsum missbraucht wurden, wurde ihr Verkauf in den 1950er-Jahren schließlich verboten.

Heutzutage wird der US-Markt von einer Vielzahl von Pillen überschwemmt, die versprechen, die Nahrungsaufnahme zu kontrollieren. Und eine ahnungslose und übergewichtige Bevölkerung, die auf der Suche nach „einfacher Heilung“ ist, ist nur allzu gerne bereit auf den Hype aufzuspringen, der um diese Medikamente aufgebaut wird.

Als man also die Amphetamine, welche Psychostimulanzien sind, aufgrund ihrer süchtig machenden Eigenschaften in den 1950er-Jahren vom Markt genommen hatte, ersetzte man sie durch eine Vielzahl von Diätpillen, die unter verschiedenen Namen verkauft werden – Appetitzügler, Appetitstiller und die weniger bedrohlich klingenden „Nahrungsergänzungsmittel“ und „Gewichtsreduktionsergänzung“.

Diese sogenannten Mittel zur Behandlung von Adipositas oder „Diätpillen“ werden Anorektika oder Appetitzügler genannt. Sie begrenzen oder zügeln die Nahrungsmittelaufnahme und reduzieren dadurch die Anzahl der verbrauchten Kalorien. Sie zügeln den Appetit auf zwei Arten.

Je nach Art der chemischen Reaktion, die sie hervorrufen, vermindern sie entweder Ihren Appetit oder tricksen Ihr Gehirn aus, dass Sie glauben, „satt“ zu sein, auch wenn Ihr Blutzuckerspiegel das Gegenteil zeigt. Man bezeichnet dies als „Sättigungsreaktion“.

Die Logik ist einfach: Wenn Sie weniger essen, nehmen Sie weniger wahrscheinlich zu, oder besser noch, Sie nehmen ab. Auf der Jagd nach einer schnellen Lösung für ihr Gewichtsproblem verschwenden nur wenige übergewichtige Menschen einen Gedanken an die schädlichen und potenziell gefährlichen Auswirkungen, die diese Pillen auf die Biochemie des Körpers ausüben können.

Diätpillen oder Appetitzügler sind synthetische Medikamente (wir wissen bereits, wie sie sich auf die Leber auswirken), die Hormone und Neurotransmitter freisetzen und manipulieren, die wiederum den Metabolismus und die Stimmung des Körpers regulieren.

Dazu zählen Katecholamine und Serotonin, Noradrenalin und Dopamin, wichtige Neurotransmitter, die verschiedene Prozesse in unterschiedlichen Bereichen des Körpers beeinflussen.

Nehmen Sie zum Beispiel Sibutramin (in den USA unter dem Markennamen Meridia und in Europa unter dem Markennamen Reductil erhältlich). Dieses Medikament, ein Kurzzeit-Appetitzügler, arbeitet, indem es auf Serotonin, Dopamin und Noradrenalin, alles Neurotransmitter, einwirkt.

Dieses Medikament hat jedoch zu großen Kontroversen geführt, als Berichte auftauchten, dass es mit Herzversagen, Nierenversagen, Magen-Darm-Problemen und sogar mit Todesfällen in Verbindung steht.

Nachdem es zu einer Protestwelle gegen Appetitzügler gekommen war, gab die FDA im Dezember 2008 eine Warnung raus, in der 27 „Nahrungsergänzungen“ benannt wurden, die illegalerweise Sibutramin enthielten.

Im März 2009 gab es einige Berichte, dass bestimmte – in Europa verkaufte – chinesische „pflanzliche Ergänzungsmittel“ die doppelte Dosierung des zugelassenen Medikaments enthalten. Und das ist nicht alles. Im April 2009 verbot die FDA 34 weitere „pflanzliche Ergänzungsmittel“, obwohl es insgesamt 72 „Diätpillen“ und andere Produkte zur Gewichtsreduktion gibt, die mit versteckten und gefährlichen Medikamenten und Chemikalien verunreinigt sind. Die meisten dieser Produkte werden aus China importiert.

Die am häufigsten gefundenen Chemikalien in diesen Rezepturen sind: Sibutramin (kontrollierte Substanz), Phenytoin (Antikonvulsivum), Phenolphthalein (eine Lösung, die in chemischen Experimenten verwendet wird und im Verdacht steht, Krebs erzeugend zu sein) und Bumetanid (Diuretikum).

Nachfolgend finden Sie einige weitere Chemikalien, von denen Sie sicherlich überrascht wären, sie in „Diätpillen“ zu finden: Fenproporex (ein in den USA nicht zum Verkauf zugelassenes Stimulans, das Bluthochdruck, Herzrasen und Herzrhythmusstörungen verursachen kann), Fluoxetin (der Wirkstoff im Medikament Prozac, ein verschreibungspflichtiges Antidepressivum), Furosemid (der Wirkstoff im Medikament Lasix, ein starkes Diuretikum, welches zu schwerer Dehydratation und zu Störungen des Elektrolythaushalts führen kann) und Rimonabant (der Wirkstoff in Zimulti, ein in den USA aufgrund des erhöhten Risikos von neurologischen und psychiatrischen Nebenwirkungen nicht genehmigtes Medikament).

Viele der Produkte, die diese Chemikalien enthalten, tarnen sich als „natürliche“ oder „pflanzliche“ Rezepturen und das aus sehr gutem Grund. Nahrungsergänzungsmittel waren ursprünglich als pflanzliche Heilmittel gedacht, die keiner Genehmigung der FDA bedürfen, da sie aus natürlichen Kräutern, Pflanzen, Samen und sogar aus Chitin, ein Biopolymer, das zur Bildung der Skelette von Krustentieren wie Garnelen und Krabben dient, hergestellt werden. Tatsache ist jedoch, dass die meisten dieser sogenannten pflanzlichen

Rezepturen verbotenerweise synthetische Chemikalien enthalten, die sie „wirksamer“ machen, jedoch mit verheerenden Auswirkungen für Ihre Gesundheit.

Der Markt für Nahrungsergänzungen unterliegt keinerlei Beschränkungen und wird nur wenig bis gar nicht kontrolliert. In Anbetracht der Millionen von Dollar, die auf dem Spiel stehen, und des Wettbewerbs auf dem Markt sind viele dieser verkauften sogenannten pflanzlichen Zaubertränke in Wahrheit gefährliche und giftige Cocktails.

Warum wohl arbeiten einige frei verkäufliche Medikamente zur Gewichtsreduktion unter Verwendung eines Anästhetikums namens Benzocain, welches den Mund betäubt und das Essen geschmacklos macht! Richtig, weil es Menschen gibt, die diese Medikamente tatsächlich kaufen.

Lassen Sie uns nun einen Blick auf ein verschreibungspflichtiges Medikament zur Gewichtsreduktion werfen, das zwar kein Appetitzügler, jedoch ein „Lipasehemmstoff“ ist. Diese allgemein als Orlistat (Markenname Xenical) bekannte Chemikalie wurde 1999 durch die FDA zur Regulierung des Körpergewichts genehmigt. Es handelt sich hierbei sogar um eines der wenigen Medikamente zur Gewichtsreduktion, die jeweils für mindestens 12 Monate genehmigt wurden. Orlistat blockiert die Enzyme im Dünndarm und hindert sie daran, Fett, das durch die *Nahrung* aufgenommen wurde, in kleinere Moleküle zu verstoffwechseln, die vom Körper aufgenommen werden können. Man glaubt, dass dieses Medikament die Fähigkeit des Körpers zur Fettverdauung um ein Drittel behindert, wodurch der Gewichtsverlust begünstigt wird.

Was geschieht mit dem Fett, das nicht absorbiert wird? Die Hersteller des Medikaments behaupten, dass es mit dem Stuhl ausgeschieden wird. Orlistat erzeugt zugegebenermaßen wirklich fettigen Stuhl. Im Juni 2009 schaffte es Orlistat jedoch auf die FDA-Liste der Medikamente, die aufgrund möglicher Sicherheitsfragen, in diesem Fall aufgrund von Lebertoxizität, Gallensteinen, Nierensteinen, abnormer Blutverdünnung und präkanzeröser Darmläsionen, Untersuchungen unterzogen werden.

Die Entscheidung der FDA folgte einer allgemeinen Interessenkampagne, die im Jahr 2006 von Verbraucherschutzgruppen initiiert wurde, gleich nachdem GlaxoSmithKline die vorläufige Zulassung der FDA erhalten hatte, Xenical rezeptfrei in einer abgespeckten Version (nur die Hälfte des Wirkstoffs) namens Alli zu verkaufen.

Dadurch, dass mehrere dieser Diätpillen im Laufe der Jahre verboten werden, weisen sie einen umstrittenen Rekord auf. Viele Appetitzügler, die den Serotoninspiegel des Körpers verfälschen, wurden von der FDA zurückgezogen, während jene Medikamente, die den Katecholaminspiegel verändern und zu Schlaflosigkeit, Nervosität und Euphorie geführt haben sollen, freigegeben wurden.

Ein äußerst umstrittener Appetitzügler, der in den 1990er-Jahren vom Markt zurückgezogen wurde, ist Fen-Phen. Es handelte sich hierbei um eine Kombination aus zwei Medikamenten – Fenfluramin und Phentermin.

Eine tödliche Lungenkrankheit namens primäre pulmonale Hypertonie (PPH) wurde mit Fenfluramin in Verbindung gebracht. Daher wurde nicht nur Fen-Phen von den Herstellern vom Markt genommen, sondern auch zwei weitere Medikamente. Eines davon, Pondimin, enthielt Fenfluramin und das andere, Redux, enthielt Dexfenfluramin. Beide Medikamente wurden 1997 vom Markt genommen.

Medikamente, die den Appetitzügler Phenylpropanolamin enthalten, wurden im Jahr 2000 verboten, nachdem man festgestellt hat, dass sie zu Schlaganfällen führen. Ähnliche Bedenken im Zusammenhang mit Ephedrin führten dazu, dass die FDA 2004 die Verwendung dieses Medikaments in Nahrungsergänzungsmitteln verboten hat.

Aber es scheint so, als habe die FDA in ihren Regulierungsverfahren bei einigen verschreibungspflichtigen Medikamenten, darunter Diätpillen, ein riesiges Schlupfloch offengelassen. Dies ermöglicht ihre Verordnung für „zulassungsüberschreitenden Einsatz“. Das bedeutet im Grunde genommen, dass Ärzte sie immer noch nach Belieben verschreiben können; eine gefährliche Praxis, bei der Ärzten beim Umgang mit diesen giftigen chemischen Präparaten praktisch keinerlei Grenzen gesetzt werden.

3. Keine Wunderheilung

Mit einer amerikanischen Bevölkerung, von der ein Drittel adipös und zwei Drittel übergewichtig ist, stellt diese Gruppe von Individuen für Ärzte und Arzneimittelhersteller ein gutes Jagdrevier dar.

Einige sogenannte Pläne zur Gewichtskontrolle, die einen „einfachen" Gewichtsverlust versprechen, empfehlen zur Reduzierung des Gewichts den Einsatz von Antidepressiva und Amphetaminen. Man hat herausgefunden, dass Antidepressiva zunächst den Appetit unterdrücken, auch wenn viele übergewichtige Menschen dazu neigen, das verlorene Gewicht noch während der Einnahme dieser Medikamente wieder zuzunehmen.

Amphetamine sind, wie bereits zuvor erwähnt, für die Verwendung als Appetitzügler verboten worden. Es gibt jedoch einige Ärzte, die sich als Abnehmspezialisten bezeichnen und die die Amphetamine ohne Umstände an verzweifelte Menschen ausgeben, die auf der Suche nach einem „Wundermittel gegen Fettleibigkeit" sind.

Aber da es keine Wundermittel gibt, geht die Suche nach Anti-Adipositasmedikamenten ironischerweise weiter. Zu diesen Entdeckungen zählt auch die Entwicklung eines Nasensprays, das angeblich das Essverhalten und die Adipositas kontrolliert.

Dieses Produkt (welches sich immer noch in der Entwicklung befand, als dieses Buch geschrieben wurde) enthält laut Meldungen ein Proteinhormon namens PYY(3–36).

Das Pharmaunternehmen, das dieses Produkt erforscht, behauptet, dass dieses Produkt im Gegensatz zu synthetischen Hormonen und anderen Chemikalien in Medikamenten zur Behandlung von Adipositas, die es auf dem Markt gibt, nur ein natürlich vorkommendes Hormon enthält. Wenn Abnehmen doch nur so leicht wäre wie das Sprühen von Protein in die Nase!

Verstehen Sie mich nicht falsch. Wissenschaft und Forschung tragen zu unserem Wissenspool bei und wir entwickeln uns in unserem Verständnis des menschlichen Körpers ständig weiter. Es mag jedoch dahingestellt sein, ob Appetitzügler wirklich wirken. Noch schlimmer ist, wenn Männer der Wissenschaft ihr Wissen nutzen, um Profit zu machen. Das bedeutet normalerweise, dass Ihre Gesundheit gefährdet wird.

Im Kern des Themas steht folgende Frage: Sollten wir am komplexen und empfindlichen Hormongleichgewicht herumdoktern, wenn es natürliche Wege gibt, Gewicht zu verlieren?

Ärzte haben – sehr zum Missfallen übergewichtiger Menschen – erkannt, dass sich der Gewichtsverlust nach anfänglichem Verlust von einigen Pfunden mithilfe von Appetitzüglern zu stabilisieren scheint. Schlimmer noch, ein Großteil des verlorenen Gewichts scheint gleich wieder draufzukommen!

Vielleicht zeigt uns die Natur auf diese Art, dass die Einnahme dieser Medikamente zwecklos ist. Die Appetit-Steuerung oder das Hungersignal ist ein komplexes Phänomen, das durch viele Hormone gesteuert wird. Sie können nicht nur ein Hormon ausschalten und erwarten, keinen Hunger mehr zu haben.

Der Körper muss essen, da er Nahrung braucht. Es scheint, als ob die Suche nach einer magischen Pille gegen Adipositas zum Scheitern verurteilt ist, da sie unserem Überlebensinstinkt gegenübersteht.

4. Hunger-Hormone

Appetit, Sättigung und Stoffwechsel sind komplizierte biochemische Prozesse, die nicht einfach ein- und ausgeschaltet werden können, wie manche Menschen der amerikanischen Bevölkerung glauben machen wollen.

In diesem Abschnitt werfen wir einen Blick auf die natürlichen Hormone des Körpers und auf die Rolle, die sie bei der Regulierung der Energieniveaus und der Auslösung von Hunger und von Sättigungsreaktionen spielen.

In die Biochemie des Hungers sind mehrere Hormone verwickelt, die in verschiedenen Organen des Körpers produziert werden. Hormone, die beim Stoffwechsel und bei ihren Auswirkungen auf die Fettspeicherung eine direkte Rolle spielen, sind: Insulin, Leptin und Ghrelin.

Die Medizin hat eine eindeutige Verbindung zwischen Adipositas, Insulinresistenz (wie bei Typ-2-Diabetes) und Herz-Kreislauf- Erkrankungen hergestellt. Wenn sie in Kombination miteinander auftreten, nennt man diese Zustände metabolisches Syndrom oder neudeutsch „Diabesity".

Es handelt sich hierbei um eine moderne Krankheit, die vor allem durch zwei Faktoren – Bewegungsmangel und ungesunde westliche Ernährungsweise, die reich an raffinierten Kohlenhydraten sowie raffiniertem Zucker und Süßstoff, wie z. B. Maissirup, ist, verursacht wird.

Untersuchungen haben gezeigt, dass die Samen des metabolischen Syndroms bereits früh gesät werden. Das fängt schon früh an, wenn man Kinder mit Nahrung großzieht, die reich an raffinierten Kohlenhydraten und raffiniertem Zucker ist. Einige Ernährungswissenschaftler würden sogar so weit gehen zu sagen, dass raffinierte Kohlenhydrate und Zucker weitaus mehr als gesättigte Fette (es sei denn, sie werden regelmäßig und in großen Mengen konsumiert) die Hauptursachen eines metabolischen Syndroms darstellen.

In diesem Abschnitt werden wir versuchen, die Verbindung zwischen Insulin und Adipositas, die Rolle, die Insulin bei der Regulierung des Stoffwechsels spielt und warum der Verzehr von raffinierten Lebensmitteln durch übergewichtige Menschen eine selbstzerstörerische und todbringende Kombination darstellt, zu verstehen.

Insulin ist ein Hormon, das in der Bauchspeicheldrüse produziert wird. Es ist der wichtigste Regulator des Blutzuckers oder des Blutzuckerspiegels.

Wenn Kohlenhydrate in den Dünndarm eindringen, werden sie in Glukose aufgeschlüsselt. Die Glukose wird wiederum in die Blutbahn freigesetzt, sodass sie in die Zellen des Körpers transportiert werden kann, wo sie als Brennstoff zur Energiegewinnung verwendet wird.

Insulin stellt im Grunde genommen den Zellen, die ansonsten für die Glukoseverbindung undurchlässig sind, die Glukose zur Verfügung. Insulin bindet sich in der Zellmembran an spezifische Rezeptoren, wodurch es der Glukose ermöglicht wird, aus dem Blut in die Zelle zu gelangen.

Insulinresistente Menschen sind Menschen, deren Zellen nicht auf Insulin reagieren. Ein Grund dafür ist die deutliche Verringerung der insulinempfindlichen Rezeptoren in der Zellmembran.

Dadurch wird eine Kettenreaktion ausgelöst. Da das Insulin nicht wirkt, steigt der Blutzuckerspiegel an und die Bauchspeicheldrüse sondert mehr Insulin ab, was ironischerweise auch nicht wirkt. Dies führt zu einem anormal hohen Insulinspiegel in der Blutbahn und zu einem Teufelskreis, der der Mittelpunkt von Typ-2-Diabetes ist.

Aber inwiefern fördert die Insulinresistenz die Gewichtszunahme? Ohne Glukose, ihren grundlegenden Brennstoff, hungern die Zellen des Körpers nach Energie. Sie durchleben eine Hungersnot und beginnen, nach Glukose zu lechzen. Infolgedessen verlangt der Körper nach mehr Essen.

Dies stimuliert die Freisetzung von noch mehr Insulin (welches nicht verwendet werden kann). Die überschüssige Glukose, die sich im Körper ansammeit, wird in Fett umgewandelt, das in der Leber und in den Fettgeweben gespeichert wird. Das Resultat: Adipositas.

Daher haben insulinresistente Menschen hohe Blutinsulinspiegel, einen hohen Blutzuckergehalt und überschüssiges Fettgewebe.

Die Insulinresistenz erklärt auch, warum übergewichtige und adipöse Menschen besonderen Heißhunger auf kohlenhydratreiche Lebensmittel haben. Raffinierte Kohlenhydrate (verarbeitete Lebensmittel) sind eine nahezu sofortige Glukosequelle. Im Gegensatz zu gesunden Kohlenhydraten führen raffinierte Kohlenhydrate (nach denen die meisten Amerikaner äußerst süchtig sind) zu einem weiteren Problem.

Sie führen sowohl zu einem plötzlichen Anstieg des Blutzuckerspiegels als auch zu einem sprunghaften Anstieg des Insulinspiegels. Um einen häufigen Insulinanstieg auszugleichen, verfallen die Zellen des Körpers in einen Verteidigungsmodus und verringern die Anzahl der Insulinrezeptoren in ihren Membranen. Dadurch verschlimmert sich die Insulinresistenz.

Vielleicht erklärt dies das ironische Klischee: „Je dicker Sie sind, desto dicker werden Sie."

Das metabolische Syndrom wird durch folgende Merkmale gekennzeichnet:

- Überschüssiges Bauchfett oder zentrale Adipositas
- Hoher Blutzucker
- Hoher Triglyceridspiegel
- Niedriges HDL und hohes LDL
- Hoher Blutdruck

Schätzungsweise 20–25 % der amerikanischen Bevölkerung leiden am metabolischen Syndrom.

5. Stress kann Sie dick machen

Wie Studien wiederholt gezeigt haben, sind chronischer Stress und Angst häufig der Grund dafür, dass sich Pfunde anhäufen.

Emotionaler Stress ist eine Begebenheit des modernen Lebens und wir nehmen ihn alle wahr. Knallharte Arbeitsanforderungen, gestörte Familienverhältnisse und finanzielle Schwierigkeiten sind nur einige Quellen langfristiger

Angst, die den Geist belastet und unserer Gesundheit schadet. Das Temperament spielt auch eine wichtige Rolle dabei, wie gestresst wir sind. Manche Menschen können besser mit Stress umgehen, während sich andere Menschen chronisch Sorgen machen.

Die Beziehung zwischen Stress und Übergewicht ist kompliziert und, nein, nicht alle angstanfälligen Menschen sind übergewichtig. Stress steht jedoch häufig mit Adipositas in Verbindung.

Vielleicht liegt es daran, dass, zusätzlich zur Temperamentkomponente, übergewichtige Menschen eher mit Stress in Berührung kommen als andere Individuen. Übergewichtig zu sein, öffnet alleine schon Tür und Tor für andere Gesundheitsprobleme; dann kommt noch der sozial stressige Aspekt der Adipositas und eine negative Selbstwahrnehmung hinzu, die chronische Angst und Depressionen verursachen.

In evolutionärem Sinn ist die Stressreaktion eine „Flucht-oder-Kampf-Reaktion" oder eine Überlebensreaktion, bei der ein Reiz dafür sorgt, dass der Mensch auf alle Eventualitäten vorbereitet ist. Dieser Reiz sorgte z.B. dafür, dass unsere Vorfahren beim Erblicken eines Raubtiers wachsam und auf alles gefasst waren.

Die Stressreaktion löst die Freisetzung eines natürlichen Steroids namens Cortisol aus, welches dazu führt, dass die Leber unverzüglich Glukose in die Blutbahn freisetzt. Diese Notfallmaßnahme erzeugt zusätzlichen Brennstoff, der dem Körper frei zugänglich gemacht wird, sodass er mit Energie überschwemmt wird, um sich mit dem Stress auslösenden Faktor auseinanderzusetzen.

Wenn das Blut mit Glukose überschwemmt wird, erhält die Bauchspeicheldrüse ein Signal, Insulin freizusetzen, was zum Anstieg des Insulinspiegels führt. Erhöhtes Insulin hilft den Körperzellen, Glukose in Energie umzuwandeln.

Beachten Sie, dass der Körper auf gleiche Art reagiert, wie es beim Glukose- und Insulinanstieg der Fall ist, wenn ihm, wie zuvor beschrieben, regelmäßig raffinierte Kohlenhydrate und raffinierter Zucker zugeführt werden. Mit der Zeit führt dies zu Insulinresistenz, was wiederum dazu führt, dass die betroffene Person während des metabolischen Syndroms den Teufelskreis aus Hunger und Adipositas durchlebt.

Im Gegensatz zu unseren Vorfahren begegnen wir zwar keinen echten Raubtieren mehr, jedoch haben sich im Laufe der Zeit die Quellen von emotionalem Stress, Angst und Aufregung multipliziert. Anstelle eines gelegentlichen Cortisolanstiegs leiden chronisch ängstliche Menschen unter dauerhaft erhöhten Cortisolspiegeln. Und dies fördert in der Regel die Insulinresistenz.

Stress erhöht auch den Cholesterinspiegel, was mit der Zeit zu einer Erkrankung namens Arteriosklerose oder einem Arterienverschluss führt, der Bluthochdruck verursacht und die Blutzufuhr zum Herzen reduziert.

Übergewichtige Menschen sind häufig in doppelter Hinsicht betroffen. Einerseits neigen sie dazu, sich „vom Stress zu ernähren" und andererseits sind sie auf Seelennahrung angewiesen, um sich besser zu fühlen. Seelennahrung – Kartoffelchips, Pasta, Tortilla, Backwaren und Cola – ist reich an raffinierten Kohlenhydraten und Süßstoffen wie Maissirup.

Diese Lebensmittel treiben den Fettaufbau, die Verstärkung des Fettgewebes, das Verlangen nach Kohlenhydraten und den krankhaften Kreislauf des metabolischen Syndroms unmittelbar voran.

Auf einmal stellen Sie fest, dass Sie in die „Fettfalle" getappt sind, und wissen nicht mehr, wie Sie herauskommen. Unter diesen Umständen sind Sie für den Werbesermon der Gewichtsreduktionsprogramme und für Internetseiten, die Ihnen „leichte Tipps, um Gewicht zu verlieren" anbieten, besonders anfällig.

Leider erkennen nur wenige verzweifelte Menschen, dass sie auf Produkte und Programme hereingefallen sind, die durch clevere Marketingstrategien vorangepeitscht wurden. Merken Sie, dass keines dieser Schlankheitsprogramme auf Gesundheitsfragen eingeht? Merken Sie, wie leicht diese Schlankheitsprogramme dennoch Fettarm-, Kohlenhydratarm- und Fettverbrennungs-"Formeln" verbreiten, die Ihnen versprechen, Sie wieder auf Vordermann zu bringen? Autsch!

6. Appetit: Der Generalschlüssel

Wir haben über die Rolle von Insulin in Bezug auf den Stoffwechsel, den Blutzucker und die Insulinresistenz bei Adipositas und Stoffwechselerkrankungen gesprochen. Es ist jedoch der Hypothalamus, der den Überblick über die Ernährungsbedürfnisse und die verschiedenen Hormon-, Blutzucker- und Fettsäurenspiegel des Körpers behält.

Diese relativ kleine Struktur im Gehirn, die übrigens auch die Körpertemperatur regelt, ist der zentrale Signalverarbeiter oder Hauptregler, der mittels komplizierter biochemischer Prozesse den Appetit antreibt und auf Sättigungssignale reagiert.

Die Bauchspeicheldrüse und andere Organe, die direkt an der Energieaufnahme und dem Stoffwechsel beteiligt sind, tun dies bloß auf Geheiß des Hypothalamus. Dieser Prozess der Energiegleichgewichtsregulierung nennt sich Homöostase.

Der Hypothalamus reagiert besonders empfindlich auf zwei Hormone – Leptin und Ghrelin. Diese beiden Hormone reagieren auch empfindlich auf Schlafstörungen, die ebenfalls Einfluss auf die Ernährungsgewohnheiten haben.

Das subjektive Hungergefühl ist genau genommen Ihr Hypothalamus, der spürt, dass der Blutzuckerspiegel gesunken ist. Die Leber, die Nahrung in Glukose umwandelt, signalisiert anschließend dem lateralen Hypothalamus, Sie entweder zum Öffnen des Kühlschranks anzuregen, Sie dazu zu bewegen, sich eine Mahlzeit zuzubereiten oder ein Fast-Food-Restaurant aufzusuchen.

Das Hormon Leptin, welches in den Fettzellen Ihres Körpers erzeugt wird, spielt auch beim Appetit eine Rolle. Ein niedriger Leptinspiegel signalisiert dem Hypothalamus, dass der Körper mehr Glukose benötigt.

Nach dem Essen beginnen Sie Ihre Mahlzeit zu verdauen und Ihr Blutzuckerspiegel steigt. Das ist der Zeitpunkt, an dem im Hypothalamus ein Sättigungsgefühl ausgelöst wird, und an dem der Hypothalamus Ihnen signalisiert, mit dem Essen aufzuhören.

Das geschieht, wenn Magen und Bauchspeicheldrüse ein Hormon mit Namen Ghrelin freisetzen, das auf den ventromedialen Hypothalamus einwirkt. Wenn Sie „voll" sind, setzen die Fettzellen ebenfalls Leptin frei und signalisieren Sättigung.

Leptin und Ghrelin wirken genau gegensätzlich und wenn der Spiegel eines der beiden Hormone niedrig ist, ist der Spiegel des anderen erhöht. Außerdem geht man davon aus, dass, während Ghrelin eine größere Rolle bei der Appetitanregung spielt, Leptin eine Rolle bei der Sättigungsreaktion spielt.

Einige Studien deuten darauf hin, dass übergewichtige Menschen, die insulinresistent sind, auch leptinresistent sind. Wenn dies der Fall ist, gelingt es dem Hypothalamus nicht, die Sättigungsreaktion zu erkennen, die durch den erhöhten Leptinspiegel hervorgerufen wird. Daher essen übergewichtige Menschen weiter. Ihr Körper kann ihnen nicht mitteilen, wenn sie genug gegessen haben!

Was bedeutet dies alles? Der menschliche Körper ist naturgemäß auf das Erreichen eines Gefühls der Balance oder des Gleichgewichts ausgerichtet. Allerdings arbeiten Hormone, Neurotransmitter, Organe und Gewebe in übergewichtigen Menschen nicht auf normale Weise, wodurch ihr Körper nach einem verzerrten Gleichgewicht sucht.

Wenn es aufgrund einer Störung der Hypothalamus-Leptin-Ghrelin-Bahn zur Adipositas kommt, bezeichnet man diesen Zustand als „Hypothalamische Adipositas".

Dieses Ungleichgewicht kann durch natürliche Mittel, die den Körper reinigen und entgiften, korrigiert werden. Dies, gepaart mit guter Ernährung und einem gesunden Maß an körperlicher Bewegung, stellt die natürliche und gesunde Funktionsweise des Körpers und sein optimales Körpergewicht wieder her.

Eine weitere Drüse, die beim Stoffwechsel des Körpers eine entscheidende Rolle spielt, ist die Schilddrüse. Sie ist die größte Drüse des Körpers und befindet sich im Hals.

Diese Drüse steht aufgrund ihrer Rolle bei der Stoffwechselregulierung mit Gewichtsverlust und Gewichtszunahme in Verbindung. Sie beeinflusst und steuert andere Hormone im Körper, die die Geschwindigkeit festlegen, mit der Ihr Körper Kalorien verbrennt und Energie verbraucht.

Wenn die Schilddrüse versagt – entweder aufgrund von Unterproduktion oder Überproduktion des Hormons Thyroxin – führt das entweder zu Schilddrüsenunterfunktion oder Schilddrüsenüberfunktion.

Menschen, die an Schilddrüsenunterfunktion leiden, haben einen deutlich niedrigeren Thyroxinspiegel und einen schlechteren Stoffwechsel. Zellen wachsen langsam, das Gehirn verlangsamt, Muskelschwäche setzt ein und es gibt ein allgemeines Gefühl von Lustlosigkeit, Müdigkeit und manchmal Depressionen.

Die Schilddrüsenunterfunktion erzeugt noch andere Symptome, wie z.B. eine Überempfindlichkeit gegenüber Kälte, Verstopfung, Haarausfall und trockene Haut.

Diese Symptome sind das Resultat eines verringerten Grundumsatzes. Der Grundumsatz bestimmt, in welchem Maß der Körper Energie verbrennt, wenn er inaktiv ist. Warum also führt Schilddrüsenunterfunktion zu Gewichtszunahme?

Da die Zellen des Körpers langsam wachsen und weniger Energie benötigen, gibt es im Körper zusätzlichen Brennstoff. Logischerweise müssen Sie dann weniger essen, um nicht zu viel Brennstoff zu erzeugen, oder? Besser noch, Sie können trainieren und den zusätzlichen Brennstoff verbrennen.

Das Problem ist, dass bei übergewichtigen Menschen andere Systeme aus dem Lot geraten. Sie haben aufgrund von Faktoren wie Insulinresistenz, Leptinresistenz, einer Fettleber oder aufgrund einer übermäßigen Abhängigkeit von gesüßten Getränken und verarbeiteten Lebensmitteln schon lange die Fähigkeit verloren, überschüssigen Brennstoff zu verbrennen.

Wenn andere Stoffwechselprozesse bereits außer Gang gesetzt sind, sind die verzehrte Nahrung und die Energie, die diese erzeugen, zu viel für einen Körper mit einer Unterfunktion der Schilddrüse. Daher wird der überschüssige Brennstoff als Fett eingelagert.

Die Ursachen von Schilddrüsenunterfunktion sind vielfältig. Dazu zählen unter anderem: Unterproduktion von Thyroxin; Aussetzung gegenüber bestimmten Metallen wie Quecksilber; Stress und Ernährungsungleichgewichte, zu denen Jod-, Zink- und Vitaminmängel (B, C und E) gehören; sowie der übermäßige Konsum von Sojaprodukten.

Abgesehen davon, dass Sie sicherstellen sollten, die von Ihrem Körper benötigte Menge an Vitaminen und Mineralien aufzunehmen, könnten Sie auch etwas Rettich oder einige Radieschen essen. Essen Sie Seegemüse (jodhaltig) oder gelegentlich etwas Gelatine. Streichen Sie gesättigte Fette aus Ihrer Ernährung und achten Sie darauf, dass Sie stattdessen auf ausreichende Mengen Kokosnussöl zurückgreifen.

7. Adipositas: Tafelsalz

Ein weiterer Faktor, der Adipositas beeinflusst, ist einfaches Tafelsalz. Mehrere Studien haben die Natriumzufuhr mit Übergewicht in Verbindung gebracht. Ich möchte hier die faszinierenden Ergebnisse einer finnischen Studie wiedergeben, die von zwei Forschern der Universitäten von Helsinki und Kuopio durchgeführt wurde. Die Ergebnisse ihrer Studie veröffentlichten sie im Jahr 2006 in der Fachzeitschrift *Progress in Cardiovascular Diseases.*

Die beiden Forscher behaupten, dass in Finnland über einen Zeitraum von 30 Jahren hinweg eine 30–35 %-ige Verringerung des Salzkonsums bei der Gesamtbevölkerung zu einem dramatischen Rückgang (um 75–80 %) der Auftretenshäufigkeit von Schlaganfällen und Herz-Kreislauf-Erkrankungen geführt hat.

Die Studie fährt fort, indem sie das American Salt Institute, eine gemeinnützige Organisation, zitiert. Laut Angaben des American Salt Institute hat sich der Salzkonsum in den USA zwischen Mitte der 1980er-Jahre und den späten 1990er-Jahren verdoppelt. Dies deckt sich absolut mit dem dramatischen Anstieg der Adipositaszahlen, sowohl für Männer als auch für Frauen in den USA.

Die finnischen Forscher haben eine interessante Interpretation ihrer Ergebnisse. Sie weisen darauf hin, dass eine erhöhte Salzaufnahme zu vermehrtem Durst führt. Um seinen Durst zu stillen, greift der durchschnittliche Amerikaner fast instinktiv nach Cola oder einer anderen Art künstlich gesüßter Getränke.

Wo kommt das überschüssige Salz her? Ein großer Prozentsatz des Salzkonsums durchschnittlicher Amerikaner stammt aus verarbeiteten Lebensmitteln, 20 % aus Fleisch und Fleischerzeugnissen und etwa 35 % aus Frühstückszerealien.

Die Studie erhebt keinen Anspruch auf einen schlüssigen Zusammenhang zwischen Salz, verarbeiteten Lebensmitteln und Adipositas. Aber nichtsdestotrotz sind die Schlussfolgerungen provokativ.

Außerdem ist es eine wissenschaftliche Tatsache, dass Salz durstig macht. Wenn der Salzgehalt erhöht ist, signalisiert er einen Dehydrierungszustand und der Körper versucht, so viel Wasser wie möglich zu speichern, um das Natrium zu neutralisieren. Wenn der Körper nicht so reagieren würde, würden die Säureniveaus des Körpers gefährlich hoch ansteigen und das pH-Gleichgewicht

(Säure-Basen-Gleichgewicht) durcheinanderbringen, welches unbedingt in einer äußerst engen Bandbreite gehalten werden muss. Um den Flüssigkeitsverlust zu reduzieren, verengen sich die Blutgefäße, was wiederum zu Bluthochdruck führt.

Sowohl Flüssigkeitsretention als auch Bluthochdruck sind eng mit Adipositas verbunden. Tatsächlich behaupten einige Forscher, dass 75 % der Menschen, bei denen Bluthochdruck diagnostiziert wurde, übergewichtig sind.

6 Operation – Tödliches Dilemma?

1. Genäht & geklammert

Ich kann mir nur zwei Gründe denken, warum die Adipositas-Chirurgie (Operationen zur Gewichtsreduktion) in den USA so erfolgreich ist. 1. Die Besessenheit der westlichen Welt von Hauruck-Lösungen infolge des Mangels an Bereitschaft, eine Methode auszuprobieren, die ein Quäntchen Anstrengung erfordert. 2. Die irrsinnigen Gewinne, die ein Chirurg durch Förderung dieser barbarischen Praxis einstreicht.

Dennoch sind hier die kalten, harten Fakten:

Sterblichkeitsrate: Etwa 1–3 % der Personen, die sich einer Adipositas-Operation unterzogen haben, sterben wenige Jahre nach dem Eingriff.

Ergänzende Chirurgie: Nicht weniger als 22 % der Patienten leiden noch im Krankenhaus unter postoperativen Komplikationen; 40 % der Patienten berichten in den ersten sechs Monaten nach dem Eingriff von Komplikationen; und 20 % der Patienten benötigen Nachoperationen, um die durch die vorherige Operation entstandenen Komplikationen zu beheben.

„Zu erfolgreich": 30 % der Patienten entwickeln ernährungsbedingte Mangelerscheinungen wie Anämie und Osteoporose. Manchmal ist die Operation so „erfolgreich", dass die Patienten unter schwerer Unterernährung leiden und sogar daran sterben.

Ausfallrate: Wenn Sie nicht daran sterben oder ernstlich erkranken, landen Sie mit Wahrscheinlichkeit wieder dort, wo Sie begonnen haben. Das liegt daran, dass 25 % der Menschen, die sich einem Verfahren zur Gewichtsreduzierung unterzogen haben, nicht so viel Gewicht verlieren, wie sie erwartet haben. Das könnte entweder daran liegen, dass die Operation an sich nicht erfolgreich war oder dass es dem Patienten nicht gelingt, die vorgeschriebene postoperative Diät einzuhalten.

„Bariatrische Chirurgie" ist ein Begriff, der gebraucht wird, um mehrere Verfahren zu beschreiben, bei denen große Teile des Verdauungstraktes operativ entfernt werden, um im Wesentlichen die Nahrungsaufnahme zu verringern.

Sie arbeitet nach zwei einfachen, wenn auch barbarischen Grundsätzen: Sie verringert zwangsweise den Appetit und die Nahrungsaufnahme, um die Anzahl der Kalorien, die Sie aufnehmen, drastisch zu reduzieren und sie schränkt die Fähigkeit des nunmehr „entmenschten" Verdauungstrakts ein, Nährstoffe aus der Nahrung zu absorbieren.

Für viele übergewichtige Menschen stellt die Operation den letzten Ausweg dar, nachdem zahlreiche Versuche, abzunehmen, sich fit zu halten und Medikamente einzunehmen, nichts gebracht haben. In ihrer Verzweiflung, ein normales Leben führen zu wollen, stimmen viele Menschen zu, sich unters Messer zu legen, sodass ein Arzt in ihren Bauch langen kann, um ihnen lebenswichtige Organe herauszureißen und das, was übrig bleibt, zu einer unnatürlichen Masse zusammenzuklammern und zusammenzunähen.

Anders ausgedrückt bedeutet das, dass sich einige adipöse Menschen – in den USA pro Jahr mindestens 200 000 – bewusst dafür entscheiden, sich verkrüppeln und verstümmeln zu lassen. Ich übertreibe nicht, auch wenn das ziemlich hart klingt.

Krankhafte Adipositas kann, abgesehen von der sozialen und persönlichen Herausforderung, die diese Krankheit an die Betroffenen stellt, lebensbedrohliche Züge annehmen. Außerdem gibt es eine Vielzahl von gesundheitlichen Problemen, die mit ihr in Zusammenhang stehen. Bevor wir jedoch über Alternativen sprechen, um dieses Problem anzugehen, werfen wir einen kurzen Blick darauf, warum Adipositas-Operationen zu funktionieren scheinen.

Es gibt zahlreiche Adipositas-Operationsvarianten mit verschiedenen Namen, wie z. B. Magenbypass, biliopankreatische Diversion, Duodenal-Switch, Magenklammern, vertikale bandverstärkte Gastroplastik oder laparoskopische Schlauchmagenbildung.

Eine weitere Möglichkeit, die in Europa immer noch getestet wird, ist der „Magenschrittmacher". Er wird auf gleiche Weise auf die Oberfläche des Magens implantiert wie ein Schrittmacher im Herzen.

Dieses Gerät stellt eine Verbindung mit Ihrem Nervensystem her und verbindet sich mit dem Gehirn, um ein Sättigungsgefühl zu imitieren. Anders ausgedrückt heißt das, dass Sie satt sind, auch wenn Sie nicht essen.

Vergleichen Sie dies einmal mit dem komplizierten Prozess der Energiehomöostase, den die Ärzte immer noch nicht vollständig verstehen können. Wie ich später in Kapitel 11 erörtern werde, werden die Prozesse der Energieregulierung von zwei Hormonen dominiert – Ghrelin und Leptin –, die sich durch eine Reihe von Bahnen arbeiten, die vom Hypothalamus kontrolliert werden.

Trotz jahrzehntelanger Forschung konnten die Wissenschaftler immer noch nicht die genauen Mechanismen aufdecken, durch die diese Hormone arbeiten, in welcher Weise die Neurotransmitter beteiligt sind und wie die Nervenbahnen arbeiten, die die Nachrichten von Sättigung und Hunger übermitteln.

Es gibt mehrere Medikamente, mit denen man versucht hat, an diesem empfindlichen Gleichgewicht herumzubasteln, doch alle haben versagt. Und jetzt gibt es ein elektrisches Gerät, von dem der Hersteller behauptet, dass es einen Prozess verändern kann, dessen Natur sich noch nicht einmal der Medizin offenbart hat!

Lassen wir das hochtrabende Fachchinesisch der Adipositas-Chirurgie außer Acht, und das, was übrig bleibt, ist ein Magen, der auf rund 15 % seiner ursprünglichen Größe verkleinert wurde und ein Dünndarm (der Sitz der Verdauung und Immunität), dem ein wichtiger Abschnitt, wie z. B. der Zwölffingerdarm, entfernt wurde.

Nicht nur Ihre Nahrungsaufnahme wird drastisch reduziert, Ihr Verdauungstrakt ist außerdem nicht in der Lage, die Nahrung, die zu ihm gelangt ist, vernünftig zu verarbeiten, zu verstoffwechseln und zu absorbieren.

Adipositas-Operationen verändern daher radikal die Biochemie und den Stoffwechsel des Körpers und das auf eine Art, wie es die Natur nie beabsichtigt hat.

Es überrascht nicht, dass sich die Natur dagegen zur Wehr setzt. Auch wenn es heißt, dass die bariatrische Chirurgie beachtliche Ergebnisse erzielt – eine

Reduzierung des Körpergewichts um die Hälfte oder mehr –, steht sie dennoch im Zusammenhang mit gefährlichen medizinischen Komplikationen.

Vergessen Sie nicht, dass eine operative Reduzierung des Gewichts unumkehrbar ist. Sie können nicht einfach einen Teil Ihres Dünndarms, der auf solch nonchalante Weise abgeschnitten wurde, wieder annähen oder erwarten, dass ein Teil Ihres Magens, der über mehrere Monate hinweg beschäftigungslos war, wieder zu arbeiten anfängt.

2. Rückkehr zur Barbarei

Eine der häufigsten lebensbedrohlichen Konsequenzen von Magenbypass-Operationen ist Mangelernährung. Obwohl ein Teil der postoperativen Ernährung aus Vitamin- und Mineralergänzungen bestehen muss – ein „entmenschter" Verdauungstrakt ist nicht mehr dazu in der Lage, diese Elemente aus den geringen Mengen an Nahrung, die Sie zu sich nehmen, zu absorbieren –, ist es nicht ganz so einfach, diese Ernährungsmängel auszugleichen.

Der menschliche Körper ist keine Maschine, die auf einfache Hinzugabe, Wegnahme und eine Prise Mineralstoffe reagiert. Das National Institute of Diabetes & Digestive & Kidney Diseases gibt zu, dass 30 % der Patienten, die sich einer bariatrischen Operation unterziehen, unter schweren Mangelernährungsstörungen leiden können, wie z. B. Anämie und Osteoporose sowie Unverträglichkeiten gegenüber rotem Fleisch, Milchprodukten und anderen Lebensmitteln.

Eine weitere häufige Nebenwirkung von bariatrischen Operationen ist Hypoglykämie oder niedriger Blutzucker. Die Symptome von Hypoglykämie umfassen Verwirrtheit, Benommenheit, eine schnelle Herzschlagfrequenz, Zittern, Schwitzen und überhöhten Hunger. Wenn die Hypoglykämie nicht unverzüglich behandelt wird, könnten die betroffenen Menschen ins Koma fallen, genauso wie es bei Diabetikern passieren kann, deren Blutzucker tendenziell dazu neigt, auf gefährlich niedrige Werte zu fallen.

Auf den ersten Blick ist es logisch davon auszugehen, dass Ihr Blutzuckerspiegel sinkt, wenn Ihre Nahrungsaufnahme drastisch reduziert wird. Es ist jedoch noch weitaus komplizierter. Forschungen an der Mayo-Klinik haben eine Verbindung zwischen Hypoglykämie und einem Zustand namens Hyperinsulinämie, eine potenziell lebensbedrohliche Kombination aus Krankheiten, entdeckt.

Hyperinsulinämie ist ein Zustand, bei dem zu viel Insulin in der Blutbahn zirkuliert. Insulin ist ein Hormon, das den Zellen des Körpers hilft, Glukose durch die Zellmembran zu absorbieren.

Nach einer Operation ist die Menge des Insulins, das von der Bauchspeicheldrüse freigesetzt wird, im Verhältnis zur Glukose, die jetzt durch die reduzierte Nahrungsaufnahme erzeugt wird, zu groß. Der Körper hat einfach nicht genügend Glukose, die absorbiert werden muss.

Der zweite Grund für ungewöhnlich hohe postoperative Insulinspiegel ist, dass adipöse Menschen dazu neigen, in der Bauchspeicheldrüse mehr Insulin produzierende Inselzellen aufzubauen. Es handelt sich hierbei um eine anormale Anpassung, die der Körper vornimmt, wenn die Nahrungsaufnahme konstant hoch ist. Nach einer Operation produziert die Bauchspeicheldrüse trotz reduzierter Nahrungsaufnahme weiterhin erhöhte Insulinmengen.

Die Forscher der Mayo-Klinik fanden ebenfalls heraus, dass Magenbypass-Operationen die Inselzellen sogar stimulieren können, sich zu vermehren oder überaktiv zu werden. Das führt wiederum dazu, dass gefährliche Mengen Insulin im Blut zirkulieren.

Das abnormale Wachstum von Bauchspeicheldrüsenzellen wird Nesidioblastose genannt. Die einzige Lösung für dieses Problem stellt die Entfernung der Bauchspeicheldrüse dar, die, abgesehen von Insulin, auch viele Verdauungsenzyme produziert.

Hier eine Anmerkung darüber, wie wenig wir über die Konsequenzen wissen, die die Veränderung der inneren Architektur des menschlichen Körpers mit sich bringt. Obwohl es Magenbypass-Operationen bereits seit 50 Jahren gibt, wurde der Zusammenhang zwischen Hyperinsulinämie und Hypoglykämie (Unterzuckerung) bei Magenbypass-Patienten erst 2005 entdeckt.

Adipositas-Operationen führen zu vielen anderen schwerwiegenden Nebenwirkungen. Eine dieser Nebenwirkungen ist das sogenannte „Dumping-Syndrom", dessen Symptome Benommenheit, Bauchkrämpfe, Erbrechen, Durchfall und Reflux umfassen.

Das Dumping-Syndrom tritt auf, weil ein abnorm verkleinerter Verdauungstrakt einen massiv geschrumpften Magen zwingt, unverdaute Nahrung in einen verkürzten Dünndarm zu entleeren, wodurch dieser blockiert wird, was wiederum zu Verstopfung führt.

Daher wird Nahrung nicht richtig verstoffwechselt. Unverdaute Nahrung, deren Nährstoffe nicht durch die Wände des Dünndarms aufgenommen werden können, neigt dazu sich aufzustauen, was zu Magenreflux oder zur Anstauung von Nahrung im geschrumpften Magen führt.

Doch das ist noch nicht alles. Andere schwerwiegende Komplikationen, die sich aus einem operativen Eingriff in Magen und Darm ergeben, sind Hernien, Lungenentzündung, Infektionen, abdominale Abszesse, Darmverschluss, Magengeschwüre, abdominale Blutungen und Gallensteine.

Gastrointestinale Lecks sind eine wesentliche Auswirkung bariatrischer Chirurgie. Lecks können an jedem Teil, das chirurgisch entfernt und an einem anderen Teil des Verdauungssystems wieder befestigt wurde, auftreten.

Ein Leck deutet darauf hin, dass die Verbindung zwischen zwei Teilen an den Nähten entweder gerissen oder geplatzt ist, oder dass diese beiden Teile nicht richtig zusammengenäht oder – geklammert wurden.

Vergessen Sie nicht, dass die Gedärme nun zu nah am Magen liegen, da der Großteil des Dünndarms entfernt wurde, was dazu führen kann, dass sich die Abfallprodukte aus den Eingeweiden im Bauchraum aufstauen.

Die unverdauten, faulenden Abfallprodukte führen unweigerlich zu einer Infektion oder sogar zu einer Blutvergiftung, die sich als tödlich erweisen könnte, wenn sie nicht rechtzeitig entdeckt oder behandelt würde. Das einzige Mittel dagegen ist eine Notoperation.

3. Von Profiten und Betrügern

Trotz überwältigender Beweise, dass es wahrscheinlich zu schweren medizinischen Komplikationen kommen wird, entscheiden sich immer mehr krankhaft adipöse Menschen für dieses lebensbedrohliche Mittel, in der Hoffnung, dass sie ein normales und gesundes Leben führen können.

Und warum auch nicht? Schließlich verdienen Ärzte, Krankenhäuser, Kliniken und sogar Versicherungen Millionen von Dollar an diesen und anderen unnötigen chirurgischen Eingriffen.

An der Spitze unnötiger Operationen steht in den USA bei Männern der koronare Bypass und bei Frauen der Kaiserschnitt. Stellen wir dies dem Hintergrund einer zunehmend ungesund aufwachsenden Bevölkerung und den Ängsten, die im Zusammenhang mit der Gesundheit stehen, gegenüber, haben wir ein fruchtbares Jagdrevier für die Ärzteschaft.

Fügen Sie dazu noch die aggressive Vermarktung dieser Operationen hinzu, und Sie haben einen verzweifelten Teil der Bevölkerung, von dem viele leichtgläubig und schlecht informiert sind, der bereit ist, durchschnittlich 30 000 US-Dollar zu berappen, um seine Organe durcheinanderbringen zu lassen. Und in diesem Betrag sind noch nicht einmal die Kosten für postoperative Behandlungen und mögliche „Abhilfe schaffende" Operationen enthalten.

Internetwerbung und private Kliniken nutzen Werbematerialien, in denen großzügigerweise Hollywoodschauspieler als „Modellpatienten" für Operationen zur Gewichtsreduktion verwendet werden, wodurch ein barbarisches Verfahren in etwas verwandelt wird, das sogar noch wünschenswert klingt.

Wenn Werbeprofis gekonnte Werbekampagnen über die Medien und das Internet verbreiten, erwarten Sie nicht wirklich, dass diese Werbeprofis ihre gemachten Behauptungen auch noch belegen, da Sie genau wissen, dass es sich hierbei lediglich um Werbung handelt, deren Zweck es ist, ein Produkt zu verkaufen. Wenn jedoch eine medizinische Fachzeitschrift ungeheuerliche Behauptungen aufstellt, handelt es sich hierbei sogleich um ein Krankheitssymptom, das sich in der Ärzteschaft etabliert. Lesen Sie weiter:

Die Januar-2009-Ausgabe von Pediatrics, der Zeitschrift der American Academy of Pediatrics, enthielt einen Artikel namens „Reversal of Type 2 Diabetes Mellitus and Improvements in Cardiovascular Risk Factors After Surgical Weight Loss in Adolescents" (die Umkehr von Typ-2-Diabetes und die Verbesserung kardiovaskulärer Risikofaktoren nach chirurgischem Gewichtsverlust bei Heranwachsenden).

Die Behauptung, dass Adipositas-Operationen tatsächlich „Typ-2-Diabetes umkehren" können, bezieht sich auf eine Studie, die im Cincinnati Children's

Hospital Medical Center (eines von fünf medizinischen Zentren, dem vom National Institute of Health, einer Behörde des US-amerikanischen Gesundheitsministeriums, eine 3,9 Millionen Dollar Zuwendung verliehen wurde) durchgeführt wurde.

Die Studie, die ihre Finanzierung 2006 erhielt, wird voraussichtlich im Jahr 2011 abgeschlossen sein. Jetzt, rund drei Jahre vor Ablauf der Frist, stellte das Cincinnati Children's Hospital Medical Center in einer Pressemitteilung vom 29. Dezember 2008 folgende überraschende Behauptung auf: Bei Durchführung der Studie wurde ein „drastischer, häufig sofortiger Rückgang" von Typ-2-Diabetes bei – halten Sie sich fest – 11 Jugendlichen festgestellt, die sich als Teil der Studie einer Operation unterzogen hatten.

Außerdem fügten die Wissenschaftler hinzu: „Die Ergebnisse waren sehr dramatisch und nach unserem Kenntnisstand gibt es keine andere antidiabetische Therapie, die zu einer effektiveren und längerfristigen Kontrolle führt, als die, die wir bei der bariatrischen Chirurgie gesehen haben."

Dadurch, dass sie ihre Studie einen „Durchbruch" nannte, sagt die Publikation, dass es „sich durchaus lohnt" eine Operation durchführen zu lassen, wenn man dadurch „sein restliches Leben frei von Diabetes ist".

Ungeachtet gewichtiger Beweise, dass bariatrische Operationen Hypoglykämie und andere schwere medizinische Komplikationen verursachen können, wurde der chirurgische Leiter des operativen Gewichtsreduktionsprogramms für Teenager am Cincinnati Children's Hospital Medical Center wie folgt zitiert: „Neben einem beeindruckenden Gewichtsverlust und den erzielten Ergebnissen bei Typ-2-Diabetes, zeigten Patienten, die sich einer Magenbypass-Operation unterzogen hatten, auch signifikante Besserungen des Blutdrucks sowie der Insulin-, Glukose-, Cholesterin- und Triglyceridspiegel."

Die Medienmitteilung hatte den Lesern eine Falle gestellt, indem sie zunächst eine bekannte medizinische Tatsache – dass der Anstieg von Typ-2-Diabetes bei adipösen amerikanischen Kindern und Jugendlichen ein beunruhigendes und wachsendes Problem darstellt – zitierte, um anschließend diese irrsinnigen Behauptungen aufzustellen. Die Schreiber der Mitteilung hofften durch Treffen des richtigen emotionalen Nervs für Behauptungen Glaubwürdigkeit zu erhaschen, die der Rest der Medizinwissenschaft erst noch beweisen muss.

Wenn Männer in weißen Kitteln Operationen zur Gewichtsreduktion als Antwort auf zwei beunruhigende Gesundheitsprobleme der verletzlichsten Gruppe der Bevölkerung empfehlen, unsere Kinder, sind leichtgläubige Eltern anfällig dafür, den Köder zu schlucken. Natürlich zahlen einige der Kinder das bereitwillige Vertrauen ihrer Eltern mit ihrem Leben.

Adipositas-Operationen sind von allen angebotenen Verfahren bei Jugendlichen zwar immer noch nicht die erste Wahl, man geht jedoch davon aus, dass sich jährlich schätzungsweise 2700 Jugendliche diesem Verfahren unterziehen. Durch fantastisch klingende Behauptungen, die durch medizinische Zentren wie das *Cincinnati Children's Hospital Medical Center* und anderen Einrichtungen getätigt werden, könnten sie jedoch auch bei Jugendlichen zu einer beliebteren Alternative werden.

Hier noch eine weitere, ebenso lächerliche Behauptung einer anderen Studie, die an der Monash University in Melbourne, Australien, durchgeführt wurde. Die Studie, die im Januar 2008 im *Journal of the American Medical Association* veröffentlicht wurde, behauptet, dass Patienten, die sich einer Magenbandoperation (eine Art bariatrischer Operation) unterzogen haben, „fünfmal so häufig eine dauerhafte Remission erreichen, als Menschen, die sich einer herkömmlichen Gewichtsreduktionstherapie unterzogen haben".

Im Rahmen der sogenannten „weltweit ersten Studie" untersuchten die Forscher über einen Zeitraum von zwei Jahren hinweg 60 Patienten und entdeckten, dass 73 % von ihnen „eine dauerhafte Remission" für Typ-2-Diabetes erreichen konnten, im Vergleich zu nur 13 % der Patienten, die sich einer konventionellen Therapie unterzogen hatten.

Einmal von den falschen Behauptungen dieser Studie abgesehen, ist die belastendste Tatsache, dass Dr. John Dixon, Hauptautor der Studie und Adipositas-Forscher an der Monash University, von der Firma, die diese Magenbänder herstellt (Allergan), Forschungszuschüsse und Sprechergagen erhält.

Daher war Dr. Dixon dazu verpflichtet, diese Behauptung aufzustellen und er tat dies gern. Letzten Endes wurde er in den Medien wie folgt zitiert: „Ich gehe davon aus, dass Diabetes-Operationen in den nächsten Jahren weitverbreitet sein werden."

Darüber hinaus sagten die Ärzte, die den Artikel in der Zeitschrift verfassten, Folgendes über die Studie: „Die Erkenntnisse, die man durch das Studium *operativer* Eingriffe zur Behandlung von Diabetes zu gewinnen beginnt, können die umfassendsten seit der Entdeckung des Insulins sein."

Dieselben Ärzte bzw. redaktionellen Schreiber gaben auch zu, dass sie von Allergan und anderen Firmen Reisekostenzuschüsse erhalten hatten, um an einer Konferenz über Diabetes-Chirurgie in Rom teilzunehmen.

Es gibt drei Gründe, warum ich diese beiden Studien so ausführlich erwähnt habe. Beide Studien wurden von renommierten medizinischen Einrichtungen durchgeführt und in angesehenen medizinischen Fachzeitschriften veröffentlicht. Aber dennoch haben sowohl die Einrichtungen als auch die Zeitschriften äußerst unverantwortlich, wenn nicht sogar unethisch gehandelt, als sie ihre Behauptungen aufstellten.

Der zweite Grund liegt darin, zu veranschaulichen, wie trügerisch es sein kann, „alles für bare Münze zu nehmen". Wenn man scheinbar tiefgründige Behauptungen wie diese liest, muss man einfach kritisch werden. Fragen Sie sich, ob es dahinter ein verstecktes Motiv geben könnte. Fragen Sie sich, wer davon profitieren könnte. Fragen Sie sich, ob man Ihnen alle Fakten zur Verfügung gestellt hat. Und führen Sie immer Ihre eigenen Nachforschungen durch, bevor Sie alles, was Sie lesen, blind akzeptieren – das gilt auch für das hochgepriesene *Journal of the American Medical Association*!

Drittens glaube ich, dass es bei Diabetes so etwas wie „Remission" nicht gibt. Außerdem sind Magenbänder nicht effektiver als natürliche Methoden zur Überwachung und Kontrolle von Typ-2-Diabetes.

in Wahrheit handelt es sich bei dieser Behandlungsmethode um ein barbarisches Verfahren, das nicht auf den menschlichen Körper angewendet werden sollte.

Durch Verwendung von Wörtern wie „Remission", einem Begriff aus der Schulmedizin, der in der Regel mit Krebs in Verbindung gebracht wird, versuchen die Forscher jedoch eine starke emotionale Reaktion hervorzurufen, um ihre Aussagen glaubwürdiger klingen zu lassen.

Hier noch ein weiterer überraschender Befürworter von Adipositas-Operationen – das amerikanische Krankenversicherungswesen. 2006 hat das Centers for *Medicare and Medicaid Services (CMS)*, eine Abteilung des amerikanischen Gesundheitssystems, die die Grundsätze des amerikanischen Bundesgesundheitsprogramms festlegt, neue Maßnahmen angekündigt, um den Versicherungsschutz für das Gebiet der bariatrischen Chirurgie auf die gesetzlichen Krankenkassen auszuweiten. Bis dahin hatte die gesetzliche Krankenversicherung diese rücksichtslosen Operationen nicht als erforderliche medizinische Verfahren anerkannt.

Bis zum Jahr 2006 ist die Zahl der adipösen Menschen, die sich zur Gewichtsreduktion unters Messer begeben haben und die die Kosten dafür selbst getragen haben, (nicht zufällig) sprunghaft angestiegen. Was wäre also besser, um riesige Gewinne zu erzielen, als sie durch das öffentliche Gesundheitswesen abdecken zu lassen?

Unter Beachtung der neuen Richtlinien sind die gesetzlichen Krankenversicherer nun bereit, die Kosten für bariatrische Operationen ihrer Versicherten zu tragen, wenn sie sich in sogenannten „High Volume Zentren" von „fachlich hoch qualifizierten Chirurgen (staatlich geprüft durch das American College of Surgeons oder der American Society for Bariatric Surgery)" behandeln lassen.

Behandlungsempfänger sollten einen BMI (Body-Mass-Index) von 35 oder höher haben und zusätzlich zum krankhaften Übergewicht noch unter einer weiteren ernsten Krankheit leiden (wie z. B. Hypertonie, Erkrankungen der Herzkranzgefäße oder Osteoarthritis).

Es gibt nur drei Arten von Operationen, die abgedeckt wären: Roux-Y-Magenbypass, Magenband und die biliopankreatische Diversion mit einem Duodenalswitch. Natürlich decken diese Operationen die beliebtesten Verfahren ab.

Anschließend hat das CMS im Februar 2009 seine Kriterien geändert und bekannt gegeben, dass es gewichtsreduzierende Operationen nicht abdeckt, wenn „sie dazu dienen, die Typ-2-Diabetes eines Leistungsempfängers mit einem BMI unter 35 zu behandeln".

Sie können davon ausgehen, dass diese Regelungen immer weiter verfeinert werden, je mehr neue Daten zu diesen Verfahren eingehen und je mehr Marktforschung betrieben wird. Das CMS hat nicht nur Ihre Gesundheit fest im Blick, sondern auch die Gewinne. Und wie genau macht es das?

Wie bei allen anderen medizinischen Verfahren auch, die durch die Krankenkassen abgedeckt werden, bieten die Versicherungsgesellschaften eine Abdeckung medizinischer Versorgung an und denken sich dann winzige juristische Feinheiten aus, um Tausende von eingehenden Kostenübernahme-Anträgen abzulehnen.

Dieser Trick ist nicht neu. Das amerikanische Krankenversicherungssystem ist so konzipiert, Versicherungsansprüche zu sabotieren. So wahren die Versicherungen den Schein, dass sie um Ihre Gesundheit besorgt sind, während sie sich auf dem Weg zur Bank ins Fäustchen lachen.

4. „Gelüste"-Morbosität

Ein weiterer Grund, warum bariatrische Chirurgie so verführerisch klingt, liegt vielleicht darin, dass sie wie eine sofortige und dauerhafte Lösung für Adipositas vermarktet wird. In einer Gesellschaft, in der so viel durch einen Knopfdruck oder Mausklick erreicht werden kann, scheinen nur wenige geneigt zu sein, Zeit und Energie in die Verwirklichung ihrer Ziele, zu denen auch die Gesundheit zählt, zu investieren.

Die Lösungen müssen jedoch nicht drastisch sein; Sie benötigen auch keinen plötzlichen Ausbruch von Energie, um sie zu realisieren. Wenn sie darüber nachdenken, was in erster Linie dafür verantwortlich ist, dass sie krankhaft adipös sind, antworten die meisten Menschen mit übermäßiger Abhängigkeit von verarbeiteten Lebensmitteln und Getränken sowie Bewegungsmangel.

Verarbeitete Lebensmittel, wie zuckerhaltige Frühstückszerealien, Nudeln, Torten, Pizzen und Nachos, Schokokekse, Knabberzeug, Pommes frites und gesalzene Kartoffelchips sowie Sandwichbrot und Burgerbrötchen, werden alle aus raffinierten Kohlenhydraten und Stärke hergestellt.

Der Schlüssel zum Verständnis von Adipositas- und deren Umkehr – liegt in Heißhungerattacken und deren Auswirkungen auf den Stoffwechsel. Heißhungerattacken werden durch eine Vielzahl von Faktoren verursacht und es ist wichtig zu erkennen, welche Art von Verlangen Sie empfinden und welcher biochemische Prozess dieses Verlangen mit Energie versorgt.

Die häufigsten Arten von Gelüsten sind die nach Kohlenhydraten und Zucker, die den Insulinspiegel außer Gang setzen. Raffinierte Kohlenhydrate, raffinierter Zucker und Süßstoffe in Cola und Limonade, die über einen bestimmten Zeitraum zwanghaft und konsequent konsumiert werden, verursachen Veränderungen in Ihrem Gehirn, Ihrem Blut und in Ihrer Körperchemie. Das führt wiederum zu Heißhunger- und Fressattacken.

Wenn das Toxizitätsniveau nahezu höher ist, als Ihr Körper verarbeiten kann, wird alles, was Sie essen, als potenzielle Bedrohung ausgelegt. Das führt dazu, dass Ihr Körper immer mehr Fettpölsterchen anlegt, um sich selbst zu schützen.

Bald darauf bedarf es nicht mehr so vieler Kohlenhydrate oder Zucker, um zuzunehmen. Das liegt daran, dass Sie bereits in einer ungesunden Kohlenhydrat-/Zucker-Insulin-Schleife gefangen sind.

Und so funktioniert's: Zu viele raffinierte Kohlenhydrate und Zucker treiben den Insulinspiegel in die Höhe, sodass das Insuiin den Zellen des Körpers hilft, die Glukose, die aus Kohlenhydraten und Zucker gebildet wird und die durch die Blutbahn zu den Zellen des Körpers transportiert wird, zur energetischen Verwendung zu absorbieren.

Wenn Sie übermäßig raffinierte Kohlenhydrate und Zucker konsumieren, steigt der Insulinspiegel drastisch an. Dies verursacht einen „Energieansturm“. Plötzlich erhöhte Insulinspiegel veranlassen die Zellen anschließend, den Blutzucker schnell zu absorbieren, was zu einem „Einbruch“ des Insulinspiegels führt. Die daraus resultierende Erschöpfung, Müdigkeit und der Hunger führen dazu, dass Ihr Körper nach mehr Kohlenhydraten und Zucker verlangt, um den Blutzuckerspiegel wieder zu erhöhen.

Ihre Bauchspeicheldrüse ist gewohnheitsmäßig jedoch immer dazu in der Lage, eine plötzliche Überlastung mit Kohlenhydraten vorauszuahnen. Sie löst daraufhin einen Insulinrausch aus, selbst wenn Sie nur wenig essen. Ein erhöhter Insulinspiegel steigert den Appetit und infolgedessen essen Sie immer mehr. Und in erfolglosem Bestreben, den Blutzucker- und Insulinspiegel auszugleichen, geht der Teufelskreis aus Energiesteigerung und -einbruch weiter.

Und was geschieht in der Zwischenzeit mit der überschüssigen Glukose in der Blutbahn? Sie wird im Fett oder Fettgewebe gespeichert.

Um sich vor der Überlastung mit Glukose zu schützen, reduzieren die Körperzellen mit der Zeit auch die Anzahl der Glukoserezeptoren auf ihren äußeren Membranen. Sie entwickeln dann Insulinresistenz und befinden sich auf dem besten Weg, an einem metabolischen Syndrom zu erkranken. Nun sind Ihr Insulinspiegel, Ihr Blutzucker, mehrere endokrine Funktionen und Neurotransmitter aus der Bahn geworfen. Ihr Fettgewebe ist sozusagen der einzige Stoßdämpfer gegen diesen Angriff. Es baut sich immer weiter auf, um den Körper zu schützen. Daher wird aus Übergewicht Adipositas und aus Adipositas krankhafte Adipositas.

Vergessen Sie nicht, dass dadurch interne Engpässe und die daraus resultierende Ansammlung von Toxinen zunehmend verstärkt werden. Wenn sich die Toxizitätskrise ausweitet, werden Sie ernstlich krank.

Das Verlangen nach Kohlenhydraten ergibt sich auch aus einem niedrigen Serotoninspiegel (ein Neurotransmitter) im Gehirn. Dieser Neurotransmitter hat viele Funktionen, darunter auch die Regulierung der Gemütslage und des Schlafs. Wenn der Serotoninspiegel sinkt, fühlen Sie sich launisch, niedergeschlagen und gereizt. Wenn der Serotoninspiegel erhöht ist, verspüren Sie ein Gefühl von Wohlsein, Ruhe und Entspannung.

Frauen, die unter einer jahreszeitlich bedingten Depression (engl. Seasonal Affective Disorder/SAD) leiden, durchleben die Depressionsgefühle aufgrund geringer Serotoninspiegel. Man nennt sie „jahreszeitlich", da sich diese Störung für gewöhnlich während der Wintermonate zeigt, wenn das Sonnenlicht schwach ist.

Das ist kein Zufall. Sonnenlicht stimuliert die Produktion von Serotonin und ist daher ein natürliches „Aufputschmittel"!

Es gibt noch eine andere Möglichkeit den Neurotransmitterspiegel im Gehirn zu erhöhen – den Verzehr von Kohlenhydraten.

Daher könnte Ihr Verlangen nach Kohlenhydraten bloß durch einen geringen Serotoninspiegel verstärkt werden. Serotonin wird auf natürliche Weise vom Gehirn aus einer essenziellen Aminosäure mit Namen Tryptophan synthetisiert. Diese Aminosäure gelangt durch die Proteine, die Sie zu sich nehmen, in den Körper. Da Tryptophan auch für andere Zwecke verwendet wird, wie z. B. die Erzeugung anderer Proteine oder Vitamin B3, stehen dem Gehirn nicht immer ausreichende Mengen zur Verfügung, um Serotonin zu synthetisieren.

Warum also verspürt der Körper stattdessen nicht das Verlangen nach Protein, einer natürlichen Tryptophanquelle, und warum verlangt er nach Kohlenhydraten? Das kommt dahier, weil Tryptophan äußerst empfindlich auf die Blut-Hirn-Schranke oder den natürlichen Filter des Gehirns reagiert. Es steht immer in Konkurrenz mit anderen Aminosäuren, um die Blut-Hirn-Schranke zu überwinden. Daher bedeutet der Verzehr von mehr Protein auch die Aufnahme verschiedener Arten konkurrierender Aminosäuren. Tryptophan hat in der Regel das Nachsehen.

Alternativ kann der Verzehr von Kohlenhydraten zu einem erhöhten Insulinspiegel führen, der die konkurrierenden Aminosäuren beseitigt und dem Tryptophan ermöglicht, die Blut-Hirn-Schranke zu durchdringen.

Die Sucht nach Schokolade arbeitet auf gleiche Weise. Die erforderliche Menge Tryptophan gelangt ins Gehirn, um Serotonin zu erzeugen. Schokolade enthält außerdem Koffein, das ebenso süchtig macht. Das erklärt auch, warum viele depressive Menschen zwanghafte Schokoladenesser sind. Sie fühlen sich dadurch besser.

Klingt das kompliziert? Es zeigt nur, wie empfindlich der menschliche Körper auf die Nahrung reagiert, die wir zu uns nehmen. Trotz dieser Komplexität und der höchsten Geschicklichkeit, mit der der Körper Tausende chemische Prozesse gleichzeitig durchführt, missbrauchen wir ihn mit verarbeiteten Lebensmitteln und Getränken, stark säurehaltigen Lebensmitteln und unregelmäßigen Ess- und Schlafgewohnheiten.

Was Sie nicht erkennen, ist, dass Sie mit jedem Bissen Pizza oder Kuchen die Biochemie Ihres Körpers durcheinanderbringen. Wir begreifen das nicht, weil wir die Auswirkungen eines gestörten Stoffwechsels oder einer gestörten Biochemie nicht unmittelbar und sofort erleben.

Und wenn die Toxizitätskrise die Reizschwelle Ihres Körpers überschreitet und in einem sinnlosen Kreislauf aus Adipositas endet, entscheiden sich viele Menschen für das barbarische Verfahren einer operativen Gewichtsreduktion!

5. Warum nicht Natur?

Ich kann einfach nicht nachvollziehen, wie sich jemand dafür entscheiden kann, einem Arzt zu erlauben, sich aufschneiden und seine Organe durcheinanderbringen zu lassen. Bei dieser Prozedur bringen die Ärzte die Biochemie der Patienten erlaubterweise noch weiter durcheinander und behaupten anschließend, dass sie die Adipositas-Probleme der Patienten gelöst haben, während sie sie in Wahrheit der Gefahr weiterer chemischer Ungleichgewichte, Infektionen und sogar des Todes aussetzen.

Regel Nummer eins: Streichen Sie unverzüglich verarbeitete Lebensmittel und zuckerhaltige Getränke aus Ihrer Ernährung und ersetzen Sie sie durch gesunde Nahrungsmittel wie Obst und Gemüse. Wenn Sie raffinierte Kohlenhydrate und Zucker, Maissirup und künstliche Süßstoffe, ganz zu schweigen von fettigen tierischen Eiweißen aus ihrer Ernährung, beseitigen, führt dies zu tief greifenden und unmittelbaren Veränderungen in Ihrem Körper.

Sie verspüren keine Heißhungerattacken mehr und außerdem wird der Gewichtsabnahmeprozess angekurbelt. Allerdings müssen diese Maßnahmen noch durch andere natürliche Heilmittel begleitet werden, die ich an anderer Stelle in diesem Buch näher erläutern werde.

Es ist wichtig, dass Sie neben einer Veränderung der Ernährungsgewohnheiten den Appetit und den Blutzuckerspiegel stabilisieren. Dies gelingt am besten, indem Sie über den Tag verteilt kleine Portionen nahrhafter Lebensmittel verzehren. Menschen, die unter Ernährungsmängeln oder an schwerwiegenden Ungleichgewichten bestimmter Chemikalien leiden, könnten bis zur Beseitigung dieser Ungleichgewichte Nahrungsergänzungen benötigen.

Sobald diese Ungleichgewichte identifiziert sind, können Sie sie mit natürlichen Ergänzungen „behandeln", die Sie im Handel beziehen können. Diese natürlichen Ergänzungen müssen dann je nach Bedarf Ihres Körpers eingenommen werden.

Der Heißhunger auf Kohlenhydrate kann außerdem durch regelmäßige körperliche Bewegung oder Sport verhindert werden (*Kapitel 12: Aktivieren, nicht trainieren)*. Sogar ein kurzer Spaziergang täglich kann die Gehirnchemie tief greifend verändern und die Produktion gesunder Gehirnchemikalien stimulieren. Diese Erfahrung ist so bereichernd, dass Sie sich spontan ermutigt fühlen, gesündere Ernährungsgewohnheiten und andere Lebensgewohnheiten anzunehmen.

Die meisten Ärzte werden Ihnen diese Möglichkeiten jedoch nicht bieten. Abgesehen vom üblichen „Geschwafel" über Ernährung und Fünf-Minuten-Trainingspläne, raten sie krankhaft übergewichtigen Menschen weiterhin, sich als „letzten Ausweg" für eine Operation zu entscheiden.

Aus Angst, die Patienten könnten sich abschrecken lassen, verstoßen viele Ärzte gegen ethische Richtlinien und klären ihre Patienten nicht über die Risiken und Folgen einer solch radikalen Operation auf.

Moderne Ärzte schieben dies darauf, dass die bariatrische Chirurgie, genauso wie andere Gefahren auch, gewinnorientiert ist. Dies ergibt sich aus dem sogenannten „Medizintourismus", einer wachsenden Industrie, in der Hightechverfahren (und Nicht-so-Hightechverfahren) in Länder ausgelagert werden, in denen sie deutlich weniger kosten.

Viele asiatische Länder führen bariatrische und andere Operationen für einen Bruchteil dessen durch, was sie in den USA kosten würden. Diese Länder, wie z. B. Indien, Singapur und die Philippinen, haben Ärzte, die in westlicher Medizin ausgebildet sind, und sie verfügen über modernste medizinische Einrichtungen, die mit einigen Zentren der westlichen Welt vergleichbar sind.

Um diesen Trend zu fördern, haben einige private Versicherer in den USA damit begonnen, für bestimmte medizinische Verfahren, wie z. B. koronare Bypass-Operationen, Krankenversicherungsschutz anzubieten, wenn diese Operationen außer Landes durchgeführt werden. Zum Unternehmen gehörende Firmen springen außerdem auf diesen „Medizintourismus"-Zug auf und halten ihre Angestellten dazu an, sich für solche Maßnahmen zu entscheiden.

Menschen aus westlichen Ländern entscheiden sich dank Kostenvorteilen und medizinischen Fachkenntnissen in einigen asiatischen Ländern schon seit Jahren dafür, für Schönheitsoperationen gen Osten zu reisen. Nun werden auch Knie- und Hüftoperationen, Zahnbehandlungen, Organtransplantationen, Wellnessbehandlungen und natürlich auch Operationen zur Gewichtsreduktion routinemäßig im Ausland durchgeführt.

Ich werde die Rechtfertigungen („Ich habe alles versucht") einzelner Personen, die sich für eine gewichtsreduzierende Operation entschieden haben, niemals verstehen. Ich kann mit Sicherheit sagen, dass diese Personen der Natur keine faire Chance gegeben haben.

Manchmal sind die Lösungen so einfach und frei zugänglich, dass wir sie oft nicht sehen. Wie bereits zuvor in diesem Buch besprochen, leiden übergewichtige und adipöse Menschen an einer Toxizitätskrise und wandeln Fettgewebe in ein Gifte speicherndes System um, sodass die Gifte nicht in die Blutbahn gelangen können.

Neben ungesunder Ernährung gibt es noch weitere Gründe für toxische Ablagerungen, wie z. B. schlechte Schlafgewohnheiten, Sinnesüberreizung, chronischer Stress und emotionale Toxizität.

Da ein toxischer Lebensstil definitionsgemäß darauf schließen lässt, dass er sich im Laufe der Jahre entwickelt hat, kann die Umkehrung dieses Prozesses mit natürlichen Mitteln ein paar Wochen oder Monate dauern.

Es liegt jedoch alles in eigenem Ermessen. Viele übergewichtige und adipöse Menschen können sich nicht für diese natürliche und gesunde Möglichkeit entscheiden, und das nur deswegen, weil sie einfach keinen Zugang zu Informationen über Nahrungsmittel, Heilung, Gewichtsabnahme und Ernährung haben.

Sie wissen daher nicht, dass es eine vollkommen natürliche Möglichkeit gibt, zu einem natürlichen und gesunden Leben zurückzukehren, und zwar ohne eine bariatrische Operation.

Lassen Sie es mich so ausdrücken. Sich zu Tode zu hungern ist kein gesundes und natürliches Konzept, Gewicht zu verlieren. Der menschliche Körper hat kein überschüssiges Magen- oder Darmgewebe.

Niemand wird mit überschüssigem Magengewebe geboren, was zulassen würde, dass drei Viertel dieses Organs entfernt werden.

Die Umkehrung von Adipositas stellt eine ernährungs- und verhaltensbedingte Herausforderung dar. Man kann sie nicht einfach „beheben", indem man lebenswichtige Organe aus dem Körper entfernt.

7 An Zucker hängen?

1. Saccharose-Schock

Es handelt sich um einen mit Zucker überzogenen Mythos, dass die westliche Welt mit Verbreitung des Fernsehens von der Behauptung angetan war, dass Zucker eine sofortige und gute Energiequelle ist. Nun ja, das ist zwar wahr, jedoch mit Ausnahme eines durch die weißen Körnchen geschickt getarnten Wortes – raffiniert.

Dieses Wort bedeutet Probleme, große Probleme. Und seine Wirkung auf den Gaumen ist so stark, dass raffinierter Zucker zu einem der wesentlichen Bestandteile der amerikanischen Adipositas-Epidemie geworden ist.

Im Rahmen dieser Zuckerdebatte werden wir uns den Mythos näher anschauen, dass es sich bei Zucker um eine natürliche Zutat handelt. Außerdem werden wir die jüngsten Forschungsergebnisse überprüfen, dass raffinierter Weißzucker für den Körper schädlicher ist, als Forscher bisher angenommen haben.

Im Verlauf dieses Kapitels werden wir auch über einen anderen Süßstoff – hoch konzentrierte Dextrose (Traubenzucker) – sprechen. Wir werden darüber sprechen, warum er für Amerika einen derartigen „Fund" darstellt und warum „Subventionen" manchmal nichts weiter als „Bestechungsgelder" sind.

Raffinierter Weißzucker ist eine häufige Zutat in Nahrungsmitteln und wird häufig auch als „Tischgewürz" verwendet. Davon gehen die meisten Menschen zumindest aus. Fakt ist jedoch, dass raffinierter Zucker auch häufig in Brot, Frühstückszerealien, Mayonnaise, Salatdressings, Erdnussbutter, Ketchup, Spaghettisoße, Mikrowellengerichten und einer Vielzahl anderer verarbeiteter Lebensmittel verwendet wird.

Aber warum ist raffinierter Zucker so schädlich für unsere Gesundheit? Es gibt verschiedene Arten von Zucker – Glukose (in Getreide, Obst und Pflanzen); natürlicher Blutzucker, sowie (ebenfalls künstlich hergestellt) Fruktose (Fruchtzucker), Laktose (Milchzucker), Maltose (Malzzucker) und Dextrose (synthetisch aus Stärke hergestellter Traubenzucker).

Saccharose kommt auf natürliche Weise in vielen grünen Pflanzen vor, darunter verschiedene Arten von Palmen, Zuckerahorn, Rote Bete und Zuckerrohr. Zuckerrohr und Rote Bete sind die kommerziell bedeutendsten Quellen.

Wenn das Wort „Saccharose" auf Lebensmitteletiketten auftaucht, bezieht es sich jedoch in der Regel auf ein werkseitig hergestelltes Produkt aus mit Schwefeldioxid, Phosphorsäure und Kalziumhydroxid behandeltem Zuckerrohrsaft. Es handelt sich hierbei um Chemikalien, auf die der Körper sehr gut verzichten könnte.

Das liegt daran, dass raffinierter Weißzucker „leere" Kalorien im Körper ablagert. Man nennt sie auch „nackte" Kalorien, da dem Zuckerrohrsaft während des Raffinationsprozesses seine Nährstoffe – Vitamine, Mineralstoffe, Salze, Ballaststoffe und Proteine – entzogen werden.

Wenn Sie also irgendetwas mit raffiniertem Zucker essen oder trinken, schütten Sie sich buchstäblich mit Kalorien ohne jegliche Nährstoffe zu. Sicher schmecken das Essen, der Tee und der Kuchen köstlich. Denken Sie jedoch daran, wie sie Ihre Gesundheit ruinieren.

Machen Sie keinen Fehler. Ihr Körper wird durch diese kleinen weißen Würfel oder Kristalle, denen ihre Lebenskraft entzogen wurde, buchstäblich so aufgeregt, dass er einige Notfallmaßnahmen ergreift, um sich zu schützen. Mit jedem weiteren Löffel Raffinade-Zucker sind Sie einer Typ-2-Diabetes-Adipositas- und Herzerkrankung einen Schritt näher.

Wenn Sie Speisen oder Getränke zu sich nehmen, die Raffinade-Zucker als Süßungsmittel enthalten, führt der Zucker, der in Ihren Körper gelangt, zu einem sofortigen chemischen Ungleichgewicht. Das kommt daher, weil Raffinade-Zucker, im Gegensatz zu Lebensmitteln und Gemüse, frei von Vitaminen und Mineralstoffen ist.

Raffinade-Zucker macht das Blut aufgrund seiner chemischen Zusammensetzung sauer und verändert den Säure-Basen-Haushalt. Da dieses Gleichgewicht sensibel ist und vorsichtig gepflegt werden will, beginnt der Körper fast augenblicklich auf seine Natrium-, Kalium- und Magnesium-, Kalzium- (aus den Knochen und Zähnen) und Vitamin-B-Reserven aus dem Nervensystem zurückzugreifen, um das erforderliche Säure-Basen-Gleichgewicht des Blutes wiederherzustellen.

Wenn raffinierte Zucker regelmäßig und in großen Mengen in Form von verarbeiteten Lebensmitteln, Süßigkeiten, Keksen und Cola konsumiert werden, erleidet Ihr Körper eine Überdosis dieses Süßungsmittels und beginnt, den überschüssigen Zucker in der Leber in Form von Glykogen abzulagern.

Wenn die Leber nicht mehr aufnahmefähig ist, setzt sie zusätzliches Glykogen in Form von Fettsäuren in die Blutbahn frei, die in Bauch, Po, Brüsten und Oberschenkeln oder Fettzellen eingelagert werden.

Wenn Sie Cola und Kekse zu einem festen Bestandteil Ihrer Ernährung machen, werden Fettsäuren in Organe wie Herz und Nieren umgeleitet. Diese Organe verstopfen, sammeln in ihrem Umfeld Fettgewebe an und beginnen als Nächstes damit, sich zu zersetzen.

Schließlich ist das Kreislauf- und Lymphsystem überlastet und die Toxizitätskrise weitet sich aus, bis sie schließlich leicht nachlässt.

Der durch raffinierten Zucker (wie auch durch raffinierte Kohlenhydrate) entstehende Zuckerschlag erzeugt einen abrupten und starken Anstieg des Blutzuckers. Dies führt zu einer plötzlichen Freisetzung von Insulin aus der Bauchspeicheldrüse, um die plötzlich im Blut angestiegene Glukose in die Körperzellen zu transportieren. Infolgedessen kommt es zu einem plötzlichen Rückgang des Blutzuckers, den der Körper als „Hungersnot" wahrnimmt.

Diese plötzlichen Anstiege und Zusammenbrüche führen in Verbindung mit Mikronährstoffen im Blut zu Heißhungerattacken. Beachten Sie bitte, dass Gelüste nicht das Ergebnis von mangelnder Ernährung sind (das ist Mangelernährung). Sie werden vielmehr von einem Ungleichgewicht der aufgenommenen Nährstoffe verursacht. Auf diese Art fordert der Körper ein, was Sie ihm geraubt haben.

Die Ironie daran ist, dass Ihr Körper nach mehr Zucker (oder Kohlenhydraten) verlangt. Aber anstatt den Zucker oder die Kohlenhydrate in ihrer benötigten Form (organisch und ganzheitlich) aufzunehmen, füttern wir unseren Körper mit noch mehr raffiniertem Zucker (und raffinierten Kohlenhydraten), wodurch wir einen Mangelkreislauf erzeugen, der zu *weiteren* Mängeln führt.

Wenn sich diese Kapriolen über mehrere Jahre hinweg fortsetzen, wird das Gleichgewicht zwischen Insulin und Blutzucker dauerhaft gestört. Das führt letztendlich dazu, dass Ihr Körper resistent gegen Insulin wird. Somit sind Sie jetzt nicht nur übergewichtig, sondern erkranken wahrscheinlich auch an Diabetes, da die Insulinresistenz im Mittelpunkt der Typ-2-Diabetes steht.

Bei manchen Menschen kann der übermäßige Verzehr von Raffinade-Zucker im Laufe der Jahre auch zu Hypoglykämie führen. Ja, Zucker kann zu einem schweren Zuckermangel (im Blut) führen! Das geschieht, weil während eines Zuckerschlags erhöhte Insulinkonzentrationen so schnell Glukose aus der Blutbahn schwemmen, dass dies zu einem gefährlichen Abfall des Blutzuckerspiegels führen kann.

Und hier ist noch nicht Schluss. Raffinierter Zucker beeinträchtigt auch den Cholesterin- und Fettsäuren-Metabolismus, was zu erhöhten Serum-Triglyceridspiegeln führt.

Dadurch wird das Immunsystem des Körpers geschwächt und macht schlapp. Und warum ist das so? Wenn der Blutzuckerspiegel den gesunden Grenzwert überschreitet, konkurrieren Glukose-Moleküle mit Vitamin-C-Molekülen darum, in die Zellen zu gelangen. Das ist so, weil sowohl Glukose- als auch Vitamin-C-Moleküle eine ähnliche chemische Struktur aufweisen. Zu einem bestimmten Zeitpunkt gewinnt die Glukose unweigerlich die Oberhand.

Da Vitamin C die weißen Blutkörperchen gesund hält, führt der Entzug dieses lebenswichtigen Vitamins dazu, dass Ihr Immunsystem geschwächt wird und dass Sie anfällig für Krankheiten werden.

Vitamin C erleichtert auch den Fettstoffwechsel und schützt das Gewebe vor Schäden durch freie Radikale. Außerdem stärkt es das Nervensystem, indem es bestimmte Aminosäuren in Neurotransmitter umwandelt. Es unterstützt die Wundheilung, bekämpft Entzündungen und Schmerzen und wird für gesunde Knochen benötigt.

Indem Sie zu große Mengen Kuchen und Kekse essen, die Sie anschließend mit einer Dose Cola herunterspülen, stellen Sie die Weichen für Krankheiten – für jede Art von Krankheit.

Die Zuckerlobby ist umso glücklicher, je mehr Zucker Sie konsumieren. Und der Erste Weltkrieg lieferte ihr die perfekte Gelegenheit, ihr Argument, dass

Zucker eine sofortige Energiequelle darstellt, zu festigen. Daher kehren wir zum Mythos zurück, mit dem wir dieses Kapitel eröffnet haben.

Raffinade-Zucker liefert innerhalb weniger Minuten einen „Energieschub". Vergleichen Sie dies mit der allmählichen Freisetzung von Glukose durch den relativ langsamen Verdauungsprozess und die Verstoffwechselung komplexer Zucker und Stärken aus Gemüse und Vollkornprodukten.

Man versorgte die Soldaten im Krieg mit Zucker, um die Energie im Kampf zu steigern. Gleichzeitig förderte man damit auch die Halbwahrheit, dass Zucker ein großartiger Ausdauer-Brennstoff ist.

Unglücklicherweise sind wir zu der Auffassung gelangt, dass es sich beim menschlichen Körper um eine Art Bankkonto handelt. Daran trägt das Amerika der 1920er-Jahre die Schuld. Zu dieser Zeit wurde die Verbindung zwischen Adipositas und Diabetes deutlich. Und für die Ärzte waren die Schuldigen für diese Verbindung die Kalorien.

So kamen Kalorienzählen, wie übrigens auch Abnehmprodukte, Abnehm-Handbücher und „Gewichtsreduktions-Experten" in Mode. Kalorienzählen wurde in der Tat so etwas wie eine nationale Angelegenheit.

Dieser Trend hält sich, sehr zur Freude der Lebensmittel- und Getränkehersteller, bis heute. Sie verwenden den Begriff „Kalorien", um den Rest der giftigen Inhaltsstoffe, die sie ihren verarbeiteten und verpackten Lebensmitteln beimischen, zu tarnen. Und die schlecht informierte Öffentlichkeit lässt sich seit mehr als vierzig Jahren von diesem Geschwafel buchstäblich ausnutzen.

Diese Trickserei lasst sich am besten anhand von Nahrungsmitteletiketten veranschaulichen (mit stillschweigender Zustimmung der Food and Drug Administration/FDA), die bewusst so gestaltet sind, *dass sie* den Kunden irritieren.

Hier ein routinemäßig verwendeter Trick, wie Nahrungsmittelhersteller die raffinierten Zucker in ihren Lebensmitteln kaschieren: Sie zählen den Zucker auf den Etiketten eines Produkts, das sowohl raffinierte Zucker als auch Kohlenhydrate enthält, zu den Kohlenhydraten hinzu. (Denken Sie daran, dass Kohlenhydrate wie Kartoffeln, Reis und Weizen Zucker und Stärke enthalten.) Köstlich hinterhältig, nicht wahr?

Tatsache ist, dass mehr als die Hälfte der Kohlenhydrate, die Sie durch verarbeitete Nahrungsmittel zu sich nehmen, aus werksmäßig hergestellten

Zuckern (Saccharose, Maissirup usw.) bestehen, die den Nahrungsmitteln als Süßungsmittel beigemischt wurden.

Wussten Sie außerdem, dass die folgenden gebräuchlichen Nahrungsmittel in Ihrem Supermarkt raffinierte Zucker enthalten? Konservenprodukte wie Obst, Gemüse und Tomatensaft, Zerealien, Suppen, einige Arten Fleisch, Erdnussbutter, Pizza, Salatdressing und Spaghettisoße. Sogar ein Löffel Ketchup enthält einen Teelöffel verarbeiteten Zucker. Damit enthält ein Hamburger eine recht großzügige Portion dieser raffinierten Chemikalie.

Wenn das für Sie noch nicht entsetzlich genug ist, dann lesen Sie weiter und stoßen Sie dabei auf einige atemberaubende Fakten über einen weiteren Liebling der Lebensmittelindustrie – Maissirup.

2. Fructose: Mais-Schwindel

Die 1970er-Jahre stellten einen Wendepunkt sowohl für die amerikanische Lebensmittelindustrie als auch für den Durchschnittsamerikaner dar. Man bezeichnet die 70er-Jahre immer als das Jahrzehnt, in dem japanischen Wissenschaftlern eine bahnbrechende Entdeckung gelungen ist (wie man Maisstärke künstlich in ein köstliches Süßungsmittel verwandeln kann, das auch den Geschmack von Nahrungsmitteln und Getränken steigert und, aufgrund seiner konservierenden Wirkung, deren Haltbarkeit erhöht).

Man nannte diese neue Entdeckung high-fructose corn syrup oder abgekürzt HFCS (in Deutschland wird er als Fruktose-Glukose-Sirup bezeichnet). Dieses Süßungsmittel wurde zum schlimmsten Feind im Kampf der Amerikaner gegen die Adipositas.

Aber es war mehr als seine chemischen Eigenschaften dafür verantwortlich, dass dieses Süßungsmittel so erfolgreich wurde. Der Erfolg von HFCS beruht eher auf seiner Wirtschaftlichkeit, die sich für die Nahrungsmittelindustrie, die amerikanische Regierung und für den Verbraucher gerechnet hat.

Endlich hatte man einen Süßstoff gefunden, von dessen Wirtschaftlichkeit jeder profitierte. Etwas, was teuren Rohrzucker ersetzen könnte. Etwas, was man dann als Hauptsüßungsmittel in verarbeiteten Lebensmitteln und Getränken verwendet hat.

Rohrzucker wird von den USA importiert und die hohen Zollgebühren schmälerten die Gewinne der Nahrungsmittelindustrie. Maisstärke wurde andererseits bereits aus einheimischen Pflanzen hergestellt (Mais ist eine der wichtigsten Nutzpflanzen der USA). HFCS bedeutet für alle eine erhebliche Kosteneinsparung!

3. Was ist HFCS?

Zunächst einige Grundlagen. Da Fruktose ein natürlicher Zucker ist, ist sie in Obst ausreichend vorhanden. Sie sorgt dafür, dass Obst süß schmeckt. Obst enthält jedoch auch viele Ballaststoffe (neben anderen natürlichen Nährstoffen), die die Freisetzung dieser natürlichen Süßstoffe und Energiequellen in die Blutbahn regeln.

Die Fruktose in HFCS ist ganz und gar nicht natürlich. Genau genommen hat sie überhaupt nichts mit der Fruktose in Obst gemein. Es handelt sich hierbei um ein synthetisch hergestelltes Molekül, welches aus Enzymen hergestellt wird, die die Glukose in Maisstärke und den Maissirup in etwas verwandeln, das die Lebensmittelindustrie „Fruktose" nennt.

Der während dieses Prozesses entstandene Sirup ist 90 %ige Fruktose, die mit unbehandeltem Sirup (der nur aus Glukose besteht) zu einer Masse weiterverarbeitet wird, die zu 42 % oder 55 % aus Fruktose besteht. Der Rest ist Glukose.

Haushaltszucker oder raffinierter Weißzucker besteht in einer ähnlichen Zusammensetzung aus Glukose und Fruktose. Der Unterschied besteht darin, dass HFCS in fast jedem kohlesäurehaltigen und fruchtigen Getränk enthalten ist, das Sie zu sich nehmen (außer es enthält den sogar noch schädlicheren künstlichen Süßstoff namens Aspartam) und dass es vielleicht noch suchterzeugender ist als raffinierter Weißzucker.

Da HFCS ein Hauptbestandteil von Limonade ist, trinken Sie Ihre Kalorien eher (teelöffelweise mit jedem Getränk), anstatt sie langsam mit der Nahrung aufzunehmen, wie es von der Natur vorgesehen war.

4. Warum bedeutet HFCS süße Probleme?

Das Problem mit HFCS liegt darin, dass es schneller (schneller als Raffinade-Zucker) in Fette und Triglyzeride verstoffwechselt wird. Außerdem sind seine schädlichen Stoffwechselwirkungen höher, da die meiste Fruktose in flüssiger Form – als Fruchtsaft oder Limonade – aufgenommen wird.

Im Gegensatz zu Raffinade-Zucker stoppt HFCS nicht den Appetit. Er macht den Körper resistent gegen das „Sättigungshormon" Leptin, welches für die Regulierung des Appetits zuständig ist.

Somit erfreuen sich Ihre Geschmacksknospen zwar bei jeder bearbeiteten Mahlzeit, die Sie zu sich nehmen – Kuchen und Kekse, Marmelade, Backwaren, Joghurt und sogar Brot und Fleisch –, an etwas Üppigem, Ihr Magen und Ihr Dünndarm füllen sich jedoch mit einer Substanz, die aus ernährungsphysiologischer Sicht inhaltlos ist und Adipositas, das metabolische Syndrom, Diabetes, Nierenerkrankungen, Osteoarthritis und andere Erkrankungen fördert. *Und* das macht süchtig, weil Sie nie genau wissen, wann Ihr Körper genug gegessen hat!

Neuere Studien zeigen, dass HFCS mehr Schaden anrichten kann, als bisher angenommen. Zwei Forschungsstudien, deren Ergebnisse im September 2009 veröffentlicht wurden, haben eine Verbindung zwischen HFCS und Bluthochdruck gefunden.

HFCS und Bluthochdruck: Wissenschaftler der University of Colorado Denver führten ihre Untersuchungen im Hospital General Mateu Orfila in Spanien durch, wo sie 74 Männer beobachteten, denen man zusätzlich zu ihrer normalen Ernährung pro Tag 200 Gramm Fruktose verabreichte. Diese Menge lag deutlich über den 50–70 Gramm Fruktose, die die meisten Amerikaner täglich konsumieren.

Als sie im September ihre Ergebnisse vor der American Heart Association präsentierten, zeigten die Forscher, dass die Gruppe von Männern, die zusätzliche Fruktose erhielt, einen signifikanten Anstieg des Blutdrucks aufwies, während die Gruppe von Männern, die keine zusätzliche Fruktose erhalten hatte, normale Blutdruckwerte zeigte.

Eine andere Gruppe von Forschern in Ohio untersuchte die Auswirkungen eines Fruktose-Wasser-Gemischs, das man Mäusen verabreicht hatte. Nach Ausweitung der Ergebnisse auf den Menschen kamen die Forscher zu dem Schluss, dass Menschen, die abends Junkfood und Limonaden konsumieren, eher zunehmen, als Menschen, die diese Nahrungsmittel nicht konsumieren.

HFCS und Lähmung: In der Mai 2009-Ausgabe des International Journal of Clinical Practice wurde darüber berichtet, dass Cola und verarbeitete Nahrungsmittel, die Fruktose enthalten, auch zu Muskelermüdung und in einigen Fällen zu Muskellähmungen führen können. Nach Angaben des Forscherteams der Universität Ioannina in Griechenland führt der übermäßige Konsum von Cola zur Entstehung von Hypokaliämie oder gefährlich niedrigen Blutkaliumspiegeln.

Nach Aussage von Dr. Moses Elisaf, dem Autor der Forschungsarbeit, kann dieser Zustand entweder durch die Fruktose oder das Koffein in Colagetränken oder durch beide Zutaten ausgelöst werden. Die Studie deutet auf Koffein als Hauptschuldigen hin, obwohl man die Fruktose aufgrund ihrer Tendenz, Durchfall zu verursachen, als Ursache nicht ausgeschlossen hat.

Chronische Cola-Trinker, die unter folgenden Zuständen leiden, sind besonders anfällig für eine Verlagerung des Elektrolytungleichgewichts, was einen niedrigen Kaliumspiegel zur Folge hat: kardiale Ischämie, Herzfehler und linksventrikuläre Hypertrophie.

In einem späteren Kapitel *(Kapitel 12: Aktivieren, nicht trainieren)* gehe ich naher darauf ein, warum Koffein ein Neurotoxin ist. Hier noch mehr schlechte Nachrichten: Chronische Cola-Trinker sind anfällig für einen Koffeinrausch, der sich in Form von Nervosität, Angst, Unruhe, Schlaflosigkeit, Zittern, Herzrasen oder Tachykardie, Ruhelosigkeit und Auf- und Abschreiten äußert. In seltenen Fällen kann er auch zum Tod führen.

Zucker und Gene: Vielleicht haben die Wissenschaftler eine Fülle von Details über den menschlichen Körper enträtselt, als im Jahr 2003 die Ergebnisse des Humangenomprojekts veröffentlicht wurden. Die Doppelhelix, die die genetischen Informationen der Spezies verschlüsselt, ist noch weit davon entfernt, völlig verstanden zu werden.

Beispielsweise gaben Forscher des australischen Baker IDI Heart and Diabetes Institute im Januar 2009 bekannt, dass sich Ihre Gene jedes Mal, wenn der Körper einen „Zuckerschlag" durchlebt, was immer der Fall ist, wenn Sie eine Dose Cola trinken oder verarbeitete Nahrungsmittel zu sich nehmen, bis zu zwei Wochen daran erinnern können.

Die Forscher, deren Ergebnisse im Journal of Experimental Medicine veröffentlicht wurden, erklären, dass eine plötzliche Aufnahme von Raffinade-Zucker oder HFCS die natürlichen Stoffwechselprozesse des Körpers, die normalerweise den Körper vor Diabetes und Herzerkrankungen schützen, verändern.

Der Studie zufolge dauern diese Veränderungen noch lange an, nachdem der eigentliche „Schlag" auf genetischer Ebene stattgefunden hat, und wenn die ungesunden Ernährungsgewohnheiten fortgesetzt werden, könnte die menschliche DNA sogar dauerhaft verändert werden.

Die Studie bezieht sich auf zeitweilige Vermutungen von Forschern auf dem Gebiet der Epigenetik – dass unsere Gene mit grundlegenden Programmierungen versehen sind, die uns zu Menschen machen. Die genetische Ausprägung bzw. die Art und Weise, wie sich Ihre Gene ausdrücken, kann jedoch durch Faktoren in Ihrer Umgebung, wie Ihre Ernährungsweise, chronischen Stress, Schlafgewohnheiten und sogar durch Ihre Denkweise verändert werden.

Schleckermäulchen = süße Zunge? Sie haben sicherlich schon von Klischees über Menschen gehört, die gerne naschen. Allerdings haben Wissenschaftler am Penn State College of Medicine nun darauf hingewiesen, dass zumindest einige adipöse Menschen „Schleckermäulchen" sein könnten.

Die Forscher, deren Ergebnisse im November 2008 im Journal of Neurophysiology veröffentlicht wurden, untersuchten die Geschmacksempfindlichkeit bei schlanken und adipösen Ratten.

Sie taten dies, indem sie Unterschiede bei der Verarbeitung verschiedener Geschmäcker im Pontine Parabrachial Nucleus oder dem Teil des Gehirns, der zur Weiterleitung von Informationen von der Zungenoberfläche zum Gehirn Nervenzellen verwendet, beobachteten.

Sie fanden heraus, dass adipöse Ratten anders auf verschiedene Saccharosekonzentrationen reagierten als normalgewichtige Ratten. Wenn man die Ratten mit geringen bis mittleren Saccharosemengen gefüttert hatte, reagierten die Nerven (Geschmacksnerven) ihrer Zunge nur halb so empfindlich auf den Zucker als die der schlanken Ratten. Wenn man sie jedoch mit höheren Saccharosekonzentrationen fütterte, reagierten ihre Zungen empfindlicher auf den Zucker als die der schlanken Ratten.

Die Forscher kamen zu dem Schluss, dass adipöse Ratten, wenn man ihnen geringe und mittlere Saccharosekonzentrationen fütterte, nach mehr verlangten, weil das „Süßsignal“ von ihren Zungen für das Gehirn zu schwach war, um es wahrzunehmen. Infolgedessen musste das Gehirn und somit auch die Ratte mehr Saccharose konsumieren, bevor das Gehirn entscheiden konnte, dass der Körper satt ist.

Was bedeutet das für den Menschen? Die meisten verarbeiteten Lebensmittel, die HFCS und Raffinade-Zucker enthalten, sind nicht schrecklich süß, zumindest nicht für die Geschmacksnerven. Kann es sein, dass die Zungen adipöser Menschen ebenso wenig empfindlich auf Saccharose reagieren können, wie die der Ratten, was dazu führt, dass sie größere Mengen dieser Nahrungsmittel essen, bevor das Gehirn letztendlich die Nachricht erhält?

Diese Hypothese bezieht sich auf ein weiteres Adipositas-Problem. Bei adipösen Menschen sind die Dopaminspiegel für gewöhnlich niedriger als normal. Dopamin ist der Neurotransmitter, der das Belohnungs- oder „Glückszentrum“ des Gehirns aktiviert.

Bei niedrigen Dopaminspiegeln neigen adipöse Menschen dazu, mehr Nahrungsmittel, die sie gerne mögen (auserlesene verarbeitete und süße Lebensmittel und gezuckerte Getränke), zu sich zu nehmen, um sich „vollkommen satt“ zu fühlen.

Dies trägt zum chronischen Konsum von Nahrungsmitteln und Getränken bei, die Adipositas fördern und später zu Problemen wie Insulin und Leptin resistenz führen.

Heißt das, dass adipöse Menschen weniger Geschmacksnerven oder gestörte Geschmacksnerven haben? Einige Forscher haben herausgefunden, dass sich Leptin, das Hormon, das durch die Fettzellen des Körpers produziert wird und das die Sättigungsreaktion steuert, an die Geschmacksrezeptoren der Zunge bindet.

Ein großer Prozentsatz übergewichtiger Menschen ist ebenfalls leptinresistent, was bedeutet, dass die Sättigungssignale des Gehirns nicht richtig arbeiten und dass das Gehirn nicht in der Lage ist, ihren Appetit abzustellen, wenn ihr Blutzuckerspiegel ansteigt.

Daher ist die verminderte Empfindlichkeit für Zucker und bearbeitete Nahrungsmittel kein Ausfall des Geschmacksinns an sich, sondern vielmehr das Ergebnis der Insulinresistenz.

Lebensmitteletiketten: süßes Durcheinander

Ausgerechnet, als die Zuckerlobby glaubte, ihren sagenumwobenen Kampf gegen die Maislobby im Jahre 2008 letztendlich gewonnen zu haben, wendete sich die Letztere an die Vermittlungsdienste der FDA, um süße Rache zu nehmen. Aber seit wann ist die FDA ein unparteiischer Schiedsrichter im Kampf um die Vorherrschaft auf den Lebensmitteletiketten – oder für den amerikanischen Geschmack und die amerikanische Brieftasche?

Die Hersteller verarbeiteter Lebensmittel, die Zuckerlobby und die Maislobby haben die amerikanische Öffentlichkeit gemeinschaftlich dazu verleitet, ihnen ihre Lügengeschichten über einen Zeitraum von mehreren Jahrzehnten hinweg buchstäblich abzukaufen.

Einer der wichtigsten „Preise“ im Kampf um den Platz auf Lebensmitteletiketten ist das Wort „natürlich“. Angesichts der wachsenden Sensibilisierung der amerikanischen Bevölkerung über die schädlichen Auswirkungen verarbeiteter Lebensmittel haben die Lebensmittelhersteller versucht, „zur Natur zurückzukehren“ und „naturrein“ zu werden, zumindest auf den Lebensmitteletiketten.

Die Hersteller von Raffinade-Zucker behaupten seit einiger Zeit, dass ihre Inhaltsstoffe „aus natürlichen Zutaten hergestellt sind“. Wenn Sie diese Behauptung sorgfältig durchlesen, werden Sie feststellen, dass sie sowohl wahr als auch falsch ist.

Raffinade-Zucker wird tatsächlich aus natürlichen Zutaten – Zuckerrohr oder Zuckerrüben – hergestellt, auch wenn das Endprodukt 90 % seines Zuckerrohrs und Rübenzuckers und jeder Spur von Vitaminen und Mineralstoffen beraubt ist. Der Zuckerlobby ist es jedoch mithilfe kluger Werbung gelungen, uns glauben zu machen, dass „raffinierter“ Zucker natürlich *ist*.

Verärgert über die ganze Aufmerksamkeit, die dem Zucker über die Jahre hinweg zuteilwurde, hat die *Corn Refiners Association* (Vereinigung der amerikanischen Getreideraffineriegesellschaften) im Jahre 2008 eine Multi-Millionen-Dollar-Werbekampagne in Gang gesetzt, um das Image ihres viel geschmähten Maissirups aufzupolieren und den Adipositas verursachenden Zusammenhang zu übertünchen.

Für die Kampagne mit dem Slogan *„And Now* A Little Food for Thought“ (und jetzt ein bisschen Stoff zum Nachdenken) hat die Vereinigung 20–30 Millionen

Dollar ausgegeben. Hierbei schalteten sie unter anderem auch in mehr als einem Dutzend großer Zeitungen ganzseitige Anzeigen, in denen sie behaupteten, dass HFCS „nicht schlechter für Sie sei als Zucker".

Und das trotz der Tatsache, dass Maiszüchter rund 40 Milliarden Dollar Bundessubventionen erhalten, sodass Maissirup das bevorzugte Süßungsmittel vor Rohrzucker bleibt.

Es scheint jedoch so, dass die Zuckerlobby mithilfe einiger der größten Nahrungsmittelhersteller erfolgreich zurückschlagen konnte. Diese Nahrungsmittelhersteller ersetzten den HFCS in ihren Produkten durch altmodischen Zucker und nutzten diesen Schritt als Verkaufsargument.

Die Firma ConAgra verwendet beispielsweise jetzt nur noch Zucker oder Honig in ihren Tiefkühlgerichten und die Firma Kraft Foods hat HFCS aus ihren Salatdressings entfernt. Pizza Hut und Pepsi haben ebenfalls HFCS aus einigen ihrer Produkte entfernt und ihn durch Zucker ersetzt.

Diese Entwicklung fiel mit zwei großen Werbekampagnen, eine aus dem Jahr 2003 und eine aus dem Jahr 2007, zusammen, die von der US-amerikanischen Sugar Association in Auftrag gegeben wurden, um, wie Sie bereits ahnen werden, für Zucker als „natürliche" Zutat zu werben.

Die Kampagnen, die von mehr als einem Dutzend Zuckerunternehmen unterstützt wurden, hießen „Zucker, von Natur aus süß". Die Zuckerunternehmen versuchten auf diese Art darauf hinzuweisen, dass Zucker in Gemüse und Obst vorhanden und daher natürlich ist.

Die erste Kampagne startete im Jahre 2003, nach drei Jahrzehnten, in denen der Zucker mehr und mehr in der amerikanischen Ernährungsweise durch HFCS ersetzt wurde. Der Konsum dieser beiden Süßstoffe führte (laut Angaben des US-amerikanischen Landwirtschaftsministeriums) noch im Jahre 2003 zu einem weiteren Konkurrenzkampf.

Also, was ist laut FDA „natürlich"? Nach Angaben der FDA ist „ein *natürliches* Produkt ein Produkt, dem keine künstlichen oder synthetischen Substanzen zugesetzt wurden, die man im Essen normalerweise nicht erwarten würde – einschließlich künstlicher Aroma- und Farbstoffe und unabhängig ihres Ursprungs".

Anders ausgedrückt bedeutet das, dass die FDA laut Code of Federal Regulations, Title 21, § 101.22, den Gebrauch des Begriffs „natürlich" nicht einschränkt, außer für Produkte, die Farbstoffe, synthetische Substanzen und Aromastoffe enthalten.

Mit den beiden zuvor genannten Abschnitten gibt es einige Probleme. Das Hauptproblem ist, dass sie einfach zu ungenau sind. Schließlich sind Raffinade-Zucker und HFCS, obwohl sie nichts Natürliches an sich haben, weder Lebensmittelfarbstoffe noch Aromastoffe.

Dennoch gab die FDA eine überraschende Stellungsnahme ab, als sie im April 2008 erklärte, dass HFCS nicht „natürlich" ist. Bei der FDA waren zwei Petitionen eingegangen – eine von der Sugar Association und die andere vom Bäckereiunternehmen Sara Lee –, auf die sie jedoch nicht geantwortet hat.

Im Anschluss daran gab Geraldine June, Supervisor im Bereich Produktauswertung und Warenkennzeichnung des FDAs Office of Nutrition, Labeling and Dietary Supplements, in Erwiderung auf eine Petition einer Ernährungs-Website bekannt: Wir sind gegen die Verwendung des Begriffs „natürlich" bei einem Produkt, das HFCS enthält, da es unter Verwendung synthetischer Bindemittel hergestellt wird. Die Verwendung synthetischer Bindemittel in der Enzymherstellung, die dann zur Herstellung von HFCS verwendet werden, steht nicht im Einklang mit unseren *(…)* Richtlinien über die Verwendung des Begriffs „natürlich".

Gerade als die Sugar Association dieses Ergebnis feierte, änderte die FDA aus unerklärlichen Gründen ihre Meinung. Das war nur drei Monate nach ihrem vorherigen Sinneswandel. Dies geschah, nachdem die rivalisierende Com Refiners Association von der FDA eine weitere Verdeutlichung ihres Standpunkts verlangte. Die FDA gab eine geschickte Erklärung ab.

Nachdem sie ihre Aussage, die sie drei Monaten zuvor getätigt hatte, revidiert hatte, sagte Geraldine June, dass HFCS als „natürlich" angesehen werden kann, wenn man zu seiner Herstellung das von der Archer Daniels Midland Company vorgestellte Herstellungsverfahren anwendet.

Während dieses Verfahrens bleiben die Enzyme, die man zur Herstellung von HFCS benötigt, mithilfe eines synthetischen Bindemittels namens Glutaraldehyd an einer Trennsäule haften. Dieser Stoff kommt jedoch nicht in Kontakt mit dem Dextroseäquivalent Maisstärkehydrolysat und kann daher nicht *„als Bestandteil oder Beimischung von HFCS angesehen werden"*, so die „Klarstellung" von Geraldine June.

Sie fügte hinzu: „Allerdings würden wir die Verwendung des Begriffs „natürlich" für ein Produkt, das HFCS enthält, dem eine synthetische Substanz, wie beispielsweise ein synthetisches Bindemittel, beigemischt wurde oder das solch eine Substanz enthält, vermeiden."

Die Sicherung von Marktanteilen für „natürliche" Süßungsmittel ist ein milliardenschwerer Kampf und sowohl Zuckermüller als auch Maisbauern haben sehr tiefe Taschen. Die Frage lautet daher, ob die FDA das moralische Recht hat, die Bevölkerung bewusst zu verwirren, obwohl sie doch eigentlich dazu da ist, die amerikanischen Verbraucher vor jenen gefährlichen Inhaltsstoffen zu schützen, die Lebensmittelhersteller ihren Lebensmitteln beimischen?

8 Einen Fehler korrigieren

1. Der Cholesterin-Mythos

Wie die Pharmaindustrie Krankheiten doch liebt! Besser noch, sie freut sich hämisch darüber, Mythen zu erzeugen. Mythen, die dermaßen ausgeklügelt sind, dass viele von ihnen zu Prüfsteinen der modernen Medizin wurden.

Das ist der Grund, vvarum die meisten von uns das „C"-Wort – „Cholesterin" – fürchten. Uns wird immer wieder gesagt, das Cholesterin schlecht für die Gesundheit sei und zu Adipositas und verschiedenen Arten kardiovaskulärer Erkrankungen, wie Asystolie oder Schlaganfall, führt.

Im nächsten Schritt erklärt man uns, dass es zwei Arten von Cholesterin gibt – „gutes" Cholesterin und „schlechtes" Cholesterin. Dann sagt man uns, dass hohe Cholesterinwerte die Hauptursache für Herzerkrankungen sind.

Und schließlich der Clou: Die moderne Medizin behauptet, dass bestimmte Medikamente erhöhte Cholesterinspiegel senken können und dass dadurch das Risiko für Herzerkrankungen erheblich gesenkt werden kann.

Was wäre nun, wenn ich Ihnen sagen würde, dass vieles davon eigentlich nicht wahr ist? Was, wenn ich sagen würde, dass Raffinade-Zucker, nicht Cholesterin, im Wesentlichen für Gefäß- und Koronarerkrankungen verantwortlich sind?

Aber lassen Sie uns am Anfang beginnen. Lassen Sie uns beginnen, indem wir die Verbindung zwischen Cholesterin und Herzerkrankungen durchbrechen und die Mythen erkunden, die das Cholesterin zum „Bösewicht" bei Adipositas und Koronarerkrankungen gemacht haben.

Was ist Cholesterin? Cholesterin ist eine wachsartige, fettähnliche Substanz, die aus zwei Quellen stammt: aus Ihrer Nahrung und Ihrer Leber. Nahrungsmittel wie tierisches Protein, Geflügel und Molkereiprodukte sind gute

Cholesterinquellen. Die andere Quelle ist die Leber, die sowohl Cholesterin produziert, wenn der Körper es benötigt, als auch die Menge des Cholesterins in der Blutbahn regelt.

Das Gute, das Schlechte: Uns wurde immer wieder gesagt, dass es hauptsächlich zwei Arten von Cholesterin gibt – „gutes" Cholesterin und „schlechtes" Cholesterin. Das ist aus zwei sehr guten Gründen falsch. Was wir als „gutes" und „schlechtes" Cholesterin bezeichnen, ist eigentlich Lipoprotein hoher Dichte (HDL von engl. High-Density Lipoprotein) und Lipoprotein niederer Dichte (LDL von engl. Low-Density Lipoprotein).

HDL und LDL sind *kein* Cholesterin. Es handelt sich um Protein-Moleküle, die sich mit Cholesterin verbinden und es mithilfe der Blutbahn von der Leber zu den Abermillionen Zellen des Körpers transportieren. Das Cholesterin braucht dieses Transportsystem, da es fettähnlich ist und sich nicht gut mit dem wasserhaltigen Blut vermischt.

Das LDL ist viel geschmäht, da uns die moderne Medizin hat glauben lassen, dass es sich an die Wände der Arterien haftet und Ansammlungen von Plaque (Ablagerungen) verursacht. Andererseits wurde uns gesagt, dass HDL „gut" ist, da es die Fähigkeit hat, das LDL aus unseren Arterien zu entfernen und es wieder zurück zur Leber zu transportieren, wo es wiederverwertet wird.

Tatsache ist, dass weder LDL noch HDL gut oder schlecht ist. Cholesterin ist ein Grundbaustein der Zellmembranen und Zellwände des Körpers. Es wird benötigt, um die Membranen aufzubauen und zu reparieren, und es sorgt dafür, dass die Membranen durchlässig und fließfähig bleiben. Außerdem ist es von großer Bedeutung bei der Herstellung und Synthese von Gallensäuren, Steroidhormonen und einigen fettlöslichen Vitaminen. Cholesterin ist das „Gute", nicht das „Schlechte".

Insulin und Leptin: Insulin und Leptin sind Hormone, die von zwei unterschiedlichen Körperorganen – der Bauchspeicheldrüse und dem Fettgewebe – produziert werden. Während das Insulin den Blutzuckerspiegel kontrolliert, hilft Leptin bei der Regulierung des Appetits, indem es das Sättigungsgefühl auslöst, wenn Ihr Körper genug Nahrung zu sich genommen hat.

Übergewichtige oder adipöse Menschen und Diabetiker sind häufig insulin- und leptinresistent. Dadurch wird ein selbstzerstörerischer Selbsterhaltungskreislauf ausgelöst, der zu weiterer Gewichtszunahme führt und die Adipositas noch verschlimmert.

Wie stehen diese Hormone mit kardiovaskulären Erkrankungen in Verbindung? Studien haben gezeigt, dass Insulin- und Leptinresistenz zur Bildung einer großen Anzahl „small dense" LDL-Partikeln (dt. LDL-Muster B) führt. Diese mikroskopisch kleinen LDL-Partikel zwängen sich zwischen die Zellen im Inneren der Arterienauskleidung oder im Inneren der „Konnexonen" (Zell-Zell-Kanäle) des Endothels.

Sobald sie hier deponiert sind, neigen diese Partikel dazu, zu oxidieren und ranzig zu werden. Dadurch entzünden sich die Innenseiten der Arterienwände und es kommt zu vermehrter Narben- und Plaquebildung.

Deshalb ist es wichtig, dass alle Arten von Cholesterin weiter im Blut zirkulieren, damit die Leber den Cholesterinspiegel regulieren kann. (Denken Sie daran, dass sich Ihr Körper, wenn Sie sich ausgewogen ernähren und sich regelmäßig bewegen, selbst reguliert.)

Daher ist es nicht das Cholesterin selbst, das Sie einem kardiovaskulären Risiko aussetzt. Es handelt sich um einen Defekt des Insulin- und Leptinsignals, der dazu führt, dass das Cholesterin oxidiert und dass die Leber, die das Cholesterin produziert, nicht richtig arbeitet.

Daher wird die Senkung des Cholesterinspiegels nur wenig dazu beitragen, Ihre Gesundheit zu verbessern. Sie können Ihre Gesundheit jedoch wiederherstellen, wenn Sie die Ursachen der Entzündung identifizieren und beseitigen.

Das Senken Ihres Cholesterinspiegels ist auch aus einem anderen Grund sinnlos. LDL-Partikel gibt es in verschiedenen Größen. Große LDL-Partikel verursachen keine Probleme. Es sind die kleinen, dichten LDL-Partikel, die möglicherweise zu Entzündungen führen können.

Also! Es heißt „gutes" LDL und „schlechtes" LDL, nicht „gutes" Cholesterin und „schlechtes" Cholesterin!

Außerdem haben Studien gezeigt, dass HDL-Partikel eher zu unterscheiden sind und dass einige besser sind als andere. Daher sagt Ihnen Ihr Gesamtcholesterinspiegel oder sogar Ihr LDL- oder HDL-Spiegel überhaupt nichts!

Insulin und Leptin stehen deutlicher mit Adipositas und Diabetes in Verbindung. Nun ist klar, dass sie auch eine entscheidende Rolle bei Arteriosklerose und Herzerkrankungen spielen.

Entzündung & Herzerkrankung: Obwohl es zahlreiche Ursachen für kardiovaskuläre Erkrankungen gibt, werden diese von der Pharmaindustrie und den meisten Ärzten ignoriert, während sie mit erhobenem Zeigefinger auf Cholesterin verweisen.

Tatsache ist, dass bei übergewichtigen oder adipösen Menschen die Wahrscheinlichkeit besteht, dass die Spiegel der verschiedenen Substanzen in ihrem Blut, der Hormone und der Neurotransmitter ihres Körpers, alles andere als normal sind. Das schließt automatisch auch das Cholesterin mit ein, das die meisten Menschen ohnehin schon in Form von tierischen Produkten, Geflügel und Molkereiprodukten aufgenommen haben.

Ein Grund könnte eine Fettlebererkrankung sein, ein Leiden, von dem viele adipöse Menschen betroffen sind. (Siehe *Kapitel 4: Die großen Drei)* Eine Fettleber ist nicht in der Lage, den Cholesterinspiegel hinreichend zu regulieren. Außerdem kann sie nicht den mehr als 500 verschiedenen Funktionen nachkommen, für die sie verantwortlich ist.

Haben Sie, abgesehen von der Messung Ihres Cholesterinspiegels, jemals versucht herauszufinden, ob es in Ihrer Ernährung oder Ihrem Lebensstil etwas gibt, das einen Herzinfarkt, einen Schlaganfall oder Arteriosklerose auslösen könnte? Haben Sie sich jemals gefragt, ob Sie vielleicht unter chronischen Entzündungen leiden, die dazu führen könnten, dass Ihre Arterien und Ihr Herz nicht mehr richtig arbeiten?

2. Was ist eine Entzündung?

Gewebe entzünden sich, wenn sie beschädigt sind. Die Entzündung ist ein Heilungsprozess, bei dem bestimmte Chemikalien am Ort der Beschädigung freigesetzt werden, um das verletzte Gewebe zu reparieren. Eine dieser Chemikalien ist Prostaglandin. Sie fördert Entzündung, Schmerz und Fieber und hilft dadurch den Thrombozyten (weiße Blutkörperchen) an der geschädigten Stelle einen Pfropf zu bilden. Prostaglandine spielen eine wichtige Rolle, sofern der Prozess, der ihre Freisetzung auslöst, nicht beschädigt ist.

Wenn Gewebe geschädigt ist, sendet das Immunsystem ebenfalls weiße Blutkörperchen an den Ort des Geschehens, um zu verhindern, dass schädliche

Viren und Bakterien in die Wunde eindringen können, und um die beschädigten Rückstände zu zerstören und zu beseitigen.

Benachbarte Zellen werden ebenfalls angewiesen, sich zu vermehren. Sie sollen dabei helfen, die Schäden zu reparieren, sodass das Gewebe heilen kann. Zu guter Letzt wird Cholesterin an den Ort der Verletzung transportiert, sodass sich die Zellen reparieren und regenerieren können.

Ähnliches geschieht auch über einen gewissen Zeitraum im Inneren unserer Arterienauskleidung, was zu schwachen chronischen Entzündungen führt. Wenn dies geschieht, bilden sich Narben in der Arterienauskleidung. Man nennt dies Plaque. Das Ergebnis ist eine Verengung der Arterien, die wiederum die Grundlage von hohem Blutdruck und Herzinfarkt ist. Geschieht dies in den Arterien, die das Gehirn mit Blut versorgen, kann das zu einem Schlaganfall führen.

Was sind die Ursachen eines chronisch entzündeten Gewebes? Die Natur hat Entzündungen als zeitlich begrenzte Prozesse vorgesehen, die nur so lange anhalten, bis das geschädigte Gewebe repariert ist. Daher sind chronische Entzündungen nicht normal und können durch verschiedene Faktoren verursacht werden.

Einige dieser Faktoren sind:

- Zigaretten rauchen
- Bluthochdruck
- Lipoproteine
- Hyperglykämie

Man geht davon aus, dass all diese Faktoren Chemikalien freisetzen, die die am Entzündungsprozess beteiligten Zellen aktivieren.

Nicht nur, dass sie in den Arterien zur Bildung von Plaque beitragen, manchmal führen sie auch zur Bildung von Blutgerinnseln in den Arterien. Diese Blutgerinnsel bilden sich, wenn die innere Auskleidung der Arterien beschädigt wird und blutet.

Leichte chronische Infektionen können auch zu Arteriosklerose führen. Tatsächlich haben Studien gezeigt, dass das Bakterium Chlamydophila pneumoniae und das Herpes-Simplex-Virus eng mit der Bildung von atherosklerotischem Plaque in Verbindung stehen.

Zucker, nicht Cholesterin: Es ist kein Geheimnis, dass Raffinade-Zucker eine Hauptursache für Adipositas ist. Nun gibt es eine zunehmende Anzahl von Forschungsmaterialien, die die Rolle von Raffinade-Zucker bei Entzündungen und Herzerkrankungen entwirren. Man glaubt gar nicht, inwieweit Raffinade-Zucker an diesen Prozessen und Krankheiten beteiligt ist.

Abgesehen von einer Reihe anderer negativer Auswirkungen verursacht Zucker – Glukose und besonders Fruktose – durch einen Prozess namens Glykation chronische Schäden an den Körperzellen.

Bei der Glykation handelt es sich um einen biochemischen Prozess, bei dem sich entweder Glukose- oder Fruktosemoleküle an Protein oder Fett binden. Die Nebenprodukte dieses Prozesses nennt man *Advanced Glycation* Endproducts oder AGEs. Diese AGEs verursachen Schäden innerhalb der Körperzellen und folglich auch Gewebeentzündungen.

Glykation kann außerhalb des Körpers stattfinden, zum Beispiel, wenn man Zucker über heiße Pommes frites oder Gebäck gibt, um den Bräunungsgrad zu erhöhen. Die Nahrungsmittelindustrie verwendet AGEs schon seit über 50 Jahren als Geschmacksverstärker und Farbstoffe, um Produkte wie Donuts, Grillfleisch, Kuchen und dunkle Limonade zu bräunen und zu karamellisieren.

Glykation kann auch innerhalb des Körpers stattfinden, nämlich dann, wenn Sie zu viel Glukose und Fruktose konsumieren. Dadurch werden die molekularen und zellulären Funktionen des Körpers gestört und stark oxidierende AGEs wie Wasserstoffperoxid freigesetzt.

Einige AGEs sind harmlos, viele schädigen jedoch das endotheliale Gewebe, das Fibrinogen und das Kollagen in den Zellen des Körpers und führen zu Krankheiten wie Alzheimer, Krebs, periphere Neuropathie, Taubheit und, infolge mikrovaskulärer Schäden in der Netzhaut, zu Blindheit.

Sie wurden in kausalen Zusammenhang mit altersbedingten chronischen Krankheiten wie Typ-1- und Typ-2-Diabetes, kardiovaskulären Erkrankungen und Arteriosklerose gebracht.

Die Glykation und Bildung von AGEs wurde durchweg bei Menschen mit Diabetes festgestellt. Viele Diabetes-Patienten, die definitorisch insulinresistent sind, leiden unter Hyperglykämie.

Sofern sie nicht durch die Ernährung aufgenommen wurden, sammeln sich AGEs im Körper an, wenn der Körper außerstande ist, seinen Blutzuckerspiegel zu regulieren. Das ist normalerweise bei adipösen Menschen der Fall, die häufig insulin- und leptinresistent sind.

Wenn die Blutzuckerspiegel abnorm erhöht sind – weil das Insulin seine Arbeit nicht mehr ausübt –, könnte der Glukosespiegel innerhalb der Zellen steigen. Dies führt zu Chaos, einschließlich der Bildung von AGEs innerhalb der Zellen. Zurück bleibt ein massiver Zell- und Gewebeschaden, der sich auf den ganzen Körper, auch im Innern Ihrer Arterien, ausbreitet.

Wie bereits zuvor erklärt, führt die Beeinflussung des Inneren der Arterienwände zur Bildung von Plaque. Dies geschieht in der Regel in Bereichen mit hohem Blutfluss, wie z. B. dem Eingang der Koronararterien.

So ist auch beobachtet worden, dass die Glykation zur Verhärtung von Kollagen in den Arterien führt, was wiederum zu hohem Blutdruck führt. Wenn dies im Gehirn geschieht, könnte es auch zu Mikro- oder Makroaneurysmen und Schlaganfällen kommen.

Was sind Statine? Wenn Ihr Cholesterinspiegel höher ist, als er sein sollte, sollten Sie aufhören, Statine zu sich zu nehmen. Der Umsatz von Medikamenten mit Statinen, die zur Senkung des Cholesterinspiegels verordnet werden, betrug alleine im Jahr 2008 14,5 Milliarden Dollar. Diese Medikamente hemmen ein Enzym, das in der Leber Cholesterin erzeugt. Aber sie tun noch viel mehr als das.

Es gibt erdrückende Beweise, die zeigen, dass Medikamente, die Statine enthalten:

- durch die Aktivierung von Atrogin-1, einem Gen, das bei der Muskelatrophie (Muskelschwund) eine Rolle spielt, Muskelschmerzen und Muskelschwäche verursachen;
- einen lebensbedrohlichen Zustand namens Rhabdomyolyse beschleunigen, der dazu führt, dass sich Ihre Muskelzellen abbauen (2001 wurde das Medikament Cerivastin, welches in den USA unter dem Namen Baycol vertrieben wurde, vom Markt genommen, nachdem es mit Rhabdomyolyse in Verbindung gebracht wurde);
- ein lebenswichtiges Enzym hemmen, das in der Leber Cholesterin erzeugt. Außerdem hemmen sie ein weiteres Enzym namens

> „Ubichinon-10" (veraltet Coenzym Q-10), dessen Abbau zu Muskelerschöpfung und -schwäche, Schmerzen und dem Abbau des Skelettmuskelgewebes führt. In einigen Fällen könnte dies zu hydropischer Herzdekompensation führen. Ubichinon-10 ist besonders wichtig für die Gesundheit des Herzens, da es das Organ mit zellulärer Energie versorgt.

Ist es nicht paradox, dass ein Medikament, das Sie scheinbar vor cholesterininduzierter Herzkrankheit schützt, Ihren Herzmuskel möglicherweise – tödlich – schädigen kann?

Wie niedrig ist zu niedrig? Lassen Sie mich Ihnen die ganze Wahrheit über Statine erzählen. Doch erst einmal die Fakten. Bis 2004 lag der festgelegte Normalwert von LDL-Cholesterin bei 130 Milligramm. In diesem Jahr riet das *National Cholesterol Education Program* der US-Regierung den Patienten mit einem Risiko für Herzerkrankungen plötzlich und aus unerklärlichen Gründen, ihren Cholesterinspiegel auf 100 oder sogar 70 Milligramm zu reduzieren.

Natürlich ist es unmöglich, dieses absurde Ziel ohne die Einnahme von Medikamenten (siehe Statine) zu erreichen. Durch die Revision der Normalwerte wurden mit einem geschickten Streich weitere Märkte für diese Art von Medikamenten erschlossen, deren Popularität bereits auf dem Vormarsch war.

Die US-Regierung hätte ihren Rat nicht besser timen können. Nach Angaben einer anderen US-Behörde, der US Agency for Healthcare Research and Quality, ist der Gebrauch von Statinen zwischen 2000 und 2005 um 156 % gestiegen, während sich die Ausgaben im gleichen Zeitraum von 7,7 Milliarden Dollar auf 19,7 Milliarden Dollar hochkatapultierten.

Was die Anzahl der Amerikaner anbetrifft, die Statine verwenden, stieg die Zahl zwischen 2000 und 2005 von 15,8 Millionen auf 29,7 Millionen Menschen an.

Hier nun die bittere Wahrheit über die Revision der Richtwerte, die vom National Cholesterol Education Program ausgegeben wurden.

Acht der neun Ärzte des Ausschusses standen in finanzieller Verbindung zu den Unternehmen, die diese cholesterinsenkenden Medikamente herstellen. Zwei von ihnen besaßen Aktien dieser Unternehmen, weitere zwei Ärzte bekamen nach Beendigung Ihrer Arbeit Anstellungen im Ausschuss von

Pharmaunternehmen und ein Arzt war leitender Wissenschaftler, der mit zehn Pharmaunternehmen in Verbindung stand.

Hier ein weiterer Wermutstropfen. Forschungsarbeiten, die ein bestimmtes Medikament oder eine Klasse von Medikamenten (inklusive Statine) unterstützen, werden fast immer von einem Pharmaunternehmen unterstützt, das ein persönliches Interesse an den Ergebnissen der Studien hat (wie im Fall der berüchtigten JUPITER-Studie). Das sollte Ihnen Warnung genug sein, vorsichtig mit allem zu sein, was Sie lesen und was die Medien veröffentlichen.

Wenn die Pharmaunternehmen, die Ärzte, die sie auf ihren Gehaltslisten haben, und die Medien entscheiden dürften, würden sie Ihren Insulinspiegel immer wieder ändern, je nach den Empfehlungen, die sie von Zeit zu Zeit aussprechen.

Was sie Ihnen nicht sagen, ist, dass niedrige Cholesterinwerte das Risiko von

- Nervenschäden
- Gedächtnisverlust
- Krebs
- Parkinson
- Depressionen
- Aggressionen und gewalttätigem Verhalten
- Selbstmord

erhöhen.

Wenn der Cholesterinspiegel Ihres Bluts tatsächlich ständig erhöht ist, sollten Sie vielleicht darüber nachdenken, dass die Ursache dafür chronische Entzündungen sein könnten. Der Cholesterinspiegel kann so hoch sein, weil im Falle einer Schädigung der Zellen Cholesterin an die betreffende Stelle transportiert wird, um den Schaden zu reparieren. Daher müssen Sie sich weniger mit Ihrem Cholesterinspiegel beschäftigen, sondern vielmehr mit den Gründen, warum so viel Cholesterin in Ihrer Blutbahn ist.

Hier die häufigsten Schuldigen für chronische Entzündungen:

- Eine Ernährung, reich an Raffinade-Zucker und Getreide
- Zu viel verarbeitete Nahrungsmittel
- Tierische Proteine (siehe „Die heimlichen Ursachen von Herzerkrankungen – und warum sie so einfach rückgängig gemacht werden können" in *Zeitlose Geheimnisse der Gesundheit und Verjüngung*

- Trägheit und Bewegungsmangel
- Chronischer emotionaler Stress
- Rauchen

Es könnte zwar eine Weile dauern, aber einfache Änderungen der Ernährung und des Lebensstils tragen dazu bei, Ihre Leptin- und Insulinspiegel neben anderen biochemischen Prozessen unter Kontrolle zu bringen. Wenn man das Ungleichgewicht dieser beiden Entzündungsauslöser korrigiert, wird die Gesundheit Ihres Körpers wiederhergestellt.

Lassen Sie mich zum Schluss noch einmal die Mythen- und die Realität rund ums Thema Cholesterin rekapitulieren.

Mythos Nr. 1: „Cholesterin ist schlecht." Cholesterin ist von entscheidender Bedeutung für das Nervensystem. Es ist für das Wachstum und die Regeneration der Myelinscheide oder Markscheide, die die Nerven ummantelt und die die Leitfähigkeit elektrischer Impulse vereinfacht, erforderlich. Cholesterin ist auch für die Synthese von Gallensäure, Steroidhormonen und fettlöslichen Vitaminen erforderlich.

Mythos Nr. 2: „Cholesterin verursacht kardiovaskuläre Erkrankungen." Das stimmt nicht. Dafür sind Entzündungen verantwortlich.

Mythos Nr. 3: „Es gibt *gutes* und *schlechtes* Cholesterin." Cholesterin ist „der Gute". Solange es im Umlauf ist, verursacht es keinen Schaden. Entzündung ist „der Böse".

Mythos Nr. 4: „Es ist wichtig, den Cholesterinspiegel zu senken." Der „Cholesterinspiegel" ist bedeutungslos. Was wichtig ist, ist die Art und die Anzahl der Cholesterinpartikel im Blut.

9 Hauptfixierungen

1. Enzyme: Die Katalysatoren der Natur

Die Verdauung ist einer der Hauptschlüssel guter Gesundheit. Sie wird durch eine Vielzahl von Enzymen ermöglicht, von denen die meisten in Leber, Bauchspeicheldrüse und Dünndarm hergestellt und abgesondert werden.

Zusammen mit dem Magen bilden diese Organe den Großteil des Verdauungstrakts, in dem die Toxizitätskrise beginnt. Daher liegt der Schlüssel zu guter Gesundheit nicht nur in der richtigen Ernährung, sondern auch in der Schaffung günstiger Verdauungsbedingungen. Dadurch wird sichergestellt, dass die Lebensmittel, die Sie zu sich nehmen, Ihren Körper tatsächlich nähren.

Im Mittelpunkt Ihrer Verdauung stehen verschiedene Arten von Enzymen, die die Hauptnahrungsgruppen – Kohlenhydrate, Proteine, Fette und Ballaststoffe – in kleinere, verdauliche Bestandteile aufspalten. Enzyme unterstützen außerdem das Blut, die Organe, das Gewebe und die Zellen bei der Absorbierung dieser Nährstoffe. Darüber hinaus dienen sie dem Körper als eine Art Brennstoff, um am Leben zu bleiben, sich zu reparieren, zu reproduzieren und um Krankheitserreger zu bekämpfen.

Aber Enzyme – viele von ihnen sind nicht direkt an der Verdauung beteiligt – tun noch viel mehr. Sie helfen dem Körper, die Vitamine und Mineralstoffe, die Sie aufnehmen, zu verwenden. Sie synthetisieren und steuern Hormone, sie sind lebensnotwendig für die Gesundheit Ihres Immunsystems und sie unterstützen den Körper im Entgiftungsprozess. Jedes dieser Systeme und jeder dieser Prozesse ist entweder direkt oder indirekt mit Gewichtsverlust verbunden.

Die schwierigste Aufgabe besteht darin, sicherzustellen, dass Ihre Verdauung immer optimal abgestimmt ist. Daher ist es unverzichtbar, dass Ihre Leber immer mit optimaler Leistungsfähigkeit arbeitet, da die Leber Galle, den vielleicht wichtigsten natürlichen Vermittler für den Stoffwechsel, produziert.

Obwohl die Galle in der Leber hergestellt wird, wird sie in der Gallenblase gelagert, von wo aus sie bei Bedarf in den Dünndarm freigesetzt wird. Sie dient nicht nur zur Verstoffwechselung von Nahrung, sie arbeitet parallel auch mit jedem anderen Verdauungsorgan zusammen. Sie löst die Freisetzung von Säuren und Enzymen aus diesen Organen aus, sie synthetisiert mithilfe der von den Organen freigesetzten Chemikalien Enzyme und verbindet sich in vollkommener Synchronisation mit ihren Enzymen.

Wenn Sie beispielsweise einen Bissen Nahrung in Ihren Mund stecken, bereitet die Leber unverzüglich die Verdauung vor. Galle strömt aus der Gallenblase und fließt in den Hauptgallengang. Dadurch werden Bauchspeicheldrüsenenzyme aktiviert, die für die ordnungsgemäße Verdauung von Nahrung unerlässlich sind. Die Galle verbindet sich dann im Dünndarm mit diesen Enzymen, um die Nahrung zu verstoffwechseln.

Um die bestmögliche Grundlage zur Verdauung von Nahrungsmitteln zu bieten, arbeiten Galle und Verdauungsenzyme auch eng mit der Magensäure zusammen. Wenn einer dieser Stoffe unter- oder überproduziert wird, passt der Körper die Produktion der anderen Stoffe automatisch an, um weitere Komplikationen zu vermeiden.

Wenn beispielsweise die Gallensekretion unzureichend ist und daher weniger Bauchspeicheldrüsenenzyme aktiviert werden, verringert der Magen auch die Sekretion von Salzsäure (HCL).

Andernfalls wären die alkalische Galle und die Pankreassäfte nicht imstande, die Salzsäure vollständig zu neutralisieren, wenn sie zusammen mit der Nahrung in den Zwölffingerdarm eingehen. Dies könnte zu Geschwüren im Zwölffingerdarm und zu Entzündungen des ganzen Gastrointestinaltrakts führen.

Ohne ausreichende und ausgewogene Gallensekretion ist es grundsätzlich nicht möglich, eine gesunde Verdauung zu erlangen. Daher ist es am besten, die Leber und Gallenblase zu reinigen, anstatt sie mit Enzymen und HCL aufzufüllen.

Darüber hinaus sollten Sie auch darauf achten, dass die anderen verdauungssteuernden Faktoren ebenfalls vorhanden sind. Dazu gehört, dass Sie die Nahrung gründlich kauen, sodass die Produktion von Verdauungsenzymen sowohl im Mund als auch in der Bauchspeicheldrüse stimuliert wird; dass Sie die Hauptmahlzeit des Tages zur Mittagszeit zu sich nehmen, wenn die Ausschüttung der Verdauungssäfte auf dem Höhepunkt ist; dass Sie die Nahrungsaufnahme nach 19 Uhr vermeiden, da die Ausschüttung der Verdauungssäfte nach dieser Uhrzeit drastisch sinkt; dass Sie vor 22 Uhr schlafen gehen, damit die Leber mit genug Energie und Blut versorgt wird, um für den folgenden Tag genug Galle zu erzeugen; und dass Sie sich selbstverständlich ausgewogen ernähren und Nahrungsmittel zu sich nehmen, die natürlich und leicht zu verdauen sind.

Es gibt viele Nahrungsmittel, die von Natur aus reich an Enzymen sind. Dazu gehören Ananas, Avocado, Weintrauben, Papaya und eingeweichte Nüsse oder Keimlinge. Nachdem Sie begonnen haben, enzymreiche Nahrungsmittel in Ihre Ernährung einzubinden, kann es einige Wochen dauern, bis sich Ihr Appetit und Ihr Energiepegel einstellen. Danach werden Sie jedoch eine spürbare Veränderung Ihrer Gesundheit wahrnehmen.

Sehen Sie es einmal so. Eine der wichtigsten Funktionen der Leber ist es, Toxine abzubauen und sie für die Ausscheidung vorzubereiten. Zu Beginn einer Krankheit ist die Fähigkeit der Leber, den Körper zu entgiften, beeinträchtigt, und ein Körper, der kontinuierlich unterernährt war, wird nun gereinigt und neu angepasst.

Je größer die toxischen Ablagerungen sind und je länger Sie Ihren Körper mit verarbeiteten Lebensmitteln ernährt und ein ungesundes inneres Milieu geschaffen haben, desto größer sind die Anpassungen, die Ihr Körper zu machen hat. Die Heilung dauert zwar eine Weile, sie ist jedoch ein nachhaltiger Weg zu natürlichem Gewichtsverlust.

Lassen Sie uns die Rolle von Galle und von drei natürlichen Enzymen untersuchen, die alle vom Körper mitten im Verdauungsprozess produziert werden. Das gibt Ihnen eine Vorstellung davon, wie komplex die Rolle der Galle und der wichtigsten Verdauungsenzyme – Protease, Amylase und Lipase – ist.

Galle: Galle setzt sich aus Gallensäuren, Gallensalzen, Cholesterin, Wasser und Gallenpigmenten zusammen. Angesichts ihrer vielfältigen Funktionen und der zentralen Rolle, die die Leber bei Ihrer Gesundheit spielt, kann ich nicht oft genug betonen, wie wichtig eine normale Gallensekretion ist.

Lassen Sie mich die wichtigsten Funktionen dieses natürlichen Vermittlers skizzieren:

- Galle stimuliert die Produktion von Bauchspeicheldrüsenenzymen.
- Gallensäuren sind für die Verdauung, den Transport und die Absorption von fettlöslichen Vitaminen von entscheidender Bedeutung. Zusammen mit der Lipase aus der Bauchspeicheldrüse helfen sie bei der Verdauung, beim Transport und bei der Absorption von fettlöslichen Nährstoffen, die aus den Triglyceriden freigesetzt werden, die Sie mit Ihrer Nahrung aufgenommen haben.
- Galle verstoffwechselt Toxine, zu denen auch die Metaboliten gehören, die durch die Wirkung von Medikamenten im Körper freigesetzt werden. Diese Metaboliten werden dann durch die Galle auf die Ausscheidung durch den Kot vorbereitet.
- Galle ist eine alkalische Lösung, die das interne Milieu des Dünndarms basisch hält, um die Unmengen an HCL zu neutralisieren, die vom Magen in den Zwölffingerdarm abgegeben wurden.
- Zwischen Galle und Cholesterin besteht eine Wechselwirkung, da Cholesterin sowohl für die Aufnahme durch die Blutbahn verdaut, als auch zur Herstellung von Gallensäure in der Leber benötigt wird.
- Damit Cholesterin überhaupt verdaut werden kann, muss es zunächst emulgiert werden. Ähnlich wie bei Reinigungsmitteln spalten Gallensäuren Fettkügelchen in Tröpfchen auf.
- Dadurch wird die Oberfläche des Fetts vergrößert, wodurch es von der Lipase, die von der Bauchspeicheldrüse abgesondert wird, weiter verstoffwechselt werden kann.
- Galle ist auch ein Lipidträger, ohne den verstoffwechselte Fettsäuren, Cholesterin und Triglyceride nicht in die Blutbahn transportiert werden können.

Protease: Protease ist eigentlich eine Gruppe von Enzymen, die die Proteine in der Nahrung, die Sie zu sich nehmen, abbauen oder hydrolysieren. Proteine sind in Molekülketten namens Aminosäuren unterteilt. Diese Aminosäuren sind die wesentlichen Bausteine jeder Zelle Ihres Körpers.

Im Verdauungstrakt brechen die Proteaseenzyme die Peptidbindungen in proteinhaltigen Lebensmitteln, um die Aminosäuren freizusetzen.

Diese Enzyme spielen auch im Immunsystem eine wichtige Rolle. Der Verdauungstrakt ist häufig mit unverdauten Proteinmassen verstopft. Das gilt besonders, wenn Sie große Mengen tierisches Eiweiß oder rotes Fleisch zu sich nehmen, ein Ernährungsverhalten, das häufig bei übergewichtigen Menschen anzutreffen ist.

Proteaseenzyme bauen auch unverdaute Proteine, Zelltrümmer und Toxine im Blut ab, was dazu führt, dass das Immunsystem seine grundlegenden Funktionen, den Schutz Ihres Körpers gegen Krankheitserreger wie Bakterien, Viren und andere Parasiten, ausüben kann.

Wenn Ihre Bauchspeicheldrüse nicht genügend Proteaseenzyme produzieren kann, führt dies zu einem Ungleichgewicht des empfindlichen Säure-Basen-Haushalts im Dünndarm, da proteinhaltige Nahrungsmittel, besonders tierische Proteine, zu Acidität, Schlaflosigkeit und Angstzuständen führen.

Unser Körper braucht ebenfalls Protein, um proteingebundenes Kalzium im Blut zu transportieren. Ein Proteasemangel könnte Arthritis, Osteoporose und andere Erkrankungen, die sich aus Kalziummangel entwickeln, bedeuten.

Amylase: Amylase ist ein weiteres Enzym der Bauchspeicheldrüse. Es wird auch in den Speicheldrüsen des Munds gebildet. Wenn Ihr Körper keine Amylase produzieren könnte, wären Sie nicht in der Lage, Kohlenhydrate zu verdauen. Amylase spaltet den Zucker und die Stärke in Kohlenhydraten in Glukose, den Brennstoff, der jede Zelle Ihres Körpers antreibt.

Amylase verdaut auch tote weiße Blutkörperchen. Ein Lymphsystem mit Amylasemangel kann diese Trümmer nicht effektiv beseitigen, was Sie anfällig für die Bildung von Eiter macht.

Menschen mit Amylasemangel sind anfällig für Abszesse (entzündete Gewebetaschen, die mit Eiter gefüllt sind). Diese Abszesse sind ein idealer Nährboden für Bakterien und andere Parasiten, wodurch Infektionen, weitere Entzündungen und die Freisetzung von Histamin verursacht werden.

Die Entzündungsreaktion tritt für gewöhnlich in Organen auf, die in Kontakt mit der äußeren Umgebung sind, wie z. B. Lunge oder Haut. Das ist der Grund dafür, dass man zur Minderung einiger Lungenprobleme, inklusive Asthma und Emphysem, der Amylase und anderer Enzyme bedarf.

Lipase: Lipase ist das dritte natürliche Enzym, welches für die Verdauung von entscheidender Bedeutung ist. Es baut Lipide oder Fette, Cholesterin und Triglyceride ab.

Der Schlüssel zur Fettverdauung ist ein Prozess namens Emulgierung. Da Fette nicht wasserlöslich sind, können sie nicht durch unser wässriges Blut transportiert werden und müssen zunächst wasserlöslich gemacht werden. Dieser Emulgierungsprozess oder die Aufspaltung großer Fettmoleküle in kleinere wasserlösliche Kügelchen, findet hauptsächlich im Dünndarm statt.

Triglyceride werden sowohl durch Galle als auch durch Lipasen emulgiert, die im Lumen des Dünndarms vollkommen synchron aufeinander abgestimmt sind. Nachdem die Triglyceride in Monoglyceride und Fettsäuren aufgespalten oder hydrolysiert wurden, werden die fettlöslichen Nährstoffe aus den Fetten mithilfe von Lipasen und Gallensalzen in die Blutbahn absorbiert.

Lipasemangel führt auf natürliche Weise zu Gewichtszunahme. Die unverdauten Fette werden dann im Fettgewebe Ihres gesamten Körpers gespeichert. Außerdem führt der Lipasemangel zum Anstieg des Cholesterin- und Triglyceridspiegels.

Lipase wird auch zur Verdauung fettlöslicher Vitamine benötigt. Da sich Lipase mit dem Coenzym Chlorid bindet, neigen Menschen mit Lipasemangel dazu, einen geringen Chloridgehalt in ihrem Elektrolythaushalt zu haben, was für die elektrische Aktivität in ihrem Nervensystem kritisch ist.

Fette sind ebenfalls von entscheidender Bedeutung für die Gesundheit jeder einzelnen Zelle Ihres Körpers. Wenn Sie unter Lipasemangel leiden, besteht die Möglichkeit, dass Ihre Zellmembranen nicht so durchlässig sind, wie sie sein sollten. Das bedeutet, dass Ihre Zellen außerstande sind, die Nährstoffe, die sie benötigen, zu absorbieren. Außerdem sind sie nicht dazu in der Lage, die Abfallstoffe auszuscheiden, die in ihrem Innern erzeugt wurden.

2. Ist roh gesünder?

Wenn verarbeitete Lebensmittel so schädlich für unsere Körper sind, bedeutet das dann, dass rohe und unverarbeitete Lebensmittel die Lösung sind? Bevor ich diese Frage beantworte, hier noch etwas Stoff zum Nachdenken. Wussten

Sie, dass die Enzyme in Nahrungsmitteln zerfallen und unbrauchbar gemacht werden, wenn das Essen über 87 °C erhitzt wird?

Genau genommen ändert sich die molekulare Struktur des Essens völlig, wodurch die Lebensmittel gehaltlos und ihrer Lebenskraft beraubt werden. Anders ausgedrückt bedeutet das, dass Sie die Lebenskraft oder das Prana der Nahrungsmittel tatsächlich töten, wenn Sie Essen verkochen.

Verarbeitete Lebensmittel sind da nicht anders. Sie sind ebenfalls ihrer Lebenskraft beraubt und aus ernährungsphysiologischer Sicht leer. Daher weisen raffinierte Kohlenhydrate – z. B. raffiniertes Mehl, Weizen und Pasta, nur um einige zu nennen – ernährungsphysiologische Mängel auf, auch wenn sie dem Körper Kalorien zuführen. Diese werden daher „leere Kalorien" genannt.

Verarbeitete oder verkochte Lebensmittel werden, wenn sie aufgenommen werden, vom Körper wie Krankheitserreger oder Eindringlinge betrachtet, da sie für die Biochemie des Körpers fremd sind. Sie lösen unverzüglich eine Stressreaktion aus und das Immunsystem setzt augenblicklich weiße Blutkörperchen frei, um „die Eindringlinge zu bekämpfen".

Die Wissenschaftler, die dieses Phänomen in den 1930er-Jahren entdeckten, gaben ihm den Namen „Verdauungsleukozytose". Es handelt sich hierbei um eine Reaktion der Leukozyten auf einen Verdauungsprozess.

Die logische Schlussfolgerung ist, dass der Verzehr von rohen und natürlichen Nahrungsmitteln die gesündeste Art zu essen ist. Oder?

Viele Menschen, die damit beginnen sich vollwertig und von rohen Lebensmitteln zu ernähren, haben bereits vorher unter gesundheitlichen Problemen gelitten und ihr Verdauungsfeuer oder Agni ist schwach.

Da der Körper nicht in der Lage ist, die ballaststoffreichen Lebensmittel abzubauen, beginnen die Darmbakterien damit, diese Aufgabe zu übernehmen. Das führt zur Gärung und Fäulnis der Nahrung.

Das Gift, welches die Bakterien während des Gärungsprozesses erzeugen, stimuliert äußerst stark das Immunsystem und hilft dem Körper, es zu beseitigen. Diese starke Reinigungsreaktion hilft dem Darm zunächst dabei, sich von den zusammengepressten Fäkalien zu reinigen und die Verstopfung zu beenden. Außerdem setzt die intensive Immunaktivität viel Energie frei.

Die Beseitigung der Überlastung und Verstopfung sowie die gesteigerte Energie und Vitalität ist spürbar und wirkt wie ein äußerst „positives Signal".

Diese Reaktion kann sogar zu einer spontanen Remission von Krebs oder zur Linderung von arthritischen Schmerzen führen. Schließlich können sich die Eingeweide jedoch wie ein Ballon aufblähen, da sie nicht wissen, wie sie sich mit den toxischen Gasen und giftigen Verbindungen auseinandersetzen sollen.

Junge Pitta-Typen, deren Agni stark ist und die ausreichend Bewegung haben, können sich viele Jahre von rohen Lebensmitteln ernähren, ohne schädliche Nebenwirkungen erdulden zu müssen. Aber irgendwann ist vielleicht auch ihr Verdauungssystem erschöpft, da es ständig versucht, diese Gemüse und Körner abzubauen.

Andererseits können Vata- und Kapha-Typen innerhalb weniger Tage oder Wochen unter Beeinträchtigungen leiden. Diese beiden Körpertypen profitieren eher von einer Ernährung aus hauptsächlich warmen und gekochten Lebensmitteln, da ihre Körper von Natur aus eher kühl sind.

Das Agni eines Kapha-Typen kann durch viel rohes Essen leicht unterdrückt werden, und ein Vata-Typ, dessen Agni von Natur aus ohnehin unbeständig ist, könnte mit Verstopfung, Nervosität oder Depression reagieren, wenn er oder sie zu viel davon isst.

Hier ist der Grund, warum der Verzehr von rohen Lebensmitteln Ihr Verdauungssystem zunehmend schwächt und schließlich zu Erschöpfung führt. Es ist nicht immer leicht, die Enzyme aus dem Inneren der Zellen pflanzlicher Lebensmittel zu verwenden. Die härteren Gemüsesorten enthalten schwer verdauliche Fasern aus Zellulose, die die Zellmembran darstellen. Weichere Gemüsesorten wie Salat, Avocado, Tomaten, Koriander, Gurke usw. haben eine sehr dünne Zellmembran, die während des Kauens zerbricht.

Die robusten Zellmembranen härterer Gemüsesorten bleiben intakt, wenn das Gemüse roh gegessen wird (denken Sie z. B. an Karotten). Das macht es für den Körper relativ schwierig, die Nährstoffe zu verdauen und aufzunehmen.

Wenn sie in großen Mengen verzehrt werden, erzeugen sie Blähungen, was das Ergebnis zerstörerischer Gärung ist. Wenn sie gekocht werden, brechen die Zellmembranen und die Nährstoffe können verdaut und absorbiert werden.

Schauen wir uns im Gegensatz dazu einmal eine Kuh an. Eine Kuh hat drei Mägen, die wie Kochgeräte dienen. Mithilfe von Hitze, Bakterien und Feuchtigkeit weichen sie die Zellmembranen pflanzlicher Nahrung auf und zerbrechen sie.

Da der Mensch nicht über diese Fähigkeiten verfügt, wenden wir Hitze und andere Methoden zur Nahrungsmittelzubereitung an, wie z. B. Fermentierung (kultivierte Nahrung), auch wenn bei diesen Prozessen einige Enzyme oder Vitamine zerstört werden.

Das Kochen härterer pflanzlicher Nahrungsmittel hilft auch dabei, natürliche Antikörper zu beseitigen, die im Darm ansonsten Reizungen verursachen könnten. Aus diesem Grund war die Nahrungsmittelzubereitung ein wesentlicher Bestandteil aller antiken Kulturen, wie der vedischen, der Maya-, der griechischen und der ägyptischen Kultur.

Das bedeutet nicht, dass Sie sämtliche Rohkost aus Ihrer Ernährung verbannen müssen. Der Verzehr von Salat ist beispielsweise sehr gesund. Essen Sie ihn nachmittags und fügen Sie ihm rohes Gemüse zu, da es – in seiner natürlichen Form – ein gesundes Maß an Vitaminen und Mineralstoffen sowie Proteinen und Ballaststoffen enthält. (Vorzugsweise Bio-Gemüse, da kommerziell angebautes Gemüse mit Insektiziden und anderen Chemikalien behandelt wird.)

Wie ich bereits zuvor erwähnt habe, spielt Ihr Körpertyp eine wichtige Rolle bei der Bestimmung, ob und wie viel Salat Sie vertragen können. Egal, welcher Körpertyp Sie auch sind, beginnen Sie immer damit, Ihrer Intuition zu vertrauen und auf die Signale zu hören, die Ihr Körper Ihnen sendet.

Wenn Sie schon einmal Salat oder Obst zum Abendessen gegessen haben, haben Sie sich am nächsten Morgen vielleicht träge und reizbar gefühlt. Das liegt daran, dass das Essen über Nacht in Ihren Eingeweiden gegoren ist. Niemand kennt Ihren Körper besser als Sie selbst.

Auch wenn Sie sich ausschließlich von rohen, unzubereiteten Nahrungsmitteln ernähren wollen, kann das bedeuten, dass Ihr Körper eine Reinigung benötigt. Hören Sie dennoch auf die Signale Ihres Körpers. Kehren Sie unverzüglich zu einer Mischkost zurück, wenn Sie eines Tages eine Abneigung gegen diese Lebensmittel entwickeln, denn Ihr Körper sagt Ihnen, dass er genug hat und nicht länger mit so vielen toxischen und reizenden Antigenen fertigwerden kann.

Eine Reinigung, bestehend aus rohem Gemüse oder Gemüsesäften, hat schon das Leben vieler Menschen gerettet, indem sie eine starke Immunreaktion auslöst. Sie hat dazu beigetragen toxische Abfallprodukte zu entfernen, die schon viele Jahre im Darmtrakt gewesen sein können. Der Körper sendet in der Regel klare Beschwerdesignale, wenn die Antikörper beginnen, die Eingeweide zu schädigen. Das bedeutet, dass es Zeit ist, die Reinigung zu beenden.

Hier ein Tipp, wenn Sie Salat essen. Essen Sie ihn immer zu Beginn der Mahlzeit, bevor Sie etwas Gekochtes zu sich nehmen. Da zur Verdauung roher Nahrungsmittel andere Verdauungsenzyme benötigt werden als zur Verdauung gekochter Nahrungsmittel, erleichtern Sie Ihrem Verdauungstrakt seine Arbeit, wenn Sie die Lebensmittel nacheinander zu sich nehmen.

Außerdem sollten Sie rohe Nahrungsmittel immer zu Beginn einer Mahlzeit zu sich nehmen, auf keinen Fall, nachdem Sie bereits gekochte Nahrung zu sich genommen haben. Wenn sie rohe Nahrungsmittel essen, nachdem Sie bereits gekochtes Essen zu sich genommen haben, bleibt das rohe Essen größtenteils unverdaut und beginnt zu gären. Vermeiden Sie gekochte Lebensmittel in Ihrem Salat, besonders proteinhaltige Lebensmittel.

3. Den Regenbogen essen

Wenn Sie versuchen Gewicht zu verlieren, haben Sie eine Sache wahrscheinlich immer wieder und wieder gehört: „Versuchen Sie Obst und Gemüse zu essen." Diese herkömmliche Meinung stimmt für gewöhnlich. Obst und Gemüse helfen Ihnen aus verschiedenen Gründen, Gewicht zu verlieren. Werfen wir jedoch einen Blick auf die einfachsten und logischsten Gründe! Jene Gründe, die sich den meisten von uns für gewöhnlich entziehen!

Es steckt alles in einem einfachen Ausdruck: „Energiedichte." Die Energiedichte bezeichnet die Menge der Energie oder die Anzahl der Kalorien, die in einer Lebensmitteleinheit (oder einem bestimmten Volumen) enthalten ist. Nennen wir diese Lebensmitteleinheit einfach „Portion".

Fleisch hat eine hohe Energiedichte, da es eine große Anzahl von Kalorien in einer kleinen Portion enthält. Fetthaltige Nahrungsmittel haben sogar eine noch höhere Energiedichte. Die Nahrungsmittel mit der geringsten Energiedichte sind Obst und Gemüse.

Das liegt an ihrem äußerst hohen Wassergehalt. Außerdem sind sie ballaststoffreich – und weder Wasser noch Ballaststoffe enthalten Kalorien. Daher sind Obst und Gemüse „volumenreiche Lebensmittel".

Das bedeutet, dass Sie eine größere Portion Obst und Gemüse essen müssen, um die gleiche Menge Kalorien wie bei Fleisch zu verbrauchen.

Wenn Sie eine Portion Gemüse mit einer Portion Fleisch vergleichen, nehmen Sie durch die Portion Gemüse deutlich weniger Kalorien zu sich als durch Fleisch. Sie denken jetzt wahrscheinlich, dass Sie mehr Gemüse essen müssen, um die gleiche *Menge* Kalorien zu erhalten, die Sie von Ihrer gewohnten fleischhaltigen Mahlzeit erhalten würden, oder? Falsch!

Menschen neigen in der Regel dazu, immer die gleiche Menge Nahrung zu essen. Daher müssten Sie aus volumentechnischer Sicht mehr Fleisch essen (und mehr Kalorien zu sich nehmen), um sich so „satt" zu fühlen, wie beim Verzehr von Gemüse.

Lassen Sie es mich so ausdrücken. Wenn Sie Gemüse essen, sind Sie schneller „satt" und das mit weniger Kalorien! Einfach, oder?

Es gibt noch einen anderen Grund, warum Obst und Gemüse Ihnen helfen, Gewicht zu verlieren. Sie schalten den Heißhunger ab! Verarbeitete Lebensmittel, vor allen Dingen Lebensmittel, die große Mengen raffinierten Zucker oder Kohlenhydrate enthalten, verursachen Heißhungerattacken. Obst und Gemüse durchbrechen diesen Suchtkreislauf jedoch.

Obst und Gemüse sind Ernährungskraftwerke, da sie alle Vitamine, Mineralstoffe, Enzyme, Ballaststoffe, Antioxidanzien und Proteine enthalten, die der Körper benötigt. Im Gegensatz zu verarbeiteten Lebensmitteln, die den Körper austricksen zu glauben, dass er satt ist, auch wenn er nicht die benötigten Nährstoffe erhalten hat, sind Obst und Gemüse „ehrliche Nahrungsmittel", da sie den Körper mit allem versorgen, was gesund ist. Dafür müssen Sie jedoch verschiedene Arten von Obst und Gemüse essen.

Ist es nicht schockierend, dass der Speiseplan eines durchschnittlichen Amerikaners nur 8 % Obst und Gemüse enthält? Wenn die übrigen 92 % aus ernährungsphysiologisch leeren Nahrungsmitteln bestehen, wen wundert es da, dass Heißhunger und Gewichtszunahme in der Bevölkerung ein weitverbreitetes Problem darstellt?

Stellen Sie Ihre Ernährung allmählich um, indem Sie die Obst- und Gemüsemenge langsam steigern. Beginnen Sie mit Salat und Suppe und erhöhen Sie die vegetarischen Bestandteile, während Sie zeitgleich den Fleischanteil und die verarbeiteten Nahrungsmittel reduzieren.

Es wird nicht lange dauern, bis Sie feststellen werden, dass es Unterschiede sowohl bei Ihrer Energie als auch bei Ihrem Gewicht gibt!

Nun, wer hat nicht hin und wieder Lust auf einen Snack? Wenn Sie abnehmen möchten und Kartoffelchips, belegte Brote und Nachos aufgegeben haben, habe ich hier einige Tipps für leckere und schmackhafte Snacks, die nicht dick machen.

Trockenobst ist ein erstaunlicher Snack mit hervorragenden gesundheitlichen Vorteilen. Es ist süß und nährstoffreich, nährstoffreicher als frisches Obst. Es reduziert das Krebsrisiko, versorgt Sie mit einem Energieschub, senkt den Blutdruck, senkt das Risiko für kardiovaskuläre Erkrankungen, hält den Cholesterinspiegel in Schach, beugt Diabetes vor und verlangsamt, dank der enthaltenen Antioxidanzien, den Alterungsprozess.

Von allen Trockenfrüchten sind Mandeln eine besonders gesunde Wahlmöglichkeit, und das aus mehreren Gründen. Hier einige davon: Mandeln senken aufgrund ihres großzügigen Vitamin-E-Gehalts (Vitamin E hat antioxidative Eigenschaften) das Risiko für Herzleiden. Sie enthalten große Mengen einfach ungesättigter Fettsäuren und senken somit auch den LDL-Cholesterinspiegel.

Mandeln enthalten auch Magnesium und Kalium. Magnesium hilft dabei, die Blutgefäße zu entspannen, sodass die normale Durchblutung gewährleistet ist. Kalium unterstützt die Nervenübertragung und ist wichtig für die Gesundheit des Herzens.

Sie sind sogar dazu in der Lage den Blutzuckerspiegel zu stabilisieren und Insulinspitzen zu verhindern, die zu Heißhunger und Gewichtszunahme führen.

Eine Studie, die im *International Journal of Obesity and Related Metabolic Disorders* veröffentlicht wurde, kam zu dem Schluss, dass die Einbindung von Mandeln in eine kalorienarme Ernährung übergewichtigen Menschen dabei hilft, effektiver abzunehmen als mit einer kalorienarmen Diät, die reich an komplexen Kohlenhydraten ist.

Das *Institute of Food Research* hat Studien veröffentlicht, die besagten, dass Mandeln präbiotische Eigenschaften haben. Diese Steinfrüchte bieten Nahrung für Darmbakterien oder „freundliche Bakterien", sodass diese im Innern des Darms gedeihen können, wodurch sich die Verdauung und das Immunsystem verbessern.

Eine weitere Studie, deren Ergebnisse im *European Journal of Clinical Nutrition* veröffentlicht wurden, kam zu dem Schluss, dass eine mandelhaltige Ernährung nicht nur den LDL-Cholesterinspiegel, sondern auch den C-reaktiven Proteinspiegel senkt. C-reaktives Protein ist ein zentraler Entzündungsmarker, der zu verstopften Arterien oder Arteriosklerose und Herzerkrankungen führt.

10 Ins Reine kommen

1. Krankheit: Die letzte Anpassung

Der menschliche Körper ist unglaublich anpassungsfähig und steckt die Misshandlungen weg, denen er ausgesetzt wird. Solche Misshandlungen, die viele von uns ihrem Körper zuteilwerden lassen, bestehen z. B. aus katastrophalen Ernährungsgewohnheiten (Ernährungsmängel, Unterernährung, Überernährung und extreme Abhängigkeit von verarbeiteten Lebensmitteln), unregelmäßigen Essgewohnheiten, unregelmäßigen Schlafrhythmen (Partylöwen und Vielflieger haben gar keine), zu wenig oder gar keiner Bewegung und chronischem Stress. All dies belastet den Körper schwer.

Wenn wir unseren Körper als selbstverständlich ansehen, werden die natürlichen Funktionen des Körpers verfälscht, um sich unserem leichtsinnigen, ja sogar eigensinnigen Verhalten anzupassen. Sie wären über die Art und Menge der Ablagerungen ganz schön überrascht, die sich im Innern Ihres Verdauungstrakts angesammelt haben.

Darüber hinaus sind sich die meisten gar nicht der unverdauten Nahrung, des verwesenden Fleisches, der hemmenden metabolischen Gifte und verstopfenden verkalkten Gallensteine bewusst, die unsere inneren Organe ersticken und einen fruchtbaren Nährboden für schädliche Bakterien bieten.

Wenn der Körper seinen Toxizitätsschwellenwert erreicht hat, verfällt er letztendlich in einen krankhaften Zustand und signalisiert, dass irgendetwas schrecklich falsch gelaufen ist. Während alle Krankheiten mit einer Toxizitätskrise beginnen, sieht das bei Symptomen einer Krankheit anders aus. Die Symptome einer Krankheit (was die Schulmedizin als Krankheit bezeichnet) variieren.

Das ist so, weil jeder Mensch verschiedene körperliche Schwachstellen hat. Das ist auch der Grund, warum einige Menschen äußerst sensibel auf

Allergene oder mit Akne reagieren, während andere Verdauungsstörungen oder Krebs entwickeln.

Die Art Organ oder System, die aufgibt, ist für gewöhnlich am schwächsten und verwundbarsten, weil sie sich mit geringster Wahrscheinlichkeit zur Wehr setzen wird. Das Organ beginnt dann, wie eine Art Verteidigungssystem zu handeln, sodass Gifte in Schach gehalten werden und nicht die Blutbahn überschwemmen. Wenn dies geschehen sollte, würden Sie an einer toxischen Überlastung zugrunde gehen.

Der Verlauf der Erkrankung hängt davon ab, welches Organ oder System betroffen ist. Es gibt jedoch eine Gemeinsamkeit. Es beginnt alles mit einem toxischen Angriff.

Adipositas ist genauso eine Toxizitätskrise wie Diabetes, Geschwüre, Schwindelgefühle oder Asthma, nur dass der Körper als Abwehrmechanismus Fett speichert. Solange Anlass dazu besteht, *muss der* Körper weiter zunehmen. Das ist der Grund, warum Diäten und Training in der Regel nicht funktionieren.

Es ist eine erfahrungsgemäße Tatsache, dass adipöse Menschen in ihren Fettgeweben große Mengen Toxine gespeichert haben. Fettgewebe hat eine relativ geringe Stoffwechselaktivität und das Speichern von Giften in den Fettablagerungen hält diese Gifte davon ab, in die Blutbahn und in lebenswichtige Organe einzudringen. Dadurch schützt sich der Körper buchstäblich selbst davor, vergiftet zu werden.

Untersuchungen haben gezeigt, dass das Fettgewebe beginnt, wie ein eigenständiges endokrines Organ zu arbeiten, wenn das ideale Körpergewicht um mehr als 10 Kilogramm überschritten wurde. Es beginnt Hormone wie Leptin und Cortisol abzusondern, die durch komplexe biochemische Prozesse weitere Fetteinlagerungen begünstigen.

Cortisol führt, abgesehen von der Förderung von Insulinresistenz, zum Abbau von Proteinen in den Muskeln, um sie in Glukose umzuwandeln. Da viele übergewichtige Menschen insulinresistent sind, wird die Glukose, anstatt verbrannt zu werden, in Fett umgewandelt.

Daher nimmt Ihre Muskelmasse ab, während Ihr Körperfett zunimmt. Dieser Teufelskreislauf ist sehr schwer zu durchbrechen und trägt dazu bei, dass „dicke Menschen immer dicker zu werden scheinen".

Die meisten Toxine sind von Natur aus organisch-verarbeitete Nahrungsmittel, raffinierte Kohlenhydrate und Zucker, chemische Inhaltsstoffe, Maissirup, chemische Pestizide und Medikamente. Toxine können jedoch auch einen emotionalen Ursprung haben.

Ein Mensch kann entweder aufgrund seines Temperaments oder durch traumatische Erlebnisse in der Vergangenheit emotional toxisch werden. Alte Konflikte, Traumata und schädliche Überzeugungen nagen noch lange an uns, nachdem sie aus unserem Bewusstsein verschwunden sind. Diese werden dann als giftige Verbindungen im Fettgewebe gespeichert.

Während der 37 Jahre, in denen ich Naturheilkunde praktiziere, bin ich auf viele fröhliche und unbekümmerte adipöse Männer und Frauen gestoßen, von denen keiner die geringste Ahnung hatte, dass der Körper ein Hort alter Erinnerungen und Traumata ist, die sie nicht loslassen konnten.

Die Schulmedizin und Abnehmprogramme ignorieren alles, was sie nicht sehen können. Daher muss Ihr Übergewicht mit Ihrer ungesunden Ernährung, Ihrem sitzenden Lebensstil oder mit beidem zusammenhängen.

Es ist zwar nicht zu leugnen, dass diese beiden Faktoren für jeden natürlichen Gewichtsreduktionsplan entscheidend sind, was ich jedoch versuche zu betonen, ist, dass die herkömmliche Herangehensweise die Krankheitsursachen umgeht, indem sie sich ausschließlich auf die Symptome konzentriert.

2. Wiederherstellung des Gleichgewichts

Jede Zelle des Körpers und der Körper als Ganzes ist stets bemüht, einen Zustand der Balance und des Gleichgewichts zu erlangen. Ein adipöser Körper ist ein Körper, der sich buchstäblich außer Form biegt, um sich vor einer Vergiftung zu schützen. Es ist ein Körper, dessen Ausweg die Asynchronität mit sich selbst ist.

Jeder Mensch hat sein eigenes optimales Körpergewicht. Ein Körpergewicht, bei dem der Mensch sich nicht potenzieller Bedrohungen und Gifte erwehren muss. Auf natürliche Art Gewicht zu verlieren bedeutet, dass man die Prozesse umkehrt, die zu einem Zustand der Toxizität führen. Gleichzeitig bedeutet es auch ein Umfeld zu schaffen, das für eine dynamische Gesundheit förderlich ist.

Die Wiederherstellung des Gleichgewichts umfasst viele Dinge. Damit ist die Fähigkeit gemeint, vergangene Traumata loszulassen, um die Blut- und Lymphzirkulation zu verbessern, die Immunität zu steigern und um Ihre inneren Organe wiederherzustellen, sodass sie so arbeiten, wie sie arbeiten sollen.

Es bedeutet gesunde Ernährungsführung, ausreichende Mengen Schlaf zu bekommen (und das zur richtigen Zeit) und den Körper zu entgiften. Während dieses Reinigungsprozesses wird der Körper durch eine Reihe innerer Reinigungen von Toxinen befreit. Deshalb ist es wichtig, sich daran zu erinnern, dass die Gewichtsreduktion kein mechanischer oder vorwiegend physischer Prozess ist.

Auf natürliche Weise abzunehmen ist eine geistige Einstellung, die eine enge Verbindung zwischen Körper, Geist und Seele bildet. Dies ist die effektivste und nachhaltigste Weise, dauerhaft Gewicht zu verlieren.

Sobald Sie diese mentale Veränderung vornehmen, wird Ihr Körper, sobald er seinen toxischen Zustand wahrnimmt, ebenfalls gesund sein wollen und Sie zu Ihrem natürlichen Gewicht zurückführen. Sobald Sie diesen Pfad beschreiten, werden Sie feststellen, dass dies ohne erheblichen Aufwand vonstattengeht. Es ist ein Wunsch, der aus Ihrem Innern kommt.

Der beste Weg, um mit der Wiederherstellung des Gleichgewichts zu beginnen, ist der, die Prozesse umzukehren, die zu diesem toxischen Zustand geführt haben. Adipositas ist eine Krankheit bestehend aus gespeicherter Körpertoxizität. Und bevor Ihr Körper beginnt sich selbst zu regulieren, muss er die angesammelten Gifte freisetzen.

Das bedeutet, dass Sie Ihren Körper entgiften, um sich von den Abfallprodukten zu reinigen, die Sie im Laufe der Jahre angesammelt haben. Die Anpassung des Körpergewichts kann zur gleichen Zeit beginnen, indem Sie das Gleichgewicht Ihres Lebensstils wiederherstellen und damit anfangen, gesunde Angewohnheiten in Ihren Tagesablauf einzubinden.

Sie können hierfür eine Geschwindigkeit wählen, die für Sie angenehm ist. Behalten Sie jedoch immer im Hinterkopf, dass Sie umso schneller zu Ihrem Optimalgewicht zurückkehren, je mehr Sie im Einklang mit der angeborenen Weisheit des Körpers und je näher Sie am Rhythmus der Natur (so nah, wie es das moderne städtische Leben zulässt) sind.

Eine wirksame und natürliche Art Ihren Körper zu reinigen und zu entschlacken ist es, Gifte aus Ihrem Verdauungstrakt und Ihren Ausscheidungsorganen – Leber und Gallenblase, Dünndarm, Nieren und Colon oder Gedärme – auszuschwemmen.

Leberreinigung: Die Spülung und Reinigung dieser inneren Organe (mehr dazu in meinen Büchern *Die wundersame Leber & Gallenblasenreinigung* und *Zeitlose Geheimnisse der Gesundheit und Verjüngung)* beinhaltet im Grunde genommen die Verwendung von natürlichen Substanzen wie Apfelsaft, Bittersalz, Olivenöl und ein wenig Zitronensaft.

Was genau bewirken diese Zutaten? Apfelsaft enthält 2-Hydroxybernsteinsäure (Apfelsäure). Apfelsäure ist ein Lösungsmittel und schwächt die Bindungen zwischen festen Kügelchen in der Leber. Bittersalze oder Magnesiumsulfat entspannen glatte Muskeln.

Daher öffnet es die Gallengänge, um sowohl die Freisetzung flüssiger Galle für den Spülungsprozess als auch die Loslösung gehärteter Steine aus der Gallenblase zu erleichtern. Bittersalze entspannen auch den Darm und erleichtern den Stuhlgang.

Unraffiniertes Olivenöl sorgt dafür, dass die Gallenblase und die Gallengänge kontrahieren und dass die Gallensteine ausgetrieben werden.

Falls erforderlich können bestimmte Nährstoffe verwendet werden, um den Entgiftungsprozess zu kontrollieren und zu unterstützen. Diese Ergänzungen nehmen die Toxine, die sich über Jahre hinweg so hartnäckig im Körper angesammelt haben und die Pflanzenschalen oder Fasern enthalten können (vor allem Fasern aus frischem, rohem Obst und Gemüse), auf, isolieren sie und neutralisieren sie.

Mit Wasser vermischter Bentonit-Ton kann ebenfalls verwendet werden, da die Moleküle des Tons wie ein natürlicher Schwamm auf die Gifte in der Blutbahn wirken. Eine andere Art von Bentonit mit Namen Montmorillonit zieht Giftstoffe aus dem Gewebe.

Die verwendeten Zutaten variieren je nach Therapeut, physiologischen Bedürfnissen und toxischem Zustand des Betroffenen. *Es wird jedoch ausdrücklich empfohlen, diese Behandlung nur unter Aufsicht durchzuführen.* Einige Menschen haben versucht, ihre inneren Organe mithilfe gut gemeinter Ratschläge von Freunden oder mithilfe von Anleitungen aus dem Internet zu reinigen. Leider haben viele von ihnen unter unnötigen Komplikationen gelitten.

Obwohl das Verfahren selbst recht simpel ist – eine Leberreinigung bedarf in der Regel einer sechstägigen Vorbereitungsphase, gefolgt von 16–20 Stunden tatsächlicher Reinigung –, muss das Verfahren auf die Bedürfnisse eines jeden angepasst werden. Und das geschieht am besten unter Aufsicht.

Außerdem gibt es einige Vorsichtsmaßnahmen, die Sie ergreifen müssen. Denken Sie daran, dass das Durchspülen und Reinigen des Körpers Gifte in die Blutbahn freisetzt. Genauso, wie diese schädlichen chemischen Verbindungen Ihren Körper zerstört hätten, wären sie nicht gespeichert worden, könnten sie sich als schädlich erweisen, wenn sie wieder in die Blutbahn freigesetzt werden.

Das ist der Grund, warum Menschen, die diese Prozedur unbeaufsichtigt durchführen, von Symptomen wie Müdigkeit, Hautausschlägen, Nebenhöhlenverstopfung, Fieber, Gelenkschmerzen, Blähungen und Kopfschmerzen berichten. Je toxischer der Körper ist, desto größer ist die Menge der freigesetzten Toxine.

Wie also hilft die innere Reinigung bei der Gewichtsabnahme? Bei übergewichtigen Menschen setzt der Entgiftungsprozess eingelagerte Fette frei. Während überschüssiges Fett über den Stoffwechsel verbrannt wird, wird toxisches Material, das im Fettgewebe gespeichert wird, zur Leber transportiert, wo es aufgeschlüsselt und für die Ausscheidung vorbereitet wird.

Außerdem werden Enzyme und andere Bahnen gereinigt, sodass die inneren Organe in der ihnen zugedachten Art und Weise arbeiten können. Das Immunsystem wird ebenfalls wiederhergestellt und ein wieder ins Gleichgewicht gebrachter Stoffwechsel wird dafür sorgen, dass die Leber giftige Chemikalien in Zukunft abbaut und neutralisiert. Natürlich werden Sie, damit Ihre Leber weiterhin normal funktioniert, gleichzeitig gesunde Lebensmittel essen und möglicherweise auch einige Veränderungen im Lebensstil durchführen müssen.

Viele übergewichtige Menschen leiden auch unter einer Fettleber. Sobald die Leber- und Gallenblasensteine herausgespült werden, kann die Leber das Glykogen oder den Zucker bereitstellen, der jahrelang in ihrem Innern stagnierte.

Eine wiedererstarkte Leber wird auch in der Lage sein, die eingehenden Fette hinreichend zu verarbeiten, während sie die überschüssigen Lipide zum Darm transportiert, damit sie dort ausgeschieden werden können. Und da toxische Fettspeicher verbrannt werden und der Rest ausgeschieden wird, wird Ihr Stoffwechsel ebenfalls wiederhergestellt.

All dies geht in einem Kreislauf vonstatten und es hilft den Blutzucker zu kontrollieren. Das liegt daran, dass das hormonelle Gleichgewicht des Körpers wiederhergestellt wird. Und ein Körper, der nicht mehr übergewichtig ist, muss auch nicht mehr insulinresistent bleiben.

Obwohl die Leberreinigung an sich wirklich erstaunliche Ergebnisse erzielen kann, sollte sie im Idealfall nach einer Nieren- und Colon-Reinigung durchgeführt werden. Wenn man das Colon im Vorfeld reinigt, sorgt man dafür, dass die hinausgedrängten Gallensteine leicht aus dem Dickdarm entfernt werden können.

Die Reinigung der Nieren stellt außerdem sicher, dass die Toxine, die während einer Leberreinigung von der Leber freigesetzt werden, dieses lebenswichtige Ausscheidungsorgan nicht überlasten. Sorgen Sie daher dafür, nach jeder dritten Leberreinigung auch Ihre Nieren zu reinigen.

Die effektivste Abfolge ist daher: Nierenreinigung – Colon-Reinigung – Leberreinigung – Colon-Reinigung. Es ist wichtig, die Leberreinigung in regelmäßigen Abständen zu wiederholen, so lange, bis keine Steine mehr freigesetzt werden. [Weiterführende Informationen zu diesen Reinigungsmethoden finden Sie in meinem Buch *„Die wundersame Leber & Gallenblasenreinigung“.]*

Darmspülung: Die Darmspülung, die auch Colon-Hydro-Therapie genannt wird, ist vielleicht eine der wirksamsten Colon-Reinigungs-Therapien. Durch eine Darmspülung kann man innerhalb kurzer Zeit große Mengen eingeschlossener Abfallprodukte beseitigen, die viele Jahre benötigt haben können, um sich anzusammeln.

Während einer 40–50-minütigen Sitzung werden zwei bis sechs Liter destilliertes oder gereinigtes Wasser verwendet, um das Colon sanft durchzuspülen. Durch eine sanfte Bauchmassage werden alte Ablagerungen, die aus schleimigen Fäkalien bestehen, gelockert und anschließend durch das Wasser ausgespült.

Eine Darmspülung entfernt nicht nur schädliche, toxische Abfallprodukte, sie strafft, hydratisiert und regeneriert auch die Colon-Muskulatur. Die wiederholte Aufnahme und Freigabe von Wasser verbessert auch die Peristaltik des Colons und reduziert die Durchlaufzeit der Fäkalien.

Darüber hinaus stellt die Darmspülung die natürliche Form des Colons wieder her und stimuliert die Reflexpunkte, durch die das Colon mit anderen Teilen des Körpers verbunden ist. Diese Form der Darmreinigung kann alte, verkrustete Schichten von Abfallprodukten von den Dickdarmwänden lösen, was eine bessere Wasseraufnahme und Hydration des Colons und des ganzen Körpers ermöglicht.

Allerdings dauert es mindestens zwei bis drei Sitzungen, bis man in den Genuss dieser Vorteile kommt. Danach wird Ihr Stuhlgang innerhalb von etwa zwei Tagen auf natürliche Art wiederhergestellt.

Wenn es länger dauert, bedeutet dies, dass das Colon über einen längeren Zeitraum hinweg übermäßig große Mengen von Abfallprodukten angesammelt hat. Diese aufzuweichen und auszuspülen kann eine Reihe von Darmspülungen und natürlich auch Leberreinigungen sowie eine ausgewogene Ernährungsweise und einen ausgeglichenen Lebensstil in Anspruch nehmen.

Eine Darmspülung kann auch bei emotionalen Problemen helfen. Es ist kein Zufall, dass das Colon transversum (Quercolon) direkt durch den Solarplexus, das Emotional-Zentrum des Körpers, verläuft. Der Großteil unserer ungelösten oder „unverdauten" emotionalen Probleme ist im Solarplexus gespeichert und führt zum Zusammenziehen der Colon-Muskulatur. Das kann den Stuhlgang verlangsamen und zu Verstopfungen führen.

Darmspülungen können helfen, jene physischen Blockaden und Verspannungen zu lösen, die in erster Linie an der emotionalen Verdrängung schuld sind.

Nierenreinigung: Möglicherweise müssen Sie auch Ihre Nieren reinigen, wenn das Vorhandensein von Gallensteinen in der Leber oder andere Ursachen zur Entwicklung von Steinen in den Nieren oder der Harnblase geführt haben.

Die Nieren sind sehr empfindliche, Blut filternde Organe, die aufgrund von schlechter Verdauung, Stress und einem unregelmäßigen Lebensstil leicht verstopft werden. Die Hauptursachen von Nierenstauungen sind Steine. Die meisten Steine/Kristalle/Sandkörner sind jedoch zu klein, um durch moderne Diagnosegeräte, wie z. B. Röntgenstrahlen, entdeckt zu werden.

Bestimmte Kräuter können helfen, diese verschiedenen Arten von Nierensteinen, wie z. B. Harnsäuresteine, Oxalsäuresteine, Phosphatsteine und

Aminosäuresteine, zu beseitigen, wenn sie täglich über einen Zeitraum von 20–30 Tagen eingenommen werden.

Wenn Sie bereits unter Nierensteinen gelitten haben und wollen, dass die Nieren vollständig sauber sind, können Sie Ihre Nieren wiederholt in Abständen von sechs bis acht Wochen reinigen.

Ionisiertes Wasser: Schlückchenweises Trinken von heißem ionisiertem Wasser hat tief greifende Auswirkungen auf die Tiefengewebsreinigung. Es reduziert die Gesamttoxizität, verbessert die Durchblutung und bringt die Galle ins Gleichgewicht. Wenn Sie Wasser für 15 bis 20 Minuten kochen, wird es dünner und seine Molekülgruppen werden von den üblichen 10 000 auf eine bis zwei Gruppen reduziert. Außerdem wird es mit negativen Sauerstoffionen (Hydroxidionen, OH^-) aufgeladen und gesättigt.

Wenn Sie im Laufe des Tages häufig an heißem ionisiertem Wasser nippen, beginnt es systematisch die Gewebe des Körpers zu reinigen und hilft ihnen dabei, sich von positiv geladenen Ionen (die mit schädlichen Säuren und Toxinen in Verbindung stehen) zu befreien.

Die meisten Toxine und Abfallprodukte haben eine positive Ladung und binden sich auf natürliche Weise an den Körper, der insgesamt negativ geladen ist. Da die negativen Sauerstoffionen mit dem aufgenommenen Wasser in den Körper gelangen, werden sie von dem positiv geladenen toxischen Material angezogen. Dies neutralisiert die Abfall- und Giftstoffe und verwandelt sie in flüssige Materie, die der Körper leicht entfernen kann.

Wenn Sie Übergewicht haben, kann Ihnen diese Reinigungsmethode helfen, in wenigen Wochen mehrere Kilogramm Körpergewicht zu verlieren, und zwar ohne die Nebenwirkungen, die normalerweise mit plötzlichem Gewichtsverlust einhergehen.

Die Herstellung von ionisiertem Wasser ist leicht. Alles, was Sie tun müssen, ist, Wasser für 15–20 Minuten zu kochen und es anschließend in eine Thermoskanne umzufüllen. Durch die Thermoskanne bleibt das Wasser den ganzen Tag über heiß und ionisiert. Nehmen Sie jede halbe Stunde ein bis zwei Schlucke und trinken sie es so heiß, wie Sie Tee trinken würden. Manche Menschen trinken ionisiertes Wasser über einen bestimmten Zeitraum hinweg, wie z. B. drei bis vier Wochen. Andere nehmen es jeden Tag zu sich.

Dieses speziell zubereitete Wasser sollte kein Ersatz für normales Trinkwasser sein. Es hydratisiert die Zellen nicht, wie es normales Wasser tut. Der Körper verwendet es nur zur Gewebereinigung.

Um dauerhaft Gewicht zu verlieren, muss die Reinigung und Entschlackung des Körpers durch eine Veränderung der Einstellung begleitet werden. Das entscheidende Bindeglied hier heißt Körper-Geist-Verbindung. Sobald diese besteht, werden Sie von Natur aus gesund leben wollen.

Abnehmen wird dann mehr sein als ein gesunder Prozess, dem Sie Ihren Körper aussetzen. Nach Überwindung kosmetischer Gründe werden Sie das Bedürfnis verspüren, Ihre Energie und Gesundheit zu regenerieren und zu revitalisieren.

3. Essen

Sie haben bestimmt schon häufig den Spruch gehört „Du bist, was du isst". Und obwohl das stimmt, ist es doch nur die halbe Wahrheit. Konzentrieren wir uns zunächst jedoch auf Ernährungsgewohnheiten. Was, wann und wie viel Sie essen, ist für die Ernährungsqualität Ihres Körpers von entscheidender Bedeutung.

Hier einige kurze Hinweise, die Ihr gesamtes Abnehmprogramm komplementieren werden.

Frühstück

Empfohlen

- Das Frühstück zu überspringen, ist in Ordnung. Nehmen Sie alternativ ein leichtes Frühstück, bestehend aus nahrhaften, gesunden Lebensmitteln wie Haferflocken (Haferbrei) oder anderen warm zubereiteten Zerealien zu sich. Ein Frühstück, das ausschließlich aus Obst (außer Zitrusfrüchten) besteht, ist auch in Ordnung.

Vermeiden

- **Sojamilch:** Soja enthält natürliche Nahrungsmitteltoxine (Enzymhemmstoffe). Außerdem ist sie vielleicht gentechnisch verändert und wirkt sich möglicherweise auf den Hormonhaushalt aus.
- **Müsli mit Obst:** Vermeiden Sie, Ihrem Obst Zerealien beizumischen, da dies zu Gärung und Toxizität führt.
- **Tierische Proteine:** Käse, Fleisch, Schinken oder Eier sowie saure Nahrungsmittel, inklusive Joghurt und Zitrusfrüchte, unterdrücken schnell das Verdauungsfeuer Agni, das am Morgen naturgemäß gering ist.

Mittagessen

Empfohlen

- **Wann:** 12 bis 12–30 Uhr (wenn die Sonne ihren höchsten Stand erreicht hat). Machen Sie das Mittagessen zur Hauptmahlzeit des Tages.

Vermeiden

- **Getränke:** Flüssigkeiten wie Alkohol und Wein zu den Mahlzeiten verdünnen die Verdauungssäfte und verursachen Verdauungsstörungen und Gewichtszunahme.

Empfohlen

- **Wasser:** Nehmen Sie während der Mahlzeit ein Schlückchen heißes Wasser zu sich, um Ihre Verdauung zu steigern und die Dünnflüssigkeit Ihres Bluts und die normale Sekretion der Galle zu unterstützen. Trinken Sie außerdem etwa eine halbe Stunde vor dem Mittagessen und etwa zweieinhalb Stunden nach dem Mittagessen jeweils ein Glas Wasser.
- **Salate:** Rohe und gekochte Lebensmittel erfordern unterschiedliche Verdauungsenzyme. Essen Sie daher Ihren Salat zu Beginn der Mahlzeit. Der Verzehr roher Lebensmittel nach dem Verzehr gekochter Lebensmittel sorgt dafür, dass die rohen Lebensmittel unverdaut bleiben und zu gären beginnen. Was das Salatdressing

anbelangt, sollten Sie ausschließlich Vollfett-Salatdressings verwenden, wie z. B. kalt gepresstes Olivenöl und Zitronensaft. Dies unterstützt die Verdauung von rohem Salat.

Abendessen

Empfohlen

- **Wann:** 18–19 Uhr (Agni ist nachts vermindert. Essen Sie früh zu Abend, sodass die aktive Verdauung vor dem Zubettgehen abgeschlossen ist, da die Produktion von Verdauungsenzymen um 20 Uhr eingestellt wird.)
- **Gemüse***:* Essen Sie frisch zubereitete Gemüsesuppe, eventuell verfeinert und serviert mit Vollkorn-Fladenbrot und Dinkelbrot, Vollkorntoast oder Roggenkrackern mit ungesalzener Butter, Ghee (Butterschmalz) oder Kokosnussöl.

Eine weitere Möglichkeit ist gekochtes Gemüse mit Reis oder anderen leicht gekochten Getreideprodukten. Die Suppe/das Gemüse kann während oder nach dem Kochen mit Kräutern und Gewürzen, Gemüsebouillon, unraffiniertem Meersalz sowie Butter, Ghee oder Kokosnussöl verfeinert werden (vermeiden Sie abends andere Öle, da diese schwer zu verdauen sind).

Vermeiden

- **Proteine:** Vermeiden Sie Fleisch, Schweinefleisch, Geflügel, Fisch, Schinken, Eier, Nüsse oder jede andere Form von konzentriertem Eiweiß, da das Verdauungsfeuer Agni um diese Zeit zu schwach ist, um tierische Proteine zu verdauen.
- **Molkereiprodukte:** Joghurt, Käse, Obst und Salate haben von Natur aus einen hohen Bakteriengehalt. Sie verursachen nachts Verdauungsstörungen und Gärung.
- **Fettige Nahrungsmittel:** Gebratene und frittierte Nahrungsmittel sowie Wurzelgemüse wie Kartoffeln (mit Ausnahme von gekochten Karotten, Rüben oder weißem Rettich) sind nachts ebenfalls schwer zu verdauen.

Vergessen Sie nicht, dass Regelmäßigkeit wichtig ist: Regelmäßige Essenszeiten helfen dem Körper zu wissen, was und wie viel er erwarten kann. Das vermeidet Verunsicherung, die der Körper als Hunger interpretiert. Dies führt dazu, dass der Körper Glukose als Fett speichert, was wiederum zu Gewichtszunahme führt.

Faustregeln

- Vermeiden Sie schwere Speisen, fettige und frittierte Lebensmittel, gereiften Käse, Joghurt, Zwiebeln und Knoblauch.
- Essen Sie zweimal pro Tag frisches Obst. Trinken Sie nur frisch zubereitete Fruchtsäfte (am besten mit Wasser verdünnt). Fertigsäfte sind pasteurisiert und säurebildend. Viele von ihnen enthalten künstliche Süßstoffe und sollten vermieden werden. Obst oder Obstsäfte sollten immer auf nüchternen Magen verzehrt werden. Der beste Zeitpunkt zum Verzehr von Obst ist vormittags, nachmittags oder pur zum Frühstück. Wählen Sie saisonales und regional angebautes Obst.
- Sie können eingeweichtes Trockenobst essen, wie z. B. Sultaninen, Feigen, Datteln oder Pflaumen, entweder zum Frühstück oder wie andere Früchte als Snack. Wenn man sie einweicht, sind sie leichter zu verdauen.
- Essen Sie täglich 8–12 Mandeln (eingeweicht und hautlos). Sie sind gut für Augen und Knochen.
- Essensreste sind ebenfalls absolut tabu. Reis und Bohnen können hingegen für ein bis zwei Tage gekühlt werden.
- Tiefkühlkost gehört ebenfalls zu den Lebensmitteln, die man nicht braucht. Sie ist frei von Lebenskraft und hat dadurch eine verminderte Nährstoffaufnahme.
- Mikrowellen, die zur Zubereitung von Lebensmitteln verwendet werden, verursachen einen vollständigen Zerfall der molekularen Struktur des Essens und zerstören seine Lebenskraft. Daher ist Mikrowellenessen nicht nahrhaft und behindert die Verdauung.

- Eiskalte Nahrungsmittel oder Getränke „löschen" das Verdauungsfeuer Agni für viele Stunden. Sie können auch die Nervenenden des Magens betäuben oder beschädigen, abgesehen davon, dass sie dafür sorgen, dass sich die Magenzellen zusammenziehen und dass sie verhindern, dass die Magenzellen die erforderliche Menge an Verdauungssäften absondern.
- Verwenden Sie Gewürze, die für Ihren Körpertyp geeignet sind. Gewürze verbessern nicht nur den Geschmack des Essens, sie enthalten auch wichtige Nährstoffe und Aromen, die bei der Verdauung und dem Stoffwechsel helfen. Chilischoten oder chilihaltige Gewürzmischungen sollten jedoch vermieden werden, da sie sich auf die Brust auswirken und zu Schleimreizungen in Magen und Darm führen.
- Einen Tag pro Woche oder Monat sollten Sie versuchen, nur flüssige Nahrung (Suppe, frisch zubereitete Fruchtsäfte, Wasser, Kräutertees, ionisiertes Wasser usw.) zu sich zu nehmen. Kehren Sie anschließend nach und nach zu einer normalen Ernährung zurück. Dadurch wird Ihr Verdauungssystem entlastet und seine Fähigkeit, die angesammelten toxischen Abfallprodukte zu entfernen, verbessert.

Zur Essenszeit ...

- Bleiben Sie beim Essen sitzen. Das Verdauungssystem ist besser in der Lage, ausgewogene Mengen Verdauungssäfte abzusondern, wenn Sie im Sitzen essen.
- Essen Sie in einer ruhigen Umgebung, ohne Radio, Fernsehen oder Lesen. Jede Ablenkung vom Essen beeinträchtigt die Fähigkeit des Körpers, die für die Verdauung entsprechenden Enzyme zu liefern.
- Bleiben Sie nach dem Essen für fünf Minuten ruhig sitzen, bevor Sie aufstehen, damit das Essen die Möglichkeit hat, sich in Ihrem Magen zu beruhigen. Ein kurzer, gemächlicher Spaziergang nach dem Essen kann ebenfalls außerordentlich zur Verdauung beitragen.

- Kauen Sie langsam. Speichel weicht das Essen ein und verdaut gekochte Stärken vor. Dies signalisiert Ihrer Bauchspeicheldrüse und dem Dünndarm jene Verdauungsenzyme und Mineralstoffe auszuschütten, die sie zur Verdauung benötigen. Kauen verbessert auch das Gedächtnis und reduziert die Ausschüttung von Stresshormonen. Außerdem verhindert kauen, dass Lebensmittel zu faulen und zu gären beginnen und dass es zu einer Candida-Überwucherung kommt.
- Aber Kauen ist weitaus mehr als ein physischer Akt. Versuchen Sie „aufmerksam" zu essen. Seien Sie sich vollkommen bewusst, was Sie essen und dass Sie essen. Wählen Sie Ihre Lebensmittel bewusst aus.
- Nehmen Sie sich die Zeit auf Ihren Teller zu schauen und nehmen Sie die Farbe, den Geschmack und die Konsistenz des Essens auf Ihrem Teller wahr. Gefühle wie Wut, Anspannung und Streit sowie sogar Geplauder während des Essens sind stressig und stören die Verdauung.
- Wie hilft das jetzt beim Abnehmen? Studien haben Gewichtszunahme mit chronischem Stress in Verbindung gebracht und Sie können der Verbindung zwischen chronischem Stress und Gewichtszunahme nicht näher kommen als bei den Mahlzeiten!
- Ihren Körper hydratisiert zu halten, ist ein weiterer Schlüssel zum Gewichtsverlust. Trinken Sie sechs bis acht Gläser Wasser pro Tag. Pures, frisches Wasser ist am besten.

4. Lebensmittel-Fakten

Tierische Proteine: Was ist da los?

Die Ernährung der meisten Amerikaner besteht aus Milchprodukten und Fleisch – Steak, Rind, Hackpastete, Huhn und riesengroßen saftigen Hamburger. Sicher schmecken sie lecker, da uns die Fleisch- und Geflügelindustrie diesen Geschmack anerzogen hat. Wussten Sie, dass westliche Gesellschaften mindestens 50 % mehr Protein konsumieren, als sie tatsächlich brauchen?

Indem wir das Bindegewebe unseres Körpers mit ungenutztem Protein auffüllen, verwandeln wir unsere Körper in einen Pool aus schädlichen Säuren und Abfallprodukten, wodurch wir einen Nährboden für Krankheiten erzeugen. Außerdem verstopfen wir damit unser Verdauungssystem und überlasten das Lymphsystem.

Tatsache ist, dass tierische Proteine im Gegensatz zu pflanzlichen Proteinen schwer zu verdauen sind. Der Körper ist nicht in der Lage, Fleischproteine angemessen in Aminosäuren zu zerlegen.

Ein gesundes Verdauungssystem ist tatsächlich nur dazu in der Lage, 25 % des aufgenommenen tierischen Proteins zu verstoffwechseln.

Daher ist es durchaus möglich, dass ganze Fleischstücke für 20–48 Stunden unverdaut im Dünndarm liegen, wo sie buchstäblich anfangen zu verrotten. Dadurch werden die Fleischgifte Cadaverin, Putrescin, Amine und andere stark toxische Substanzen erzeugt, die, abgesehen davon, dass sie Krankheiten verursachen, auch zu Lymphstauungen und Wasser- und Fettansammlungen beitragen. Dies geschieht zunächst im mittleren Bereich des Körpers und weitet sich schließlich auf den Rest des Körpers aus.

Die Reste unverdauten Fleischs können sich im Dickdarm für sage und schreibe (!) 20–30 Jahre (oder länger) ablagern. Verfaultes Fleisch belastet in Form von stickstoffhaltigen Abfallprodukten auch die Nieren. Sogar die Nieren von moderaten Fleischessern müssen dreimal mehr arbeiten als die Nieren von Vegetariern.

Hier ist noch etwas, worüber Sie nachdenken sollten. Fäulnis und Bakterienwachstum beginnen unverzüglich, nachdem ein Tier geschlachtet wurde. Bis das Fleisch dann in die meisten Lebensmittelgeschäfte oder Metzgereien gelangt ist, sind Fäulnis und Bakterienwachstum bereits weit fortgeschritten.

Destruktive Enzyme beginnen sofort die Zellen im Fleisch des Kadavers abzubauen, was zur Bildung einer degenerativen Substanz namens Ptomain (Leichengift) führt, die Krankheiten verursacht.

Fleisch ist auch säurebildend und erzeugt noch mehr Säure, wenn es unverdaut ist. Das führt wiederum zum Verlust von Mineralstoffen und anderen Nährstoffen. Schauen Sie sich im Gegensatz dazu die pflanzlichen Proteine an, für deren Verzehr der menschliche Körper im Laufe der Evolution geschaffen wurde. Es ist lediglich ein Irrglaube, dass Ihnen Gemüse, im Gegensatz zu Fleisch, nicht alle Proteine – alle neun wesentlichen Aminosäuren – liefert, die der Körper nicht in der Lage ist, zu produzieren.

Wenn Sie viele verschiedene Arten Gemüse essen, erhalten Sie genau die gleichen Aminosäuren, die Sie aus dem Fleisch erhalten würden – mit zusätzlichen gesundheitlichen Vorteilen, wie z. B. Mineral- und Ballaststoffe, die in Fleisch nicht enthalten sind.

Gemüse: Mehr davon!

Obst und Gemüse sind nicht nur gesund. Sie können Sie auch direkt bei der Gewichtsabnahme unterstützen. Gemüse sind umfangreiche Lebensmittel, d. h., dass sie Sie sich schneller „satt fühlen" lassen, als Fleisch, Geflügel und Milchprodukte. Daher sorgt eine vegetarische Ernährungsweise dafür, dass sie weniger essen (und das nicht, weil Gemüse weniger schmackhaft ist als Fleisch). Außerdem hat Gemüse nicht so viele Kalorien. Daher der Vorteil bei der Gewichtsabnahme.

Damit es dem Körper nicht an bestimmten Arten von Nährstoffen mangelt, sind Obst und Gemüse auch voller Nährstoffe, die Fleisch Ihnen nicht geben kann. Das erklärt, warum Vegetarier, die sich ausgewogener ernähren als Fleischesser, nicht unter Heißhungerattacken leiden.

Gemüse enthält Vitamine, Mineralstoffe, Enzyme, Ballaststoffe, Antioxidanzien und Proteine, die der Körper für seine Gesundheit und zur Vermeidung von Krankheiten benötigt.

Untersuchungen zufolge besteht die durchschnittliche amerikanische Ernährung nur zu 8 % aus Obst und Gemüse. Das Problem besteht darin, dass die restlichen 92 % der Nahrung aus ernährungsphysiologisch leeren verarbeiteten Nahrungsmitteln bestehen, auch wenn diese kohlenhydrat- und fettarm sind. Diese Nahrungsmittel verstärken die Heißhungerattacken nur noch.

Sie müssen außerdem kein Vegetarier werden, um Gewicht zu verlieren. Es ist ausreichend, wenn Obst und Gemüse den Großteil Ihrer Ernährung ausmachen. Essen Sie Fleisch und Geflügel nur in kleinen Mengen und nicht unbedingt zu jeder Mahlzeit.

Gemüse ist auch eine gute Antioxidanzienquelle, die „freien Radikalen" entgegenwirkt. Es handelt sich hierbei um instabile Moleküle, die aus verschiedenen giftigen Quellen in unseren Körper gelangen. Einige werden sogar vom Körper selbst produziert.

Freie Radikale ernähren sich von gesunden Molekülen, um zu überleben. Und wenn man ihnen freien Lauf lässt, können sie Zellschäden verursachen und zu chronischen und degenerativen Krankheiten führen.

Da haben wir nicht *den Salat!*

Man hat uns programmiert zu glauben, dass Fett der größte Feind ist, insbesondere für übergewichtige und adipöse Menschen. Das haben wir dem Fettarm-Wahn der 1980er und 1990er zu verdanken (mit freundlicher Unterstützung übereifriger Medien und einer Flut von Gewichtsreduktionsprogrammen).

Im Gegenteil: Wenn Sie Ihrem Körper Fette vorenthalten, kann das zu Ernährungsmängeln und chronischen Krankheiten führen, da Fette für die Aufnahme von Nährstoffen aus der Nahrung wichtig sind. Viele Nährstoffe, wie Mineralstoffe, Beta-Carotin, Vitamin D und Vitamin E, sind fettlöslich und können nur vom Körper verstoffwechselt und absorbiert werden, wenn die Ernährung ausreichende Mengen Fett enthält.

Das Wichtigste ist, gesunde Fette zu verwenden und sie in moderaten Mengen zu sich zu nehmen. Zu den gesunden Fetten gehören: Natives Olivenöl extra, Leinsamenöl und pflanzliche Öle aus Nüssen, Samen, Avocados und Kokosnüssen.

Ballaststoffe: Diese Blähungen

Außerdem hat man uns Glauben gemacht, dass große Mengen Vollkornprodukte und mit Kleie angereicherte Lebensmittel die Verdauung und

Ausscheidung fördern. Man hat uns auch gesagt, dass mit Kleie angereicherte Frühstückszerealien dafür sorgen, dass wir mittags weniger essen.

Das ist teilweise zwar richtig, was jedoch ebenfalls richtig ist, ist die Tatsache, dass Kleie auch schädlich für die Gesundheit sein kann. Ein ballaststoffreiches Müsli zum Frühstück unterdrückt Agni, was vielleicht dazu führt, dass Sie weniger zu Mittag essen. Zum Abendessen haben Sie jedoch einen Bärenhunger!

Abends wird unsere Verdauung jedoch heruntergefahren. Daher ist diese Tageszeit kein guter Zeitpunkt für ein herzhaftes Mahl. Eine unverdaute Mahlzeit führt schließlich zur Anhäufung von giftigen Fäkalien in den Eingeweiden und Sie könnten trotz aller Kleie, die Sie essen, zunehmen.

Und das ist nur eine negative Auswirkung von Vollkorn-Ballaststoffen. Wenn die gesamte Kleie in den Dickdarm gelangt, wird sie von Bakterien angegriffen und abgebaut, die sie in Gärung bringen und Blähungen, Kopfschmerzen, Reizbarkeit, Müdigkeit und Schlafstörungen verursachen.

Außerdem sollte die Nahrungsmittelabsorption durch die Darmwand weder verlangsamt noch vorangetrieben werden. Ballaststoffe beschleunigen jedoch den Nahrungsmitteltransport durch den Darm, was zu einer verminderten Nährstoffaufnahme führt.

Der Verzehr von Lebensmitteln, die mit Ballaststoffen angereichert sind oder die eine grobe Faserstruktur besitzen, kann erheblich die Absorption von Eisen, Kalzium, Phosphor, Magnesium, Zucker, Proteinen, Fetten und Vitamin A, D, E und K hemmen. Phytate aus Getreide- oder Kleie-Ballaststoffen binden zum Beispiel Kalzium, Eisen und Zink, was sie unverdaulich macht und wiederum schlechte Resorption verursacht.

Ja, Ballaststoffe sind für die Beseitigung von Abfallprodukten aus dem Darm von entscheidender Bedeutung, jedoch pflanzliche Ballaststoffe, nicht Kleie. Gemüse-Ballaststoffe verfaulen im Gegensatz zu Kleie-Ballaststoffen nicht im Darm. Außerdem sorgen Gemüse-Ballaststoffe dafür, dass der Stuhl weich wird und an Volumen zunimmt, wodurch er leichter auszuscheiden ist. Kleie führt hingegen zur Bildung von kleinem Stuhl, der sich in den Falten des Dickdarms einlagern könnte.

Versuchen Sie Ihre Ballaststoffe aus frischem Obst, Salaten, gekochtem Getreide, Bohnen und Gemüse zu beziehen. Gekochtes Gemüse enthält besonders viele Ballaststoffe, die dem Körper bei der Verdauung helfen, ohne jedoch das Colon so zu belasten, wie es bei Kleie der Fall ist.

Außerdem erleichtert der hohe Wassergehalt von Obst und Gemüse den Durchfluss durch den Darmtrakt.

Salz: Geschenk aus dem Meer

Genau wie Fette ist Salz eine viel geschmähte essbare Zutat. Wir sind darauf konditioniert worden, zu glauben, dass eine hohe Natriumzufuhr die Ursache von Bluthochdruck, Arterienerkrankungen, Nierenproblemen und Wassereinlagerungen ist.

Stellen Sie sich nur einmal vor, ohne Salz zu kochen oder Rührei ohne Salz zuzubereiten. Aber mehr als bei diesen Gerichten ist es das Salz in verarbeiteten Nahrungsmitteln, das Krankheiten und Gewichtszunahme verursacht. Abgesehen davon, dass sie aus ernährungsphysiologischer Sicht leer sind und abnormale Blutzuckerspiegelspitzen verursachen, enthalten verarbeitete Nahrungsmittel große Mengen Salz und andere Natriumverbindungen. Das ist der Grund, warum Ihr Natriumspiegel in die Höhe schießt.

Wo also ist der Haken? Unser Körper braucht Natrium, um die Aufnahme wichtiger Nährstoffe zu unterstützen, um die Funktionen unserer Nerven und Muskeln zu gewährleisten und um den Wasser- und Mineralstoffhaushalt des inneren Milieus auszugleichen. Daher ist Salz unabdingbar, richtig?

Tafelsalz, das allgegenwärtige Gewürz, ohne das die meisten von uns nicht auskommen können, ist hochgradig raffiniert, gebleicht und seiner Mineralien beraubt. Raffiniertes Salz besteht in Wirklichkeit zu mehr als 90 % aus Natrium, während unraffiniertes, organisches Salz zu gerade einmal 50 % aus Natrium besteht. Der Rest sind Mineralstoffe und Spurenelemente.

Einige der Mineralstoffe in unraffiniertem Salz, die für die gesunde Funktionsfähigkeit des Körpers unbedingt notwendig sind, sind: Magnesium (ein wesentlicher Wirkstoff für den Stoffwechsel), Kalzium, Kalium und Sulfat.

Vergleichen Sie dies mit den giftigen Chemikalien, wie Aluminium, Eisencyanid, Bleiche und Chlor in raffiniertem Salz, und der Unterschied für Ihre Gesundheit wird offensichtlich.

pH-Wert: Ein ziemlicher Balanceakt

Der menschliche Körper vollführt viele Balanceakte, von denen das Säure-Basen-Verhältnis einer der empfindlichsten ist. Adipositas ist ein Zustand, der durch hohe Toxizitätsniveaus gekennzeichnet ist, die das Blut und das Gewebe sauer machen.

Diese Toxizitätsniveaus können aus großen Stressbelastungen, einer Ernährungsweise, die sich in Richtung verarbeitete Nahrungsmittel, Fleisch und Milchprodukte sowie mangelnder Wasseraufnahme bewegt, resultieren. Der Körper erzeugt auch seine eigenen Säuren, wie z. B. Salzsäure, für Stoffwechsel, Bakterien und Enzyme, die Säuren in das Blut und Gewebe freisetzen.

Damit der Körper optimal funktioniert, muss er eher basisch als sauer sein. Dieses Verhältnis wird im pH-Wert angegeben [pH steht für „power of hydrogen" (Kraft des Wasserstoffs) oder „potential of hydrogen" (Potenzial des Wasserstoffs)]. Er bezeichnet im Wesentlichen die Konzentration der Wasserstoffionen in Ihrem Blut und Ihrem Gewebe. Ein Körper mit einem pH-Wert von 7,4 ist gesund. Wenn der Wert unter 7,34 fällt, riskieren Sie, unter Acidose zu leiden.

Wenn der Säurespiegel steigt, laugt der Körper automatisch Mineralstoffe aus allen verfügbaren Quellen – Kalzium aus den Knochen und Zähnen –, um die Säuren zu neutralisieren. Anschließend lädt das Blut die Säure in unsere Organe und Gewebe ab, die die Säure anschließend wieder ins Blut ausschütten.

Im Rahmen Ihres neuen und gesunden Gewichtsreduktionsplans sollten Sie verarbeitete Lebensmittel und Fleisch reduzieren. Trinken Sie mindestens sechs bis acht Gläser Wasser pro Tag. Achten Sie darauf, sich zu bewegen und reduzieren Sie Stress.

Ist Ihre Behandlung an der Gewichtszunahme schuld?

Sie glauben vielleicht, alles richtig zu machen und trotzdem nehmen Sie auf geheimnisvolle Weise zu. Die Gewichtszunahme ist ein komplexes Thema und hängt mit einer Reihe von Faktoren zusammen. Einer dieser Faktoren ist das Medikament, das Sie vielleicht einnehmen.

Einige verschreibungspflichtige Medikamente können dazu führen, dass Sie einige Pfunde bis hin zu mehreren Pfunden pro Monat zunehmen. Zu den wichtigsten Schuldigen gehören Steroide, Antidepressiva, Medikamente zur Anfallbehandlung, Antipsychotika, Antibabypillen, Diabetes-Medikamente und Medikamente zur Behandlung von Bluthochdruck und Sodbrennen.

Diese medizinischen Rezepturen wirken auf verschiedene Systeme des Körpers, von Appetit über Insulinspiegel bis hin zur Fettspeicherung und Wassereinlagerung.

Midlife-Crisis

Gewichtszunahme kann eine Nebenwirkung bestimmter Erkrankungen wie Schilddrüsenunterfunktion, Klimakterium, Fibromyalgie, polyzystisches Ovarialsyndrom und Cushing-Syndrom sein.

Die Schilddrüsenunterfunktion ist ein Zustand, der einen Mangel an Schilddrüsenhormonen mit sich bringt. Die Schilddrüse ist unmittelbar mit der Appetitsteuerung verbunden und reagiert auf die Hormonwerte der Hormone Leptin und Ghrelin (siehe *Kapitel 11: Stunde der Wahrheit).*

Schilddrüsenhormonmangel führt zu Stoffwechselstörungen, die den Appetit verringern und Fett- und Wassereinlagerungen fördern, wodurch es zu Gewichtszunahme kommt.

Viele Frauen stellen auch fest, dass die Wechseljahre von einer Gewichtszunahme um den Bauch und um den mittleren Abschnitt des Körpers begleitet werden. Der Grund dafür liegt an einem schwankenden Hormonspiegel des weiblichen Hormons Östrogen vor und während der Wechseljahre sowie der Senkung dieses Hormonspiegels nach der Menopause.

Östrogen wird hauptsächlich in den Eierstöcken gebildet und trägt zum gesamten Hormonhaushalt des Körpers bei. Ein verminderter Östrogenspiegel lässt Ihren Körper instinktiv nach alternativen Östrogenquellen suchen, wie z. B. das Fettgewebe und die Haut. Da Ihnen Ihre Fettzellen jetzt helfen, einen kritischen Balanceakt durchzuführen, kämpft Ihr Körper nun darum, das Fettgewebe zu *halten* und macht sogar Ihre Bemühungen zunichte, Gewicht zu verlieren.

Außerdem bildet das Östrogen zusammen mit dem Fettgewebe einen Teil eines komplexen Biofeedback-Netzwerks, das den Appetit, den Stoffwechsel, die Verdauung und die Entgiftung steuert. Wenn einige dieser Funktionen aus der Bahn geraten, kann es eventuell zur Gewichtszunahme kommen.

Schlimmer noch, wenn Ihre Ernährung reich an verarbeiteten Lebensmitteln und zuckerhaltigen Getränken ist und wenn Sie unter chronischem Stress leiden, werden Sie voraussichtlich insulinresistent. Das macht Sie zu einem heißen Kandidaten für Gewichtszunahme.

Die Pfunde wegschlafen?

Auch wenn dies überraschend klingen mag, aber Schlafmangel oder zu wenig Schlaf könnte Sie anfällig für Gewichtszunahme machen.

In „*Kapitel 11: Stunde der Wahrheit*" spreche ich darüber, wie ein ungleichmäßiger Schlafrhythmus Ungleichgewichte des Leptinspiegels, eines Hormons, das von Fettzellen produziert wird, und des Ghrelinspiegels, eines weiteren Hormons, das ebenfalls mit dem Appetit in Verbindung steht, verursacht.

Für eine erholsame Nachtruhe gehen Sie vor 22 Uhr schlafen. Das sorgt auch dafür, dass der Melatoninspiegel normal bleibt (ein abnormaler Melatoninspiegel unterdrückt die Schilddrüsenhormone und kann daher Schilddrüsenunterfunktion und geringen Stoffwechsel verursachen und zu Gewichtszunahme führen).

Abgesehen von einem späten und unregelmäßigen Schlafrhythmus, könnte ein Zustand mit Namen Schlafapnoe Ihr Gewicht ebenfalls erhöhen. Die Schlafapnoe ist mehr unter übergewichtigen Männern mittleren Alters als Frauen verbreitet und äußert sich durch regelmäßige Atemaussetzer während des Schlafs. Diese Atemaussetzer können jeweils 5 bis 10 Sekunden dauern.

Diese störenden Schlafmuster wirken sich einmal mehr auf die Leptin- und Ghrelinspiegel aus, eine Tatsache, die durch mehrere Studien belegt wurde.

Bewegung: Aktivieren Sie Ihre Lebenskraft

Bewegung ist mehr als ein Zustand körperlicher Aktivität. Sie stärkt die Lebenskraft, verbessert den Stoffwechsel, steigert die Immunität und setzt „Glückshormone“ frei. Und ja, sie verbrennt auch Fett.

Zu viel Bewegung, wie z. B. durch Aerobic, extremes Krafttraining und anstrengendes Konditionstraining, schadet dem Körper (siehe *Kapitel 12: Aktivieren, nicht trainieren)*. Stimmen Sie Ihr Training also auf die Belastbarkeit und den Körpertyp Ihres Körpers ab und wählen Sie die Art des Trainings, die für Sie sowohl angenehm als auch geeignet ist.

Hier sind einige schnelle Tipps, wie Sie sich selbst mit Energie versorgen:

- Ein milder Morgen- und/oder Abendspaziergang ist empfehlenswert.
- Surya Namaskara oder der Sonnengruß ist ein altes, umfassendes und einfaches Übungsprogramm (abgebildet in meinem Buch *Zeitlose Geheimnisse der Gesundheit und Verjüngung*; Sie können auch via Google nach einer Anleitung suchen oder einfach in *Kapitel 12* nachschlagen). Es handelt sich hierbei um eine Abfolge von 12 Körperhaltungen mit zwei Wiederholungen, die ein gutes Allheilmittel darstellen, da sie fast alle Muskeln Ihres Körpers verwenden.
  Es verbessert die Atmung aller Körperzellen, es steigert mittels wichtiger Energiebahnen das Qi (Chi) oder die Lebenskraft, es pumpt Flüssigkeiten und unterstützt den Körper bei der Entfernung von Abfallstoffen, während es gleichzeitig die Zellen Ihres Körpers mit Nährstoffen versorgt, es stärkt ihr Hormonsystem und fördert regelmäßigen Stuhlgang.
  Beginnen Sie mit nur zwei Wiederholungen und steigern Sie die Anzahl der Wiederholungen allmählich auf acht bis zehn Wiederholungen. Ihr Körper wird beginnen, sich für seinen Energiebedarf auf Qi oder seine Lebenskraft zu berufen, anstatt auf seine körpereigenen Energieressourcen zurückzugreifen.
- Atmen Sie während des Trainings immer durch die Nase ein. Halten Sie währenddessen Ihren Mund geschlossen, um schädliche „Adrenalinatmung“ zu vermeiden. Die Mundatmung erschöpft

schnell die Energiereserven und löst die Freisetzung von Stresshormonen aus.
Trainieren Sie nur bis zu 50%ihrer Belastbarkeit.

- Verbringen Sie mindestens ein- bis zweimal täglich jeweils mindestens eine halbe Stunde an der frischen Luft.
- Regelmäßiges Yoga, Tai Chi, Chi Kung, Pilates oder ähnliche Fitnessprogramme sind für die Aufrechterhaltung von Energie und Beweglichkeit äußerst zu empfehlen.
- Pranayama: fünfminütige Atemübung, um Prana oder Qi zu steigern, am besten vor der Meditation und vor dem Essen.
- Meditieren Sie, wie es für Sie am angenehmsten ist: Ich empfehle die „bewusste Atemtechnik“ (beschrieben in meinem Buch *it's Time To Come Alive).*

Die Sonnenseite des Lebens!

Wenn Sie Ihr Trainingsprogramm damit ergänzen, Ihren Körper regelmäßiger Sonneneinstrahlung auszusetzen, haben Sie den perfekten Weg gefunden, die Lebenskraft in Ihrem Innern zu aktivieren. Es ist nicht schwer darauf zu kommen, dass der Morgen die beste Zeit ist, um – im Freien – zu trainieren.

Egal, ob es sich um einen Morgenspaziergang, Jogging, Intervalltraining oder Surya Namaskara handelt (siehe *Kapitel 12: Aktivieren, nicht trainieren*), draußen an der frischen Luft zu sein und Ihr Qi zu aktivieren, wird Sie für den Rest des Tages stärken.

Regelmäßige Sonneneinstrahlung hat scheinbar endlose Vorteile. Studien haben gezeigt, dass kontrollierte Sonneneinstrahlung den Blutdruck von Patienten mit Bluthochdruck drastisch senkt (eine Senkung von bis zu 40 mmHg). Außerdem senkt sie das Blutcholesterin, verringert den Blutzucker von Diabetikern und erhöht die Anzahl der weißen Blutkörperchen, die Sie benötigen, um sich gegen Krankheiten zur Wehr zu setzen.

Das ultraviolette Spektrum des Sonnenlichts aktiviert auch ein Hauthormon namens Solitrol. Solitrol beeinflusst unser Immunsystem und viele unserer körpereigenen Regulationszentren. Außerdem verursacht es in Kombination mit dem Zirbeldrüsenhormon Melatonin Stimmungsänderungen und Änderungen des biologischen Tagesrhythmus.

Das Hämoglobin in unseren roten Blutkörperchen benötigt ultraviolettes Licht, um sich an den Sauerstoff zu binden, der für alle zellulären Funktionen benötigt wird.

Sonnenlicht stimuliert auch die Produktion von Vitamin D, welches genau genommen eine Gruppe von Vitaminen ist, die eine wichtige Rolle bei der Entwicklung und beim Wachstum von Knochen sowie bei der Aufnahme von Mineralstoffen durch das Blut spielt. Vitamin-D-Mangel kann zu einer Vielzahl von Krankheiten führen.

Wenn Sie sich 15 Minuten lang in der Mittagssonne aufhalten, reicht das für den Körper aus, um so viel Vitamin D zu produzieren, wie der Körper benötigt. Menschen, die in Gegenden mit schwacher Sonneneinstrahlung und langen Wintern leben (nördlichen Breiten), können eine „Vitamin-D-Lampe“ (oder UV-B-Lampe) verwenden.

Obwohl Sonnenlicht und Vitamin D keinen direkten Einfluss auf den Gewichtsverlust zu haben scheinen, sind sie dennoch ein wichtiger Teil der Neugewichtung des neuen und gesunden Lebensstils, den Sie sich im Rahmen Ihres Gesundheits- und Gewichtsreduktionsplans zu eigen gemacht haben.

Adipositas beginnt im Kopf

Was würden Sie sagen, wenn ich Ihnen sagte, dass Adipositas ein Seelenzustand ist? Lassen Sie es mich so ausdrücken: Adipositas hat genauso viel mit der Speicherung von Fett zu tun, wie es mit der Eigenwahrnehmung und der Wahrnehmung der Welt um Sie herum zu tun hat.

Es handelt sich hierbei um ein entscheidendes Bindeglied – vielleicht sogar das entscheidendste -, das der Schulmedizin entgangen ist. Viele Menschen haben einen toxischen Lebensstil, nicht nur adipöse Menschen. Der Unterschied besteht lediglich darin, dass sich jeder Mensch anders an die Toxizität anpasst und auf sie reagiert. Adipöse Menschen neigen dazu, sowohl physische als auch emotionale Toxine in ihren Fettzellen zu speichern.

Was glauben Sie, wie Sie sich selbst und andere wahrnehmen, und inwiefern die Grundvoraussetzungen und Prämissen, mit denen Sie leben, tief greifende Auswirkungen auf Ihr Gewicht haben? Ich bin bereits in einem früheren Kapitel näher darauf eingegangen (siehe *Kapitel 4: Die großen Drei*!), indem ich auf jene destruktiven Denkmuster hingewiesen habe, die emotionale Traumata, Stressreaktionen und die eigenen negativen Vorstellungen darüber, übergewichtig zu sein, mit sich bringen.

Damit überhaupt irgendeine Art von realer körperlicher, geistiger oder spiritueller Heilung stattfinden kann, müssen Sie eine wichtige Entscheidung, vielleicht sogar die wichtigste Entscheidung Ihres Lebens, treffen. Je nachdem, wie Sie es betrachten, könnte diese Entscheidung sogar eine der einfachsten oder eine der schwersten Entscheidungen sein, die Sie jemals treffen müssen. Es ist die Entscheidung darüber, ein emotionales Ganzes zu werden, oder einfach nur die Entscheidung, sich selbst zu heilen.

Es ist erwiesen, dass physische, psychische und spirituelle Heiltechniken physiologische Veränderungen im Gehirn und in anderen Organen verursachen. Das liegt daran, dass unsere Gedanken, Überzeugungen und Gefühle nicht nur in unserer Großhirnrinde, sondern, über komplexe Nervenbahnen, die von chemischen Botenstoffen mit Namen Neurotransmitter angetrieben werden, auch in unseren Zellen und im Gewebe gespeichert werden.

Obwohl sich natürliche Heiltechniken auf dieses zelluläre Gedächtnis auswirken, sollten Sie daran denken, dass diese Reise immer im Kopf beginnt – mit einer Entscheidung, die Sie getroffen haben, um sich selbst zu heilen, um die Geist-Körper-Verbindung bei der Arbeit klar zu erkennen und um auf Ihre angeborene Weisheit zu vertrauen, sich selbst heilen zu können.

Wenn Sie lieber mit kleinen Schritten beginnen, sollten Sie anfangen, indem Sie Zeit und Raum schaffen, um auf Ihre Heilkräfte zugreifen zu können. Verbringen Sie einfach jeden Tag etwas ruhige Zeit mit sich selbst, vielleicht im Park oder wenn sie morgens nach dem Aufwachen oder abends vor dem zu Bett gehen im Bett sitzen, und „leeren" Sie Ihren Geist.

Wiederholen sie diesen Vorgang für einige Tage und Sie werden bereits beginnen, sich anders zu fühlen! Wenn Sie Ihren Geist auf diese Weise entgiften, bauen Sie unverzüglich Stress ab. Das wird wiederum den positiven Kreislauf in Gang bringen, den Sie brauchen, um die innere Heilkraft weiter voranzutreiben.

Was für wen wirkt, ist jedoch unterschiedlich. Sie müssen selber herausfinden, womit Sie Stress abbauen können. Das kann ein kleiner Spaziergang nach dem Essen, Spielen mit Ihrem Haustier, den Sonnenuntergang beobachten oder einfach nur die Füße hochlegen und gar nichts tun sein.

Sobald Sie beginnen, die Vorteile dieser einfachen Methoden wahrzunehmen, werden sie eine entspannte Haltung annehmen. Ihr Leben wird nicht mit Stress angefüllt sein, so wie das Leben vieler anderer Menschen, die fast danach süchtig sind. Dann können Sie damit beginnen, andere Verfahren auszuprobieren, die Geist und Körper wieder ins Gleichgewicht und in Einklang bringen. Zu diesen Verfahren gehören z. B. progressive Muskelentspannung, Tiefenatmung, Meditation und Yoga.

Vergessen Sie nicht, dass Übergewicht in Wirklichkeit ein Geisteszustand ist.

11 Stunde der Wahrheit

1. Gönnen Sie sich etwas R & E: Ruhe und Erholung

Der Schlaf richtet sich, wie alles andere im menschlichen Körper, nach der biologischen Uhr. Man nennt dies den Biorhythmus. Er kontrolliert alle Aspekte des menschlichen Körpers, seine Organe, Gewebe, Hormone und Funktionen, wie die Verdauung, Ausscheidung und Wiederherstellung.

Schlaf ist die Ruhephase des Körpers und er ist erforderlich, damit sich unsere Gewebe und Organe reparieren und wieder aufladen können. Je nach Art der Uhr beginnt der Körper am späten Abend abzuschalten und sich zu entspannen. Das ist der Zeitpunkt, an dem die Reinigungs- und Wiederherstellungsprozesse die Führung übernehmen

Doch was genau geschieht in dieser Stunde? Wachstumshormone, die für das Wachstum, die Reparatur und die Erneuerung von Zellen verantwortlich sind, werden beispielsweise in der Zeit zwischen 22 Uhr und Mitternacht in sehr großen Mengen ausgeschüttet. Zwischen Mitternacht und 2 Uhr morgens erhält die Leber den Großteil der Körperenergie, um mehr als 500 verschiedene Funktionen durchzuführen.

Da wir uns dieses Prozesses nicht bewusst sind, merken wir häufig nicht, wie wichtig es ist, die Schlafmuster mit den natürlichen Rhythmen des Körpers zu synchronisieren.

Das körpereigene Maß an Aktivität, Schlaf und Wachsamkeit wird von zwei Hormonen – Serotonin und Melatonin – gesteuert, die parallel zum Schlaf-Wach-Rhythmus abgesondert werden. Da sich der Schlaf-Wach-Rhythmus nach den Bewegungen der Sonne richtet, ist es wichtig, zu gegebener Zeit schlafen zu gehen (22 Uhr) und bei Sonnenaufgang wach zu werden (in der Regel 6 Uhr).

Auch wenn es auf den ersten Blick weit hergeholt scheinen mag, sind Gewichtszunahme und Adipositas nicht nur ein Faktor dessen, was wir essen, sondern auch wie viel Schlaf wir bekommen und wann wir zu Bett gehen.

Auf diesem Gebiet gibt es umfangreiche Untersuchungen, die chronischen Schlafentzug – zu spät ins Bett gehen, die ganze Nacht aufbleiben, Schlafstörungen und unregelmäßige Schlafgewohnheiten – eng mit einer höheren Körpermasse und Adipositas bei Erwachsenen sowie bei Kindern in Verbindung bringen. Die Forscher haben tatsächlich herausgefunden, dass die Verbindung umso enger ist, je jünger die Person ist.

Außerdem deuten Studien darauf hin, dass Schlafentzug in direktem Zusammenhang mit Glukoseintoleranz und Insulinresistenz steht, wie man sie etwa von Typ-2-Diabetes her kennt.

Im Laufe der letzten drei bis vier Jahrzehnte haben sich immer mehr Amerikaner kürzere Schlafzeiten angewöhnt. Es wurde zu einem Charakteristikum der modernen Gesellschaft, dass sowohl Kinder als auch Erwachsene kürzere Bettzeiten haben als noch vor 30 Jahren.

Dieser Trend fällt zeitlich mit dem dramatischen Anstieg der Verbreitung von Adipositas in den USA zusammen. Im gleichen Zeitraum, beginnend von den frühen 1970er-Jahren, haben Studien eine Steigerung der Adipositas bei amerikanischen Kindern und Jugendlichen im Alter zwischen 2–5 Jahren, 6–11 Jahren und 12–19 Jahren offengelegt. In jeder Altersgruppe verdreifachte sich die Häufigkeit von Adipositas in den letzten dreißig Jahren.

Ist dies reiner Zufall oder gibt es eine enge Beziehung zwischen Schlafmangel und Übergewicht? Untersuchungen beider Langzeitstudien sowie Laboranwendungen deuten darauf hin, dass chronisch partieller Schlafentzug oder, anders ausgedrückt, kürzere Schlafenszeiten das Risiko für Gewichtszunahme und Adipositas erhöhen kann.

Möglich wird dies durch eine bestimmte Konstellation von Faktoren wie endokrine oder metabolische Veränderungen, zu denen eine verminderte Glukosetoleranz, eine verminderte Insulin-Sensitivität, erhöhte abendliche Cortisol-Konzentrationen, erhöhte Ghrelinspiegel, verminderte Leptinspiegel und gesteigerter Hunger und Appetit gehören.

Einfach ausgedrückt heißt das, dass der Schlaf eine bedeutende Rolle bei der Regulierung der neuroendokrinen Funktionen und des Glukosestoffwechsels des Körpers sowohl bei Kindern als auch bei Erwachsenen spielt. Das bedeutet, dass der Schlaf untrennbar mit den Hormonfunktionen und dem Stoffwechsel oder der Energiehomöostase verbunden ist.

Partieller Schlafentzug oder Schlafentzug über einen längeren Zeitraum hinweg, der in der heutigen modernen Lebensweise häufig vorkommt, kann dauerhafte biochemische Veränderungen verursachen, die das empfindliche Gleichgewicht zwischen Hormonen, Appetit und Stoffwechsel stören.

Man geht davon aus, dass diese biochemischen Veränderungen schließlich zu gesteigertem Appetit und Überernährung, Gewichtszunahme und Adipositas führen.

Die Schlüsselfaktoren sind hier zwei Hormone – Leptin und Ghrelin. Frei übersetzt bedeutet das, dass Leptin den Appetit unterdrückt, während Ghrelin ihn anregt. Lassen Sie uns einen Blick auf jedes einzelne dieser beiden Hormone und auf die Rolle, die sie beim Appetit und beim Hunger spielen, werfen.

2. Leptin: Mitternächtlicher Hunger

Leptin ist ein Proteinhormon, das vom Fettgewebe oder einfacher, den Fettzellen des Körpers produziert wird. Ja, das Fettgewebe oder das Körperfett ist – abgesehen davon, dass es Energie speichert und den Körper polstert und schützt – ebenfalls ein endokrines Organ und erzeugt viele Proteinhormone.

Interessanterweise führte die Erkenntnis, dass es sich beim Fettgewebe um ein endokrines Organ handelt, im Jahre 1994 sogar zur Entdeckung von Leptin.

Leptin lässt Ihr Gehirn wissen, wann Ihr Körper genug gegessen hat. Hohe Leptin-Konzentrationen signalisieren dann ein Sättigungsgefühl und sorgen dafür, dass der Mensch zu essen aufhört. Niedrige Leptin-Konzentrationen signalisieren dem Körper andererseits Hunger und führen zur erhöhten Nahrungsaufnahme.

Dieses Hormon wirkt auch umgekehrt, um den Energiehaushalt zu regulieren. Wenn Sie unter Nahrungsentzug leiden und daher nicht genug Energie haben, sinkt der Leptinspiegel beträchtlich. Dadurch wird dem Gehirn signalisiert, ein Hungergefühl zu erzeugen, sodass Ihr Körper seine Energie durch unmittelbare Nahrungsaufnahme wieder auffüllen kann.

Wenn die Energieniveaus jedoch optimal sind, steigt der Leptinspiegel. Dieses Hormon signalisiert dem Gehirn, dass der Körper satt ist und unterdrückt den Appetit. Daraus folgt, dass Sie beim Essen wahrscheinlich keinen Nachschlag nehmen.

In Laboranwendungen wurde beobachtet, dass Leptin empfindlicher auf Hunger als auf Überernährung reagiert, was heißt, dass der Leptinspiegel während Hunger erheblich sinkt, aber bei Überernährung nicht erheblich steigt.

Studien deuten ebenfalls darauf hin, dass Leptin auch äußerst empfindlich auf die Menge des erhaltenen Schlafs reagiert. Eine dieser Studien hat festgestellt, dass der Leptinspiegel um 19 % geringer war, wenn die Probanden vier Stunden schlafen durften, im Vergleich zu Probanden, die 12 Stunden geschlafen hatten.

Das scheint auch zu erklären, warum einige Menschen, die sich nachts ins Bett legen, aber Probleme haben einzuschlafen, erst zur Ruhe kommen, nachdem Sie einen Mitternachtsimbiss zu sich genommen haben!

Obwohl die Regeln, nach denen der menschliche Körper arbeitet, für jeden gelten, haben die individuellen Unterschiede und Abweichungen der menschlichen Biochemie für einige einzigartige Forschungsergebnisse gesorgt. Einige Studien haben ergeben, dass das Gehirn resistent gegen Leptin werden kann, was der Verbindung zwischen Adipositas und Schlaf eine weitere Dimension hinzufügt.

Außerdem wurde in einer Studie entdeckt, dass einige adipöse Menschen hohe Leptin-Konzentrationen in ihrem Blut haben, jedoch resistent gegen deren Auswirkungen sind, was zu Überernährung führt.

3. Ghrelin: Wachsender Appetit

Leptin ist nur die Hälfte der Schlaf-Adipositas-Geschichte. Die andere Hälfte wird durch ein anderes Hormon namens Ghrelin definiert. Man bezeichnet Ghrelin hauptsächlich als Wachstumshormon, das bei der Regulierung von Hunger, Appetit und Energie ebenfalls eine wichtige Rolle spielt. Das Hormon, das fünf Jahre (1999) nach Leptin entdeckt wurde, spielt auch eine Rolle in den zentralen Mechanismen Lernen und Gedächtnis.

Ghrelin wird hauptsächlich im Magen und in der Bauchspeicheldrüse sowie im Hypothalamus hergestellt. Ein hoher Ghrelinspiegel stimuliert Hunger.

Wenn die Energiereserven des Körpers aufgebraucht sind, sorgt Ghrelin dafür, dass der Körper Fett speichert, um Energie zu erhalten. Außerdem verringert es den Abbau von Fettreserven, sodass die Energie nicht weiter erschöpft wird.

Ghrelin scheint unabhängig von Leptin zu wirken. Schlafentzug steht mit erhöhten Ghrelin-Niveaus und gesteigertem Appetit in Verbindung. Untersuchungen zeigen, dass Probanden mit Schlafentzug vor allem einen starken Appetit auf kohlenhydratreiche Lebensmittel haben. Deshalb sind viele verarbeitete Lebensmittel vielleicht solche beliebten Mitternachtssnacks!

Schlafentzug steht auch mit einem fast 40 %igen Rückgang der Glukosetoleranz in Verbindung. Dieser Rückgang der Glukosetoleranz steht mit verringerter Insulinsensitivität in Zusammenhang.

Die Kombination dieser beiden Stoffwechselmängel deutet auf ein erhöhtes Typ-2-Diabetesrisiko hin. Die verringerte Insulinsensitivität steht auch mit einem erhöhten Risiko für Adipositas, die häufig als Begleiterkrankung von Diabetes bezeichnet wird, in Zusammenhang.

Trotz erheblicher Forschungsstudien zu Ghrelin sind sich die Wissenschaftler immer noch nicht über die genaue Natur der Beziehung zwischen den Niveaus dieses Hormons und Adipositas sicher.

Hormone wirken auf komplexe Weise und auf eine Beziehung zwischen Ursache und Wirkung, entweder zwischen Leptin oder Ghrelin und Adipositas hinzudeuten, wäre verfrüht. Gesichert ist jedoch, dass es einen Zusammenhang zwischen diesen Hormonen und Gewichtszunahme gibt.

4. Schlafmangel ausbaden

Einigen Schätzungen zufolge beträgt der Schlaf des durchschnittlichen Amerikaners sechs Stunden pro Nacht. Das mag für einige vielleicht genug sein, jedoch nicht für die Mehrheit der Menschen, besonders nicht für jene, die sich um ihr Gewicht Sorgen machen.

Eine Studie der Columbia University, die auf der jährlichen wissenschaftlichen Tagung der North American Association for the Study of Obesity vorgestellt wurde, hat herausgefunden, dass Menschen weitaus mehr als sechs Stunden Schlaf benötigen, um gesund und fit zu bleiben.

Die Forscher werteten dazu die Daten von annähernd 18 000 Studienteilnehmern der National Health and Nutrition Examination Survey (NHANES) aus fast 10 Jahren aus. Die Studie sammelte hierbei Informationen über die allgemeinen Ernährungs- und Gesundheitsgewohnheiten. Nach Berücksichtigung anderer bekannter Faktoren, die zu Adipositas beitragen, gab das Team der Columbia University folgende Ergebnisse bekannt:

- Weniger als vier Stunden Schlaf pro Nacht erhöhen das Adipositasrisiko, verglichen mit Probanden, die sieben bis neun Stunden pro Nacht schlafen, um 73 %.
- Durchschnittlich fünf Stunden Schlaf pro Nacht erhöhen das Adipositasrisiko um 50 %.
- Durchschnittlich sechs Stunden Schlaf pro Nacht erhöhen das Adipositasrisiko um 23 %.

Die Forscher an den Departments of Medicine and Health Studies der University of Chicago zitierten die folgenden Ergebnisse in einem Vortrag aus dem Jahr 2008. Der Vortrag basierte auf einer Studie der American Cancer Society aus dem Jahre 1960, in der festgestellt wurde, dass die durchschnittliche Schlafdauer der Normalbevölkerung bei 8 bis 8,9 Stunden lag. Das war einmal.

35 Jahre später (1995) hat eine Untersuchung der National Sleep Foundation herausgefunden, dass die durchschnittliche Schlafdauer auf sieben Stunden gesunken war. Heute bekommen mehr als 30 % der erwachsenen Männer und Frauen im Alter zwischen 30 und 64 Jahren weniger als sechs Stunden Schlaf pro Nacht.

Die gleichen allgemeinen Schlafeinschränkungen gelten auch für Kinder. Eine im November 2007 am National Institute of Child Health and Human Development durchgeführte Studie mit Namen Study of Early Child Care and

Youth Development hat herausgefunden, dass übergewichtige Sechstklässler weniger schliefen als Kinder, die nicht übergewichtig waren.

Die Studie zeigte auch, dass Kinder der dritten Klasse mit jeder zusätzlichen Stunde Schlaf das Risiko um 40 % verringern, in der sechsten Klasse an Übergewicht zu leiden.

Studien zu Schlafmustern und Adipositas zeigen auch, dass jüngere Kinder mindestens neun Stunden Schlaf zu benötigen scheinen, wohingegen Teenager sogar 10 bis 12 Stunden Schlaf benötigen, um schlank und gesund zu bleiben.

5. Stellen Sie sich auf Ihre innere Uhr ein

Um zu verstehen, warum dies äußerst wichtig ist, sollten wir zu den biologischen Rhythmen zurückkehren, die ich zuvor in diesem Kapitel erwähnt habe. Warum ist es so wichtig, jede Nacht zu einem bestimmten Zeitpunkt zu schlafen? Und warum ist es wichtig, diesen Zyklus beizubehalten? Was passiert, wenn der Körper mit diesen Rhythmen nicht im Einklang ist?

Stellen Sie sich vor, dass jeder körperliche Prozess durch eine biologische Uhr gesteuert wird. Stellen Sie sich dann vor, dass jede dieser Uhren mit einer Mutteruhr verbunden ist.

Die Mutteruhr koordiniert alle einzelnen Uhren miteinander und stellt sicher, dass jede Aktivität im Körper nach ihrem Entwicklungsplan erfolgt. Dieser Entwicklungsplan ist nichts weiter, als die ständigen Bemühungen des Körpers, vollkommenes Gleichgewicht oder vollkommene Balance zu bewahren.

Die körpereigene Mutteruhr wird vom einflussreichsten Kreislauf der Natur kontrolliert – dem zirkadianen Rhythmus, auch innere Uhr genannt. Der zirkadiane Rhythmus lässt uns am Morgen aufwachen, lässt uns am Vormittag am aktivsten sein und sorgt dafür, dass wir am Abend zur Ruhe kommen.

Die bereits zuvor erwähnten wichtigen Hormone Melatonin und Serotonin sind ebenfalls eng mit den täglichen Schlaf- und Wachrhythmen verbunden. Die Ausschüttung von Melatonin erfolgt in einem gleichmäßigen 24-Stunden-Rhythmus. Die Melatoninproduktion erreicht ihren Höchststand zwischen 1 und 3 Uhr morgens und fällt zur Mittagszeit auf ihren Tiefststand.

Da die Zirbeldrüse dieses Hormon direkt in die Blutbahn freisetzt, wird es jeder Zelle des Körpers augenblicklich zur Verfügung gestellt und sagt ihnen „wie spät es ist".

Das Gehirn bildet ein weiteres wichtiges Hormon mit Namen Serotonin. Dieses Hormon hat einen starken Einfluss auf den Tag-Nacht-Rhythmus, das Sexualverhalten, das Gedächtnis, den Appetit, die Impulsivität, Angst und sogar Suizidalität.

Im Gegensatz zu Melatonin steigt die Serotoninproduktion mit dem Tageslicht (sowie durch körperliche Bewegung und die Aufnahme von Zucker) und erreicht ihren Höhepunkt zur Mittagszeit.

Jetzt, wo wir verstanden haben, warum Regelmäßigkeiten im Leben so wichtig sind, lassen Sie uns einen Blick auf moderne Lebensstile werfen.

Der Lebensrhythmus städtischer Gesellschaften in der entwickelten Welt hat sich im Laufe der letzten drei Jahrzehnte drastisch verändert. Dieses rasante Leben hat viele erstaunliche Veränderungen in Form von Nachtleben, Kabel- und Satelliten-TV, Nachtschichten, einer Zunahme von Reisen in verschiedene Zeitzonen und der Erfindung des Mikrochips mit sich gebracht, alles Dinge, die uns permanent in einem eingeschalteten Zustand sein lassen.

Als wir den Übergang von einer einfacheren, berechenbareren Lebensweise zu einem 24-Stunden-Tag vollzogen haben, haben wir uns keine Gedanken über die Auswirkungen gemacht, die diese neue Lebensweise auf unsere Gesundheit haben kann. Der Schlaf war einer der Ersten, der für diese Auswirkungen verantwortlich war.

Hinzu kommen die Erfindung von Fast Food und dessen aggressive Bewerbung durch monopolistische Konzerne, die sich buchstäblich an den leeren Kalorien gesundstoßen, die sie in Ihrem Körper abladen. Alles, was Sie davon haben, ist das Rezept für Adipositas.

Das National Center for Health Statistics hat eine Tür-zu-Tür-Befragung durchgeführt und zwischen 2004 und 2006 mehr als 86 000 Erwachsene befragt. Die Ergebnisse des Centers deuten auf einen definitiven Zusammenhang zwischen Schlafmangel und Adipositas hin.

Ein Drittel der Befragten, die weniger als sechs Stunden schliefen, waren adipös, während nur 22 % der Befragten, die sieben bis acht Stunden schliefen, adipös waren.

Wenn Sie versuchen abzunehmen, sollte ausreichender Schlaf auf Ihrer Prioritätenliste stehen. Die richtige Menge Schlaf wäre ein Garant dafür, dass Sie Ihr Leptin-Ghrelin-Gleichgewicht wiederherstellen und Ihr Optimalgewicht auf natürliche Weise halten.

Sie müssen außerdem dafür sorgen, dass Sie zur richtigen Zeit schlafen. Wenn Sie viel zu spät oder gar nicht schlafen und versuchen, diesen Umstand durch zu viel Schlaf zu kompensieren, verwirren Sie Ihren Körper nur und bringen das Leptin-Ghrelin-Gleichgewicht aus der Bahn.

Als Faustregel gilt: Legen Sie den biologischen Schalter um und schalten Sie das Licht um 22 Uhr aus. Versuchen, Sie jede Nacht mindestens acht Stunden zu schlafen. Wenn Sie sich fallen lassen und auf den Rhythmus der Natur hören, reagiert Ihr Körper gerne mit Gewichtsverlust und vielen weiteren gesundheitlichen Vorteilen.

12 Aktivieren, nicht trainieren

1. Warum trainieren?

Wenn Sie übergewichtig sind, sind die häufigsten Worte, die Sie wahrscheinlich gehört oder gesagt haben, „Diät" oder „trainieren".

Diese Worte stehen auch an der Spitze des Vokabulars von Diätassistenten, Ernährungswissenschaftlern und „Gewichtsreduktions-Experten", die glauben, betroffenen Menschen mithilfe einfacher Formeln zu helfen, Gewicht zu verlieren.

Das Problem dieser Herangehensweise ist jedoch, dass sie ausschließlich einen symptomatischen Blick auf den menschlichen Körper wirft und sagt: „Reduzieren Sie Kalorien und verbrennen Sie Fett und Sie verlieren sicher Gewicht."

Was unweigerlich folgt, ist eine Reihe komplexer Nahrungsmitteltabellen, anstrengender Trainingspläne (häufig verschiedene Übungen für verschiedene Körperteile) und Wiegetabellen, um den Erfolg oder Misserfolg Ihres Gewichtsreduktionsplans festzuhalten.

Ansätze wie diese verwenden zwei Grundsätze, die meines Erachtens grundlegend falsch sind. Ihnen zufolge ist das Symptom (die Adipositas) die Krankheit und der Körper ist die Summe seiner Teile.

Diese Experten verwenden anschließend eine Reihe komplizierter fachchinesischer Wörter, um einfache biologische Prozesse zu erklären. Manchmal ist man geneigt zu glauben, dass dies ein bewusster Versuch ist, die Öffentlichkeit im Dunkeln zu lassen!

Unwissenheit erzeugt Angst und Unsicherheit. Dadurch haben die Menschen keine andere Wahl, als sich für eine effektive „Heilung" an medizinische „Experten" (in diesem Fall an „Gewichtsverlust-Experten") zu wenden.

Was wäre, wenn ich Ihnen sagte, dass der Gewichtsverlust ein schmerzloser Prozess sein kann? Und das ohne schmerzhaftes Trainingsprogramm! Bevor wir jedoch dazu kommen, sollten wir zunächst einen Blick darauf werfen, warum Training zu den Grundpfeilern des Gewichtsverlusts und guter Gesundheit zählt.

Gehen Sie einmal davon weg, Ihren Körper als menschliche Maschine zu betrachten, die nur Nahrung aufnimmt und sie als Brennstoff verbrennt oder sie in Form von ungewolltem Fett speichert. Schieben Sie Ernährung und Training jetzt für einen Moment beiseite und denken Sie an Ihren Körper als ein dynamisches, lebendiges Wesen, dessen Energien in ständiger Bewegung sind.

Um optimal zu funktionieren – und um das ideale Körpergewicht zu halten –, muss jeder körperliche Prozess so ausgeführt werden, wie er von der Natur beabsichtigt war. Damit dies geschehen kann, muss Ihre Energie auf bestimmte Art und Weise fließen. Vor allem muss sie im Gleichgewicht und in Harmonie mit Ihrer Umgebung und mit dem Universum sein. Doch wie ist das realisierbar? Wie kehrt ein Körper, der weit davon entfernt ist, in einen Zustand des Gleichgewichts zurück?

Die Natur hat für uns nie ein sesshaftes Leben vorgesehen, das viele von uns dank des technologischen Fortschritts, der die natürlichen täglichen Aktivitäten ersetzt hat, führen. Wir sind auch nicht dazu bestimmt, von einer Situation zur nächsten zu hetzen, wie es viele von uns tun. Die Gier nach Unterhaltung beschäftigt und bombardiert unsere Sinne auf vielfältige Weise mit elektronischer Stimulation.

Um seine Energien in Fluss zu halten, benötigt der menschliche Körper täglich eine ausreichende Menge Betätigung. Dadurch wird jeder physiologische und chemische Prozess, der uns am Leben und in einem Zustand guter Gesundheit und des Wohlbefindens hält, dynamisch mit Energie versorgt.

Sie steigert beispielsweise unsere Fähigkeit, Lebensmittel zu verdauen, zu verstoffwechseln und körperliche oder emotionale Verunreinigungen zu beseitigen. Sie hält unseren Körper straff und geschmeidig und steigert unsere Fähigkeit, mit Stress umzugehen.

Sie sorgt auch dafür, dass unser Lymphsystem, das einen Großteil unseres Immunsystems ausmacht, optimal funktioniert. Im Gegensatz zum Blut, das zur

Zirkulation das Herz hat, ist die Lymphflüssigkeit buchstäblich von körperlicher Aktivität abhängig, um fein abgestimmt zu bleiben.

Das Lymphsystem ist tatsächlich stark auf unseren Atemmechanismus angewiesen, der mithilfe des Zwerchfells die Lymphflüssigkeit durch die Lymphkanäle und Lymphgefäße treibt. Daher steigern behutsame Atemübungen, neben der Steigerung der Lungenkapazität und der Reinigung des Bluts, unser Immunsystem und helfen uns Stress abzubauen.

Flache Atmung (bedingt durch sitzende Lebensweise) beeinträchtigt andererseits die richtige Lymphdrainage.

Ein munterer Spaziergang, leichtes Joggen und Fahrradfahren erhöht beispielsweise die Atmung genauso, wie es Geist-/Körperübungen und Meditationstechniken wie Yoga tun.

Hier ist eine interessante Entdeckung: Laut einer Studie, die im August 2009 veröffentlicht wurde, kann Yoga das Risiko für Adipositas deutlich reduzieren. Die Studie, die vom Fred Hutchinson Cancer Research Center durchgeführt und im *Journal of the American Dietetic Association* veröffentlicht wurde, kam zu dem Ergebnis, dass dies mehr mit, wie die Forscher es nannten, „bewusstem Essen" zu tun hatte, als mit den physischen Aspekten des Yoga.

Im Allgemeinen sensibilisiert Yoga den Geist für verschiedene körperliche Prozesse und schafft somit das Bedürfnis nach gesunden Lebens- und Verhaltensweisen. Außerdem unterstützt es die wichtige Verbindung zwischen Körper und Geist, an der es den meisten Menschen der heutigen westlichen Gesellschaft mangelt.

Nach Angaben der Forscher sind sich Menschen, die „bewusst essen", ihres Appetits voll und ganz bewusst – beider Gefühle, sowohl des Hungers als auch der Sättigung. Daher essen sie, wenn sie hungrig sind, und hören auf, wenn sie satt sind. Das geschieht, wenn man sich der Signale bewusst ist, die der Körper als Reaktion auf Nahrung oder den Mangel oder Überschuss an Nahrung aussendet.

Wenn man seinen „tatsächlichen" Appetit deckt, anstatt sich gedankenlos zu überessen oder zu naschen, wird die Zufuhr von Nahrungsmitteln kontrolliert und hilft einem dabei, sein Gewicht unter Kontrolle zu halten.

Es gibt auch eine weitaus subtilere Veränderung, die ein Yogapraktizierender durchlebt – das Bedürfnis, gesund zu leben, verwandelt sich in das Bedürfnis, auch gesund zu essen. Das bedeutet, dass man auf natürliche Art abgeneigt ist, chemisch gewürzte, verarbeitete Nahrungsmittel und Getränke zu sich zu nehmen, die den Körper mit chemischen Giften sättigen.

Diese Tatsache wird auch von Forschern des Fred Hutchinson Cancer Research Center bestätigt, die während ihrer Untersuchungen herausgefunden haben, dass sich die Versuchsteilnehmer ihrer Studie durch das „bewusste Essen“ dessen bewusst waren, warum sie aßen und inwiefern die Lebensmittel, die sie aßen, gut für ihre Gesundheit waren.

Interessanterweise konnten die Forscher keinen Zusammenhang zwischen anderen Arten körperlicher Betätigung, wie Wandern oder Laufen, und aufmerksamen Essen herstellen. Daher kamen sie zu dem Schluss, dass die Einbeziehung von Yoga in Gewichtsreduktionsprogramme zu deren Effektivität beitragen könnte.

Moderate körperliche Bewegung wie Wandern, Laufen, Joggen oder Schwimmen ist ein großartiges Immunstimulans. Sie verbessert die neuromuskuläre Integration in allen Altersgruppen. Während Sauerstoff unsere Zellen durchströmt, verspüren wir ein Gefühl des Wohlbefindens. Das wiederum stärkt unser Selbstbewusstsein und unser Selbstwertgefühl.

2. Übertreiben Sie es nicht

Anspruchsvolles Training, zum Beispiel mit Gewichten, löst eine Stressreaktion aus, die wiederum zu Gewichtszunahme führt. Das liegt daran, dass starkes Training die Ausschüttung abnormer Mengen Stresshormone, wie Adrenalin und Cortisol, auslöst.

Cortisol wird freigesetzt, wenn der Körper einen plötzlichen Energieanstieg benötigt, um sich mit einer Bedrohung oder realen und akuten Gefahr auseinanderzusetzen. Wenn dies geschieht, zieht der Körper kurzfristig Energie aus seinen Reserven, um mehr Kraftstoff für den sofortigen Gebrauch bereitzustellen.

Anthropologen, die sich mit dem Studium der menschlichen Evolution befassen, nennen dies „Fight-or-flight-Reaktion“ (dt. Kampf-oder-Flucht-Reaktion). Sowohl Kampf als auch Flucht sind instinktive Reaktionen auf eine räuberische

Bedrohung, die einen Menschen veranlasst, sich der Bedrohung entweder zu stellen oder vor ihr zu flüchten.

Wie bringt der Körper sekundenschnell diesen Kraftstoff auf? Er sondert Cortisol ab, das er aus zwei Energiequellen bezieht, er verstoffwechselt schnell Proteine aus den Muskeln und wandelt sie in Glykogen oder Blutzucker um. Außerdem greift er auf die Fettspeicher zurück und verbrennt Fett, um den eventuell benötigten Brennstoff zu liefern.

Der Körper nimmt aufreibendes Training als Bedrohung wahr, da solche Trainingseinheiten eines plötzlichen Energieanstiegs bedürfen. Und genauso interpretiert das Gehirn anstrengendes Training.

Dies ist aus drei Gründen kontraproduktiv. Zunächst einmal löst ein gleichbleibend hoher Blutzuckerspiegel Insulinresistenz aus, was wiederum zu Gewichtszunahme führt.

Der zweite Grund, warum anstrengende Trainingseinheiten ungesund sind, liegt darin, dass Cortisol Ihre Muskeln buchstäblich dezimiert oder auffrisst. Da die Stressreaktion auf Energiereserven zurückgreift, entleert sie die Energie des Körpers, wodurch er nicht mehr in der Lage ist, das Gewebe und die Muskeln zu reparieren. Sobald der Adrenalinrausch vorüber ist, treten die Nebenwirkungen auf.

Aber erzeugen drastische Gewichtsreduktionspläne nicht auch drastische Ergebnisse? Was ist mit all den Menschen in Fernsehtalkshows, die, sagen wir mal, 20 Pfund in 30 Tagen oder 100 Pfund in neun Monaten verlieren?

Ja, das mag zwar alles so sein, aber was nicht ganz so öffentlich gesagt wird, ist, dass etwa die Hälfte der übergewichtigen Menschen, die sich solch einem physischen Missbrauch unterziehen, das verlorene Gewicht innerhalb von 12 Monaten wieder zunimmt.

Konventionelle Gewichtsreduktionspläne stellen für den menschlichen Körper eine enorme Belastung dar, was dazu führt, dass viele abnehmwillige Menschen auf halbem Weg aufgeben. Wenn Sie die Zügel nur ein klein wenig locker lassen, nehmen Sie das Gewicht, das Sie durch Hungern und Ausschwitzen verloren haben, wieder zu.

Das kann verheerende Folgen haben und dazu führen, dass viele Menschen gleich ganz aufgeben. Die Botschaft, die Sie Ihrem Körper schicken, lautet: „Ich kann einfach nicht abnehmen. Ich werde immer übergewichtig sein."

Dies führt uns zum dritten Nachteil anstrengender Trainingseinheiten, wie lange Aerobic-Sitzungen oder Ausdauertraining. Warum nehmen so viele übergewichtige Menschen das verlorene Gewicht wieder zu, wenn sie aufhören, Sport zu treiben?

Beim Training bis zur Erschöpfung gibt es einen entscheidenden Fehler – es verbrennt Fett, was der falsche Brennstoff ist! So schockierend das vielleicht auch klingen mag, aber genauso funktioniert das auf physiologischer Ebene. Ausgedehnte Trainingseinheiten oder für länger als 20 Minuten zu trainieren setzt Cortisol frei, welches während der Trainingseinheit wiederum Fett als Brennstoff verbrennt.

Da die Fettreserven erschöpft sind, beginnt Ihr Körper anschließend damit, mehr Fett zu synthetisieren und zu speichern, um die erschöpften Reserven für das nächste Training wieder aufzufüllen. Mit jedem weiteren Training wird der Fettverbrennungs-Fettspeicherungs-Kreislauf weiter aufgebaut, bis der Körper gelernt hat, dass er jedes Mal, wenn ein wenig Fett verbrannt wird, mehr Fett erzeugen und speichern muss.

Daher sorgen lange und anstrengende Trainingseinheiten eigentlich dafür, dass der Körper Fett speichert. Das scheint so lange kein Problem zu sein, solange Sie trainieren und das erzeugte Fett verbrennen. Lassen Sie das Training jedoch ein wenig schleifen, setzt die Gewichtszunahme ein.

3. Jetzt aber schnell

Intervalltraining stellt eine gesunde Alternative dar. Intervalltraining ist gekennzeichnet durch kurze, intensive Trainingsphasen, auf die kurze Ruhe- und Erholungsphasen folgen.

Suchen Sie sich eine Übung aus, die zu Ihnen passt, wie z. B. Joggen, auf der Stelle laufen, Seilspringen oder das Training an einem Hometrainer. Führen Sie eine kurze, intensive Trainingseinheit durch, die nicht länger als 30 Sekunden dauert, beenden Sie die Übung und ruhen Sie sich für zwei Minuten aus. Wiederholen Sie dies viermal und Sie haben Ihr tägliches Trainingspensum erfüllt – und das in gerade einmal acht Minuten!

Wiederholen Sie diese Übung drei- bis viermal pro Woche und Sie werden nicht nur Gewicht verlieren, sondern sich auch revitalisiert und verjüngt fühlen. Außerdem wird sich unter anderem Ihre Herz-Kreislauf-Kapazität erhöhen und Sie werden schlanke und starke Muskeln bekommen.

Wie wirkt Intervalltraining auf physiologischer Ebene? Warum hat es nicht die gleichen verheerenden Auswirkungen wie Ausdauertraining?

Wenn Sie in kurzen Schüben trainieren, verbrennt Ihr Körper Kohlenhydrate in Form von in den Muskeln und der Leber gespeichertem Glykogen. Während der Trainingssession verbrennt der Körper kein Fett. Die Fettverbrennung beginnt erst nach der Trainingseinheit. Dadurch füllt der Körper das aufgebrauchte Glykogen aus den Muskeln und der Leber wieder auf.

Ihr Körper setzt die Verstoffwechselung und Verbrennung von Fett noch für die nächsten 24 Stunden nach dem Training fort. Ihr Körper lernt so, dass er nicht nur Fett speichern muss, um es während anstrengender Trainingseinheiten wieder zu verbrennen, sondern dass er Fett langsam verbrennen muss, um die erschöpften Glykogenreserven wieder aufzufüllen. Man nennt diesen magischen und automatischen Prozess Nachbrennung, und sie können ihn einfach in Gang setzen, indem Sie die Art des Trainings optimieren!

Sollte Sie dies immer noch nicht beeindrucken, sollten Sie einfach nachrechnen. Sie werden feststellen, dass Sie pro Tag wirklich nur weniger als 10 Minuten trainieren müssen! Wie klingt das für Menschen mit Zeitdruck?

Die medizinische Fachzeitschrift *The Lancet* hat geschrieben, das Ausdauertraining bei Menschen ohne vorherige Herzbeschwerden zu tödlichen Arterienverstopfungen und Herzerkrankungen führen kann. Nach Angaben des *The American Journal of Cardiology* hat Joggen auf ähnliche Weise dazu geführt, dass Läufer aufgrund eines Herzinfarkts tot zusammengebrochen sind. Bei ihren Autopsien traten schwere koronare Arterienerkrankungen zutage. Jede regelmäßige, anstrengende Art des Trainings verursacht Ihrem Herzen genauso viel Schaden wie dauerhafter Stress.

Durch übermäßige Trainingseinheiten gerät Ihr Herz buchstäblich unter Dauerbeschuss. Marathonläufer verlieren bekanntermaßen Muskelmasse, sowohl im Herzen als auch im Rest des Körpers. Viele von ihnen sind unmittelbar nach Überlaufen der Ziellinie tot zusammengebrochen.

2009 sind während des Boston-Marathon drei Menschen im Alter von 26, 36 und 65 Jahren gestorben. Und das ist noch nicht alles. 2008 ist eine junge Frau während des Dallas White Rock Marathons knapp fünf Kilometer vor der Ziellinie gestorben.

Im Jahre 2007 starben zwei Marathonläufer bei angesehenen Marathonwettbewerben. Der erste Todesfall ereignete sich während des Chicago-Marathon und der andere während der amerikanischen Olympiaausscheidung im New Yorker Central Park. Im gleichen Jahr brach ein Marathonläufer in Großbritannien während des London-Marathon zusammen und starb. 2006 starben bei verschiedenen Marathonläufen in den USA mindestens sechs Teilnehmer.

Die Sponsoren dieser Veranstaltungen und sogar einige Ärzte bezeichnen diese Todesfälle als „statistische Zufälle". Studien deuten jedoch auf etwas anderes hin. Untersuchungen, die in den letzten zehn Jahren an Marathonläufern in Bostoner Krankenhäusern durchgeführt wurden, haben gezeigt, dass Marathon-Laufen das Risiko für Herzerkrankungen *erhöht*

Die Untersuchungen zeigten, dass das Risiko für einen Herzstillstand, für plötzlichen Herztod sowie für die Entwicklung von Arterienverhärtungen, Schmerzen des unteren Rückenbereichs, wiederholte Belastungsverletzungen, Stressfrakturen (Ermüdungsbrüche), Blut im Urin und dauerhafte Knochenschädigungen sowohl bei männlichen als auch bei weiblichen Marathonläufern erhöht ist.

Dr. Arthur Siegel, Leiter der Inneren Medizin am McLean Hospital in Massachusetts und Dozent an der Harvard University, untersuchte ausgiebig die Auswirkungen des Boston-Marathon.

Er stellte fest, dass die Teilnehmer Schädigungen des Herzens aufwiesen, die den Symptomen ähnlich waren, die während eines Herzinfarkts 24 Stunden nach dem Rennen auftraten.

Der Grund dafür liegt darin, dass sich der Körper im Laufe der Zeit an marathonähnliche Bedingungen anpasst. Auf diese Weise reduziert der Körper die Kapazität des Herzens und der Lunge, um Energie zu sparen. Auf diese Weise kann er noch zusätzliche Kilometer laufen. Anders ausgedrückt bedeutet das, dass er beginnt, täglich auf Sparflamme zu funktionieren. Daher trainiert Marathontraining das Herz eigentlich dazu, schwächer zu werden.

Starkes Krafttraining ist genauso unsinnig. Es führt zu abnorm vergrößerten, angeschwollenen Muskelfasern, die genau genommen nicht mehr ihrer

Entsprechung gemäß fungieren und anfällig für Verletzungen werden. Überdimensionale Muskeln verbrauchen ständig eine Menge kostbarer Energie (komplexe Zuckerreserven). Energie, die Ihr Körper für weit wichtigere Aktivitäten benötigt.

Außerdem baut Krafttraining übermäßiges Muskelgewebe an Teilen des Körpers auf, an denen es nie hätte sein sollen, was dazu führt, dass natürliche Bewegungsmuster behindert werden. Das Stemmen schwerer Gewichte kann auch zur Erhöhung Ihres Blutdrucks und somit zu einem erhöhten Schlaganfall- und Aneurysmen-Risiko führen.

Der menschliche Körper ist von Natur aus nicht dazu ausgelegt, die zusätzliche Gravitationskraft zu bewältigen, die ihm beim Heben schwerer Gewichte auferlegt wird. Die häufige Belastung der Gelenke, Muskeln und Sehnen führt dazu, dass sie vorzeitig altern.

Lassen Sie uns einen kurzen Blick darauf werfen, was passiert, wenn der Körper an die Grenzen seiner Ausdauer und darüber hinaus getrieben wird. Dieses Phänomen betrifft viele Marathonläufer. Warum macht Ausdauerlaufen süchtig und warum ist es nicht zu empfehlen?

Marathon- und Geländelauftraining bereiten dem Athleten ein „Läuferhoch" (ein beim Sport auftretendes Hochgefühl). Wenn Sie Ihren Körper über seine Ausdauerschwelle pushen, beginnt die Hypophyse (Hirnanhangdrüse) einen Neurotransmitter namens Endorphin auszuschütten. Diese Endorphine unterdrücken Schmerz und ermöglichen dem Körper, noch weiter angetrieben zu werden. Es handelt sich bei diesem Mechanismus um eine evolutionäre Reaktion aus der Zeit, als der Mensch noch in unwirtlichem Terrain jagen oder nach Nahrung suchen musste.

Genau das Gleiche geschieht auch bei Sportlern aggressiver Wettkampfsportarten, wie z. B. Ringen, Gewichtheben, Rugby und Eishockey. Die Sportler machen trotz blutiger Wunden weiter, ohne Rücksicht auf Verletzungen.

Die effektivste Art körperlicher Bewegung ist die, die evolutionäre Verhaltensmuster widerspiegelt (bei der Jagd und Nahrungssuche kam es zu kurzen und intensiven Energieschüben).

4. Trainingstipps

Auch wenn Intervalltraining die beste Form der Bewegung darstellt, heißt das nicht, dass Sie jedes Mal, wenn Ihnen danach ist, Ihren Körper mit Energie zu versorgen, wandern, joggen oder schwimmen gehen sollten. Hier sind einige nützliche Tipps, die Ihnen dabei helfen, das Optimum aus Ihrem Trainingsprogramm herauszuholen.

Trainieren Sie nur bis zur Hälfte Ihres Leistungsvermögens. Sich selbst zu ermüden macht den eigentlichen Zweck des Trainings nur zunichte. Training soll dazu führen, dass Sie sich erfrischt, revitalisiert und energiegeladen fühlen. Wenn Sie das Training fortsetzen, erhöht sich Ihre Leistungsfähigkeit auf natürliche Weise.

Woher wissen Sie, wann Sie aufhören sollen? Diese Frage ist einfach zu beantworten. Wenn Sie beginnen, durch den Mund anstatt durch die Nase zu atmen, ist das ein Zeichen dafür, dass Ihr Körper in den Stressmodus gewechselt ist und kurz davor steht, auf seine Reserven zurückzugreifen. Und das wollen Sie bestimmt nicht. Man nennt dies auch Adrenalin-Atmungsmodus. Wenn dies der Fall ist, sollten Sie langsam auslaufen (gehen) und normal atmen. Eine gute Faustregel lautet, einmal täglich so lange zu trainieren, bis Sie beginnen zu schwitzen.

Um den typischen Anforderungen des Tages nachkommen zu können, brauchen wir starke Muskeln. Die beste Art zur Steigerung des Muskeltonus und der Stärke ist eine rasche Erhöhung der Herz- und Muskelaktivität, bis man beginnt zu keuchen, gefolgt von einer Phase, in der man sich nur wenig betätigt („aktive Erholung"). Ein- bis Zwei-Minuten-Intervalle (aus Aktivität und Ruhe) sind ideal.

Diese Übung für 10 bis 20 Minuten pro Tag durchzuführen, ist weitaus förderlicher als stundenlanges, anstrengendes Training. Dadurch werden der Muskeltonus, die Lungenkapazität und die Herzgesundheit gesteigert.

Während der Keuchphase verbraucht der Körper seine komplexen Zuckerreserven in den Muskeln. Für diejenigen unter Ihnen, die abnehmen wollen: Diese Methode führt dazu, dass Sie nach dem Training abnehmen, da der Körper, während Sie sich ausruhen, versucht, seine verlorenen Zuckerreserven durch den Abbau von Fetteinlagerungen wieder aufzufüllen.

Der Gewichtsverlust, der während anstrengender Ausdauersportprogramme erzielt wird, neigt andererseits dazu sich umzukehren (Sie nehmen also wieder zu), da der Körper versucht, die verlorenen Fetteinlagerungen schnell wieder aufzufüllen, um sich auf das nächste energiezehrende Training vorzubereiten. Der Körper empfindet anstrengendes Training als Bedrohung.

Eine weitere Faustregel lautet, tagsüber zu trainieren. Dies entspricht dem natürlichen Rhythmus des Körpers und wenn Sie sich von Ihren Energieflüssen mitreißen lassen, können Sie die bestmöglichen Ergebnisse erzielen. Die beste Zeit zu trainieren ist zwischen 6 und 10 Uhr morgens sowie am späten Nachmittag zwischen 17 und 18 Uhr. Nach der Arbeit ins Fitnessstudio zu rennen, wie es bei vielen Menschen Brauch ist, ist keine gute Idee. Der Grund dafür liegt darin, dass der Körper nach Sonnenuntergang beginnt, herunterzufahren.

Außerdem sollten Sie nie vor oder nach dem Essen trainieren, da dadurch das Verdauungsfeuer Agni beeinträchtigt wird und Verdauungsstörungen ausgelöst werden. Ein 15-minütiger Spaziergang nach dem Essen wirkt sich jedoch positiv auf die Verdauung aus.

Hier noch ein weiterer Tipp: Trinken Sie vor und nach dem Training immer Wasser, um zu verhindern, dass sich Ihr Blut verdickt und dass die Zellen dehydriert werden.

5. Wassermangel im Körper

Es mag zunächst weit hergeholt erscheinen, aber Dehydratation ist häufig mit Übergewicht verbunden. Ein Grund, warum so viele Amerikaner dehydriert sind, liegt darin, dass Getränke, wie Tee, Kaffee, Cola und andere Limonaden Wasser als primären Durstlöscher abgelöst haben.

Jedes dieser Getränke ist stark harntreibend oder stimuliert die Blasenentleerung. Beim Koffein in Tee oder Kaffee handelt es sich beispielsweise um ein Neurotoxin, welches der Körper bindet, sobald er es im Blut wahrnimmt, um es auszuscheiden.

Der beste und effizienteste Weg, um ein Gift aus dem Blut zu entfernen, ist, es mit Wasser zu mischen und es über die Blasenentleerung auszuscheiden.

Man sollte nicht unterschätzen, wie wichtig es ist, genug Wasser zu trinken (6 bis 8 Gläser pro Tag). Der menschliche Körper besteht zu 70 % aus Wasser, was genau den gleichen Prozentsatz widerspiegelt, zu dem unser Planet aus Wasser besteht.

Jede Zelle unseres Körpers (insgesamt etwa 60 bis 100 Billionen) ist von dieser lebensspendenden, reinigenden Flüssigkeit abhängig. Ohne sie könnte unser Körper keine seiner unzähligen Funktionen effektiv ausführen.

Um sich gegen weiteren Wasserverlust zu schützen, machen dehydrierte Zellen ihre Membranen fast vollständig undurchlässig für Wasserdiffusion, indem sie überschüssiges Fett, inklusive Cholesterin, einsaugen.

Dies ist zwar nur ein Überlebensmechanismus, er hat jedoch mit der Zeit verheerende Auswirkungen. Bei stark dehydrierten Menschen verhindert er dadurch, dass Stoffwechselabfälle die Zellen verlassen können, sodass die Zellen an ihren eigenen Abfallprodukten ersticken. Manchmal mutieren Zellen schließlich und werden karzinomatös, um in dieser toxischen Umgebung überleben zu können.

Dehydratation verursacht auch Gelüste nach salzigen Lebensmitteln. Das ist der Grund dafür, dass Knabberzeug, wie Kartoffelchips und Popcorn, so unwiderstehlich ist. Diese Lebensmittel gehören, wie wir wissen, zu den größten Übeltätern für Gewichtszunahme und Adipositas.

Aber was verursacht diese Heißhungerattacken? Die Nieren stellen auf diese Weise sicher, dass sie ausreichend Salz oder Natrium erhalten, um an den restlichen Mengen Wasser, die noch im Körper verblieben sind, festzuhalten. Das verstärkt wiederum die Auswirkungen eines bereits dehydrierten Körpers.

Da der Körper immer mehr Wasser oder Flüssigkeiten speichert, die mit der Nahrung aufgenommen wurden, sammelt sich das Wasser in der Flüssigkeit außerhalb der Zellen an. Dies ist der Fall, weil die undurchlässigen Zellmembranen das dringend benötigte Wasser nicht aufsaugen können. Das dort stagnierende Wasser führt zu Wassereinlagerungen und Gewichtszunahme.

Ein Körper, der einen Dehydrierungszustand überlebt hat, muss langsam rehydriert werden. Eine plötzliche Zufuhr großer Mengen Wasser kann zu schweren Lymphstauungen, Schwellungen und, in einigen Fällen, zum Tod führen.

Man nennt dies „Wasserintoxikation", eine potenziell tödliche Störung der Gehirnfunktionen, die auftritt, wenn das Elektrolytgleichgewicht des Körpers durch eine schnelle Wasserzufuhr außerhalb sicherer Grenzen geschoben wird.

Manchmal sollte der Übergang von schwerer Dehydrierung zu Rehydrierung am besten von einem Arzt überwacht werden.

Sowohl Wasser als auch Salz sind für einen ausgeglichenen Wasserstoffwechsel und zur Erzeugung ausreichender Mengen hydroelektrischer Energie zur Aufrechterhaltung zellulärer Aktivitäten absolut unverzichtbar. Die Zufuhr von Wasser und der Verzicht auf Energie entleerende und überstimulierende Getränke sind für gewöhnlich die ersten Behandlungsschritte im Falle einer Erkrankung. In einigen Fällen ist es lediglich erforderlich, den Körper zu rehydrieren und ihm genug Ruhe zu gönnen.

6. Lebensenergien

Die Gesundheitsexperten mögen sich vielleicht nicht über die effektivste Art und Dauer des Trainings einig sein, sie sind sich jedoch einig darüber, dass gerade die „Großen Vier" (Herzerkrankungen, Krebs, Diabetes und Adipositas) in westlichen Ländern epidemische Ausmaße erreicht haben und dass Bewegungsmangel als eine Krankheit angesehen werden muss, die alarmierende Ausmaße angenommen hat.

Abgesehen davon ist Bewegungsmangel eng mit den „Großen Vier" verbunden, vielleicht enger, als sich die meisten bewusst sind.

Genauso, wie der menschliche Körper nicht für längere und intensive Aktivitäten gemacht ist, ist er auch nicht dazu bestimmt, gar nichts zu tun. Es ist einfach nicht die Art der Natur. Ihre Autobatterie funktioniert nach dem gleichen Prinzip. Wenn Sie sie eine Zeit lang nicht aufladen, funktioniert sie nicht mehr richtig und geht letztendlich kaputt (der endgültige Zustand von Inaktivität).

Fazit: Es ist unerlässlich, seine Energien regelmäßig aufzuladen oder einfach ein körperlich aktives Leben zu leben, damit der Körper weiterhin gut funktioniert. Es ist die einfache Lebenskraft, die jede Zelle Ihres Körpers lebendig und agil hält.

Die sitzende Lebensweise, die die meisten Menschen in den westlichen Gesellschaften lebt, blockiert die Lebenskraft, schließt sie in verschiedene Organe und Gewebe ein und verändert sie in einen Krankheitszustand. Gesundheit bzw. Krankheit ist davon abhängig, ob unsere Gewohnheiten und Tagesabläufe in Harmonie mit der Lebenskraft oder den natürlichen Rhythmen sowohl im Inneren unseres Körpers als auch mit denen, die uns mit der Umwelt und dem Universum verbinden, sind oder nicht.

Einfach ausgedrückt bedeutet das, dass die Energien des Körpers und die Prozesse, für die sie verantwortlich sind, verzerrt werden, wenn man z. B. feiern geht, wenn der Körper sich eigentlich ausruhen müsste, oder wenn man trainiert, wenn der Körper eigentlich verdauen müsste, oder wenn man schläft, wenn die Energien des Körpers auf ihrem Höhepunkt sind, oder wenn man sich überhaupt nicht bewegt.

Also, was genau sind diese Energien? Die menschliche Körperbeschaffenheit besteht aus drei Doshas oder drei dynamischen Naturkräften. Die Doshas setzen sich aus den fünf Grundelementen zusammen, aus denen das Universum besteht – Erde, Wasser, Feuer, Luft und Raum.

Diese fünf Elemente sind im Wesentlichen Energien, die auf verschiedenen Frequenzen schwingen. Die Photonen oder Lichtpartikel, die permanent in der Luft um Sie herum erzeugt werden, weisen beispielsweise ein anderes Energiemuster auf als die Energie, die in einem Klumpen Ton oder im Wasser, das in einem Fluss fließt, erzeugt wird.

Alle existierende Materie, egal wie dicht sie ist, ist nichts anderes als eine ständige Vermischung dieser fünf Elemente oder Schwingungsenergien. Im Körper werden diese Elementarenergien von den drei Doshas Pitta (überwiegend Feuer und etwas Wasser), Vata (Luft und Raum) und Kapha (überwiegend Wasser mit Erde) repräsentiert.

Jedes Dosha ist für eine Reihe physiologischer Prozesse verantwortlich. Jedes Dosha unterscheidet sich von dem anderen. Jedes Dosha erfüllt unterschiedliche Funktionen und jedes Dosha herrscht mehr oder weniger zu einem anderen Zeitpunkt des Tages oder der Nacht vor.

Der menschliche Körper ist ständig auf der Suche nach Gleichgewicht. Daher liegt der Schlüssel zum Erhalt von Gewichtsverlust, Langlebigkeit und

Gesundheit im Abgleich der Doshas und darin, sie ihre Aufgaben naturgemäß ausführen zu lassen.

Es geht nur darum, dass Sie Ihren Lebensstil nach und nach von einem hochgiftigen Lebensstil in einen Lebensstil verändern, der mit den natürlichen Rhythmen Ihres Körpers in Harmonie ist. Da die Doshas mit den menschlichen Körpertypen in Verbindung stehen (etwas, was Ihr optimales Körpergewicht bestimmt), fasse ich jedes Dosha noch einmal kurz zusammen.

Vata, die „Bewegungskraft“: Vata bedeutet übersetzt „Wind“, „Luft“ oder Bewegung. Vata ist für den Transport von Nahrung, Luft, Wasser, Blut, Lymphflüssigkeit und Abfallprodukten durch den Körper verantwortlich. Nervensystem, Kreislaufsystem, Verdauungstrakt, Bronchien und Lungen, Gallengänge, Hormonbahnen und Zellgänge sind Teile eines enorm komplexen Netzwerks, das durch die Bewegung und Kraft von Vata unterstützt wird.

Erhöhtes Vata führt zu Hyperaktivität und Bluthochdruck. Wenn sich das Vata verlangsamt und zum Stillstand kommt, können Verstopfung oder Gallengangsverstopfungen auftreten. Eine Verstopfung der Herzkranzgefäße, Blutgefäßwände, Lymphknoten, Harnwege, Prostata, Gebärmutter, Nebenhöhlen, Schilddrüse und anderer Bereiche des Körpers ist das Resultat gestörten Vatas.

Ein blockierter Vata-Fluss ist für Hunderte von Krankheiten verantwortlich, die die Schulmedizin versucht mit Medikamenten oder medikamentösen Behandlungen wegzubehandeln, ohne dabei den Ursachen der Verstopfungen gebührende Aufmerksamkeit zu schenken.

Der primäre Sitz von Vata ist das Colon. Wenn der Dickdarm frei von Verstopfung ist, kann Vata seinen wichtigen Aufgaben im gesamten Rest des Körpers nachkommen. Ist Vata jedoch gestört, führen die Probleme zu abdominalen Spannungen, Blähungen und Verstopfungen. Solch angehäuftes Vata kann zu Adipositas oder sogenanntem „anabolischem Vata“ führen.

Pitta, dynamische Energie: Der Dünndarm wird hauptsächlich durch das zweite Dosha, die Energie von Pitta, gesteuert. Pitta, was auf Sanskrit „Galle“ bedeutet, kontrolliert das Agni und somit auch die Verdauung und den Stoffwechsel. Pitta sorgt dafür, dass Lebensmittel richtig verdaut, absorbiert und verstoffwechseit werden.

Sobald das Pitta-Dosha an seinem Hauptsitz gestört wird, dort, wo die Gallenblase und die Bauchspeicheldrüse mit dem Zwölffingerdarm verbunden sind, werden alle Stoffwechselprozesse gestört. Infolgedessen wird die Aufnahme und Verstoffwechselung von Nährstoffen unzureichend und der Körper leidet unter den Auswirkungen von Unterernährung, selbst wenn die betroffene Person gut isst. Übergewicht deutet darauf hin, dass der Körper dieses Stadium intestinaler Dysfunktion erreicht hat.

Wenn Vata weiterhin auf umgekehrte Art arbeitet, werden Darmgifte und Fragmente von Abfallstoffen sowie Teile der Galle, die von der Gallenblase freigesetzt werden, und Enzyme, die von der Bauchspeicheldrüse freigesetzt werden, immer weiter in Richtung Magen geschoben. Eine andauernde verringerte Verfügbarkeit von Galle und Verdauungsenzymen kann zu Adipositas, einem Zustand fortgeschrittenen zellulären Hungers sowie zu Herzerkrankungen und Krebs führen.

Kapha, Zusammenhalt und Ausdauer: Die dritte wesentliche Kraft, die den menschlichen Körper steuert, ist Kapha. Dieses Dosha steht für Zusammenhalt, Struktur, Ausdauer und Stärke. Sein Hauptsitz ist der Magen und die Brust. Kapha kontrolliert die Verdauungssäfte und baut das Bindegewebe (die interstitiellen Flüssigkeiten, die die Zellen umgeben), die Muskeln, Fett, Knochen und Sehnen auf.

Außerdem schmiert es die Gelenke, erzeugt die Schleimhaut des Mundes, des Rachens, der Lungen, des Magens und des Darms und hält den Körper zusammen. Ohne die kohäsiven Eigenschaften Kaphas wäre der Körper eine Ansammlung unzusammenhängender Zellen.

Kapha wird erschwert, wenn die Rückwärtsbewegung der Vata-Kraft den Magenpförtnermuskel, die Klappe, die den Magen mit dem Zwölffingerdarm verbindet, erreicht. Der Rückfluss von Galle aus der Gallenblase sowie Toxine und Mikroben aus den Eingeweiden und in einigen Fällen sogar Kot können die Wände des Zwölffingerdarms ausdehnen und ihn durch den Magenpförtnermuskel in den Magen drücken. Dies könnte zu verschiedenen Verdauungsproblemen führen.

Stress kann Kapha ebenfalls erschweren, was zur starken Schwächung des physischen Gleichgewichts und des Glücks führen kann. Dies wird für gewöhnlich von einem „komischen Gefühl" im Bauch und von Gefühlen wie Unsicherheit und Nervosität begleitet.

Es ist wichtig daran zu denken, dass jedes Individuum ein Optimalgewicht hat, das erreicht werden kann, wenn der Körper optimal funktioniert. Um aber die Energien des Körpers wieder ins Gleichgewicht zu bringen und um den natürlichen Zustand Ihres Körpers und Geistes wiederherzustellen, ist es notwendig, Ihren Körpertyp zu bestimmen. (Ausführliche Informationen hierzu finden den Sie in meinen Büchern *Zeitlose Geheimnisse der Gesundheit und Verjüngung, Band 1 und 2)*

7. Training & Körpertyp

Dies bringt uns zum nächsten logischen Schritt – den Körpertypen. Üblicherweise gibt es drei Körpertypen – Ektomorph, Mesomorph und Endomorph. Diese Körpertypen basieren ausschließlich auf Muskelmasse und Körperform.

Der Ektomorph ist schlank und dünn, der Mesomorph ist stark und muskulös und der Endomorph ist bequem und drall. Dank Medien, Werbung und sozialer Konditionierung ist offensichtlich, nach welchem Körpertyp sich die meisten Menschen sehnen und welchen Körpertyp sie versuchen, durch Diäten und Training zu erreichen.

Konventionelle Abnehmprogramme suggerieren mit ihren „Vorher-Nachher-Bildern", dass jede Frau die begehrte schlanke Figur und jeder Mann einen muskulösen Körperbau erreichen kann, wenn sie/er sich nur angemessen ernährt und trainiert. Es handelt sich hierbei um eine enorme Verkaufstaktik, die sich an jene richtet, die am empfänglichsten dafür sind – übergewichtige und adipöse Menschen, von denen viele verzweifelt nach einem Strohhalm greifen.

Bei der sogenannten Begründung und Klassifizierung der Körpertypen gibt es jedoch einen fundamentalen Fehler. Sie basieren ausschließlich auf extern-morphologischen Merkmalen – Form und Größe oder Körpermasse. Jedes Fitnesskonzept, das Adipositas nicht als Krankheit, sondern als physische Abweichung betrachtet, kann nicht erfolgreich sein.

Es gibt zwar verschiedene Körpertypen, von denen jeder anders auf Nahrung und Bewegung reagiert. Ein holistischer und natürlicher Ansatz betrachtet jeden Körpertyp jedoch als die Summe physiologischer und biochemischer

Prozesse, die den jeweiligen Körpertyp und die Doshas bilden, die den Körper lebendig halten und dafür sorgen, dass er atmet.

Ayurveda zufolge gibt es drei psychophysiologische Körpertypen. Benannt wurden sie nach den drei Doshas Vata, Pitta und Kapha.

Vatas kommen im Allgemeinen gut mit Yoga, Tai Chi und Chi Kung zurecht. Da bei Vatas die Energie in Schüben kommt, sollten sie besonders vorsichtig sein, sich nicht zu überanstrengen. Wenn ihre Energie plötzlich sinkt, könnte es sein, dass sie sich noch lange Zeit danach ausgelaugt fühlen. Das führt häufig zu Depressionen.

Menschen mit einem Pitta-Körpertyp sind wetteifernd und mit mehr Schwung und Energie ausgestattet als Vatas. Sie bevorzugen ein zielgerichtetes Trainingsprogramm. Allerdings verfügen auch sie nicht über grenzenlose Energie und trainieren besser in Maßen.

Pittas fühlen sich vom Wandern in den Bergen, Skifahren, Schwimmen, Joggen, Tennis spielen oder anderen Sportarten, die in ihnen ein Erfolgserlebnis erzeugen, gefordert.

Ein unausgeglichener Pitta-Typ ist auch ein schlechter Verlierer. Pittas, die leicht ausgebremst werden, sollten sich lieber für ein weniger wetteiferndes Trainingsprogramm entscheiden, um ihre Zufriedenheit zu steigern. Da Überhitzung ein Anzeichen für einen unausgeglichenen Pitta Typ ist, ist Schwimmen für sie eine der besten Trainingsformen, da es einen kühlenden Einfluss hat. Ein Spaziergang im kühlen Wald stellt ein weiteres hervorragendes Mittel dar, um einen unausgeglichenen Pitta-Typen zu beruhigen.

Kapha-Typen eignen sich am besten für ein gutes oder mittelschweres Training. Krafttraining, Laufen, Rudern, etwas Aerobic, Langstreckenradfahren sowie Fußballspielen, Basketballspielen und Tennisspielen sind für einen Kapha-Typen geeignet.

Die gleichbleibende Energie des Kapha-Typen verleiht ihm die nötige Ausdauer und Kondition, um lange Wettbewerbe durchzuhalten, ohne sich müde zu fühlen. Training beseitigt übermäßige Kapha-Stauungen, überschüssiges Wasser und Fett und verbessert die allgemeine Durchblutung.

Keine zwei Menschen können genau gleich sein, da jedes der drei körperlichen Doshas in jedem Menschen dieses Planeten in jeweils unterschiedlichem

Maße vertreten ist. Es gibt sogar zehn verschiedene Körpertypen, von denen die meisten eine Kombination aus zwei beliebigen Doshas ist.

Wenn man verstanden hat, dass es beim Training nicht darum geht, sich anzustrengen, sondern darum, seinen Körper mit Energie zu versorgen, ist es einfach dieser Logik zum nächsten Schritt zu folgen, nämlich dem, dass Training (zusammen mit richtigen Ernährungsgewohnheiten und Änderungen des Lebensstils) Ihrem Körper hilft, sich selbst zu regulieren, Ihre Energien wieder ins Gleichgewicht zu bringen und Ihr Optimalgewicht wiederherzustellen.

8. Geist-Körper-Therapie

Ich möchte unsere Diskussion über Training mit einer kurzen Erwähnung der Gründe beschließen, warum Yoga nicht nur ein ausgezeichnetes Gesundheitsprogramm, sondern auch ein ausgezeichnetes Programm bei Adipositas ist. Viele Menschen glauben, dass Yoga ein langsamer Prozess ist, der viel Geduld erfordert. Das ist ein Irrglaube.

Die Vorstellung, dass Yoga nicht bei der Reduzierung des Gewichts helfen kann, weil es nicht anstrengend genug ist und kein Fett verbrennt, ist ebenso falsch. Diese Vorstellung entstammt hauptsächlich den Werbekampagnen von Fitnessstudios und Aerobic-Kursen, die den Glauben verstärken, dass Sie richtig schwitzen müssen, um abzunehmen.

Yoga ist eines der ältesten und ganzheitlichsten Trainingsprogramme überhaupt. Es greift die natürlichen Prinzipien der Doshas auf und bringt Körper und Geist mit diesen natürlichen Energien in Einklang.

Abgesehen von den allgemeinen gesundheitlichen Vorteilen, die sie mit sich bringt, hilft Ihnen die Yoga-Therapie dabei, diese Geist-Körper-Verbindung in Einklang zu bringen. Dies ist ein entscheidender Faktor für jeden Menschen, der abnehmen will, da Yoga, abgesehen vom physischen Aspekt, eine bestimmte geistige Haltung erzeugt, die sagt: „Umarme deinen Körper."

Ein Mensch, der sich um sich oder seinen Körper kümmert, hört auf ihn durch Lebensstil- und Ernährungsänderungen sowie andere Alternativen zu missbrauchen. Diese erneuerte Selbstwahrnehmung in Geist, Körper und Seele schlägt sich zwangsläufig in Gewichtsverlust nieder.

Eine der wirksamsten Übungen im Yoga wird Surya Namaskara oder Sonnengruß genannt. Diese Übung besteht aus einer Abfolge von 12 Haltungen, die in zwei Zyklen wiederholt werden. Sūrya Namaskāra stärkt und dehnt alle großen Muskelgruppen, massiert die inneren Organe, unterstützt die Lymphdrainage aus allen Teilen des Körpers und belebt die Energiezentren und Akupunkturpunkte des Körpers.

Dieses Trainingsprogramm steigert die Durchblutung und den Kreislauf, korrigiert die Haltung der Wirbelsäule und verbessert die Bewegungsfähigkeit der Gelenke. Vielleicht beherrschen Sie die Übung nicht gleich von Beginn an, aber bei regelmäßigem Training werden Sie in der Lage sein, die Abfolge der einzelnen Positionen auf einfache und natürliche Art und Weise zu durchlaufen.

13 Altlasten

Meine Großmutter pflegte immer zu sagen: „Wie du säst, so sollst du ernten", ein Sprichwort, wie es die Wahrheit über Amerikas Adipositas-Epidemie vielleicht nicht passender beschreiben könnte.

Adipositas ist keine Erkrankung, die über Nacht zutage tritt. Sie legen den Grundstein für Adipositas in der Kindheit. Und in den USA hat das Problem schon längst epidemische Ausmaße erreicht.

Es ist unstrittig, dass wir eine Nation sind, die ihre Kinder von Generation zu Generation zu Fast Food, verarbeiteten Lebensmitteln, Schnellgerichten, kalorienreichen gesalzenen Snacks, süßen Keksen und Süßigkeiten sowie zuckerhaltigen Getränken erzieht, sodass sie im Jugendalter ernährungsphysiologisch unterernährt und übergewichtig sind.

Vielleicht ist die reflexartige Reaktion der amerikanischen Kinder auf Brokkoli und anderes grünes Gemüse auf dem Teller eine schmerzhafte Erinnerung daran, dass unsere Kinder (diejenigen, die sich zu regelmäßigen Mahlzeiten zumindest hinsetzen), während sie sich den Bauch mit verarbeitetem Rindfleisch, Huhn, Nudeln, Kartoffeln und Chili Dogs vollschlagen, einfach nicht genug frisches Obst und Gemüse bekommen.

Hinzu kommt mangelnde körperliche Bewegung (die Verwendung des Begriffs „Training" könnte extrem sein) unter Kindern. Die American Heart Association listet auf ihrer Webseite bei den Ursachen von Adipositas unter Kindern sogar „sesshaftes Verhalten" auf.

Es braucht nicht viel, um zu erraten, dass die anderen Gründe für Adipositas zu viel Fernsehen, Computernutzung und Videospiele sind.

Ungesunde Ernährungs- und Lebensgewohnheiten neigen dazu, sich bis ins Erwachsenenalter fortzusetzen, wodurch der Körper bereits in einen toxischen Modus eingetreten ist und auf einen Teufelskreislauf reagiert, in dem Adipositas nur noch zu weit größerer Adipositas führt.

Und als ob krankhaft adipös zu sein noch nicht genug wäre, verursacht diese Krankheit auch noch einen sprunghaften Anstieg von Kinderdiabetes, ein beunruhigender Trend, der allein in den letzten zehn Jahren aufgetreten ist.

Laut Angaben des Centers for Disease Control (2009) weisen tatsächlich 70 % der übergewichtigen Kinder zwischen 5 und 17 Jahren mindestens einen Risikofaktor für Herzerkrankungen, darunter erhöhte Blutcholesterinwerte, Bluthochdruck und erhöhte Insulinspiegel, auf. Das bedeutet, dass Sie, wenn Sie nichts unternehmen, um das Gewicht Ihres Kindes zu kontrollieren, den Weg für Bluthochdruck, Diabetes, Schlaganfall, Krebs und Osteoarthritis heben.

Das CDC stellte ebenfalls fest, dass adipöse Kinder ein erhöhtes Risiko für Knochen- und Gelenksprobleme, Schlafapnoe sowie für soziale und psychologische Probleme, wie Stigmatisierung und geringes Selbstwertgefühl, aufweisen.

1. Die vielen Gesichter der Kinder-Adipositas

Es steht außer Frage, dass Adipositas ein Problem der westlichen Welt ist, einer Gesellschaft, die nun dazu übergegangen ist, adipöse Kinder von ihren Eltern wegzuholen und sie in die Obhut von Pflegefamilien zu geben. Hier einige verblüffende Fälle, die aufgrund von Gesetzen zum Schutz der Privatsphäre von Kindern häufig nicht öffentlich gemacht werden:

- Der jüngste Fall (Oktober 2009) war der eines schottischen Paares, das kurzzeitig das Sorgerecht für sein neugeborenes Kind verloren hatte, weil der Soziale Dienst das Kindeswohl gefährdet sah. Das Paar hatte bereits fünf Kinder, von denen ihnen zwei, im Alter von drei und fünf Jahren, aus gesundheitlichen Gründen weggenommen worden waren. Man sagte dem Paar, dass sie das Sorgerecht für ihr Neugeborenes komplett verlieren würden, wenn sie es nicht schafften, das Gewicht ihrer anderen Kinder unter Kontrolle zu bringen.
- Im Mai 2009 verlor eine amerikanische Mutter aus South Carolina das Sorgerecht für ihren knapp 252 kg schweren 14-jährigen Sohn. Die Mutter wurde während des Sorgerechtsstreits mit dem Sozialen Dienst festgenommen, nachdem Ärzte aussagten, dass sie

versäumt habe, Maßnahmen zu ergreifen, um das Gewicht ihres Sohnes im Zaum zu halten. Aus Angst vor der Gerichtsverhandlung flohen Mutter und Sohn, wurden jedoch in einem anderen Staat verhaftet. Der Teenager lebt nun bei einer Tante und die Mutter muss sich wegen Kindesvernachlässigung vor Gericht verantworten.

- Sorgerechtsfälle wegen Adipositas sind im Jahre 2007 ins öffentliche Interesse gerückt, als eine britische Mutter fast das Sorgerecht für ihren krankhaft adipösen achtjährigen Sohn Connor McCreaddie verlor. Die Mutter arbeitete schließlich mit den lokalen Gesundheitsbehörden zusammen, um das Gewicht von Connor zu senken, und konnte somit das Sorgerecht für ihren Sohn behalten. Alles, was sie tat, war, ihn von verarbeiteten Lebensmitteln zu entwöhnen.

Während immer mehr Sorgerechtsfälle aus Staaten wie Kalifornien, New Mexico, Texas und New York (in Kanada gab es auch einige Fälle) ans Licht kamen, setzten sich Eltern, medizinrechtliche Vereinigungen und Kinderrechtsanwälte mit einem Thema auseinander, das sowohl kompliziert als auch schwerwiegend war.

Einige der Fragen, die gestellt wurden, waren: Ist krankhafte Adipositas eine Form von Kindesmissbrauch? Sollte Eltern das Sorgerecht für ihre adipösen Kinder aufgrund von Vernachlässigung entzogen werden? Die britische Child Growth Foundation tut alles, um die Ärzteschaft und andere Experten, die mit Kindern zu tun haben, davon zu überzeugen, dass „Überernährung" als eine Art Kindesmisshandlung angesehen wird.

Es ist eine dokumentierte Tatsache, dass Kindheits-Adipositas zu Typ-2-Diabetes (ironischerweise „Altersdiabetes" genannt), Insulinresistenz, Bluthochdruck, Schlafapnoe, hohem Cholesterinspiegel, orthopädischen Problemen und zum Auftreten früher Pubertät durch schwerwiegende hormonelle Ungleichgewichte führen kann.

Aber während Eltern für gewöhnlich die Ersten sind, die dafür zur Rechenschaft gezogen werden, gibt es wahrscheinlich noch eine weitaus größere Ursache. Dr. Marc S. Jacobson von der Obesity Leadership Work Group der American Academy of Pediatrics sagt, dass Kindheits-Adipositas nicht immer das Resultat schlechter Erziehung ist.

Er deutet hierbei mit dem Finger auf die Lebensmittelindustrie. Fast-Food-Restaurants, Verkaufsautomaten in Schulen und gezuckerte Zerealien werden von Lebensmittelherstellern aggressiv beworben und richten sich gezielt an Kinder und Jugendliche.

Dann gibt es einige Experten, die darauf hinweisen, dass der Staat genauso Schuld daran trägt wie die Eltern, deren Pflicht es ist, gesunde Kinder großzuziehen. Einige glauben, dass die Ausgaben für öffentliche Parkanlagen nicht groß genug sind, während andere betonen, dass die Regierung Milliarden Dollar für Agrarsubventionen für minderwertige Nahrungsmittel ausgibt.

Bis sich die Regierung jedoch dazu entschließt, sich an der Lösung des amerikanischen Adipositas-Problems zu beteiligen, obliegt es den Eltern, Präventivmaßnahmen zu ergreifen. Aber wie sollen die Eltern das tun, wenn sie das Problem nicht erkennen?

Das C.S. Mott Childrens Hospital an der University of Michigan hat im Jahr 2007 eine Umfrage durchgeführt, in der es Eltern darum bat, das Gewicht und die Größe ihres ältesten Kindes anzugeben. Anschließend sollten die Eltern sagen, ob sie denken, dass ihr Kind übergewichtig sei oder nicht. Zu Zeiten, zu denen sich die Adipositas-Rate bei Kindern zwischen 13 und 17 % einpendelte, kam es bei dieser Umfrage zu erstaunlichen Ergebnissen.

Rund 40 % der Eltern klinisch adipöser Kinder im Alter zwischen 6 und 11 Jahren sagten, dass das Gewicht ihrer Kinder „nahezu richtig" sei. Überraschenderweise glaubten weitere 8 % der Eltern, dass ihre Kinder untergewichtig seien.

Eine ähnliche Umfrage in Australien ergab, dass nur 11 % der Eltern übergewichtiger Kinder im Alter zwischen fünf und sechs Jahren und 37 % der Eltern übergewichtiger Kinder im Alter zwischen 10 und 12 Jahren realisierten, dass ihre Kinder ein Gewichtsproblem hatten.

Eine britische Studie aus dem Jahre 2005 fand heraus, dass weniger als 2 % der Eltern übergewichtiger Kinder im Alter zwischen drei und fünf Jahren und 17 % der Eltern adipöser Kinder in der gleichen Altersgruppe erkannten, dass ihre Kinder ein Gewichtsproblem hatten.

Einige Experten glauben, dass es in der Schule und anderswo so viele übergewichtige Kinder gibt, dass die Wahrnehmung, welches Gewicht normal ist und welches nicht, vollständig verzerrt wurde. Andererseits gibt es aber auch Eltern, die regelrecht in eine Leugnungshaltung verfallen (in einer Familie übergewichtiger Menschen ändert sich im Laufe der Zeit der Maßstab dessen, was als „normal" erachtet wird).

Heute gibt es in den USA dreimal so viele adipöse Kinder wie 1980. Das Problem ist jedoch nicht gleichmäßig verteilt. Es hängt sehr stark mit dem Lebensstandard, der ethnischen Herkunft und damit, wo sie leben, zusammen.

Gemäß CDC-Statistiken aus dem Jahre 2006 sind im Vergleich zu 34,9 % der afroamerikanischen und 38 % der amerikanischen Kinder mexikanischer Herkunft 30,7 % der weißen amerikanischen Kinder übergewichtig oder adipös.

Wenn man sie nach Einkommensverhältnissen betrachtet, kommt man zu dem Schluss, dass 22,4 % der 10- bis 17-Jährigen, die unter der Armutsgrenze (weniger als 21 200 $ Jahreseinkommen bei einer vierköpfigen Familie) leben, übergewichtig oder adipös sind – verglichen mit 9,1 % der Kinder, deren Familien mindestens das Vierfache verdienen.

Wenn man geografische Standorte berücksichtigt, sind gemäß den Ergebnissen der im Jahre 2003 stattgefundenen nationalen Studie zur Gesundheit von Kindern verglichen mit 14,4 % der städtischen Kinder 16,5 % der ländlich lebenden Kinder krankhaft adipös.

Trotz überwältigender Statistiken und physischer Beweise über Kinder- und Erwachsenen-Adipositas weigern sich die Bundes- und Staatsbehörden, einzugreifen. Sie haben jedoch den richtigen Schritt getan – zumindest auf dem Papier.

Wussten Sie, dass in den USA im Jahr 2005 rund 400 mit Adipositas in Zusammenhang stehende Gesetzesentwürfe beim Senat eingereicht wurden? Das sind mehr als doppelt so viele wie im Jahr 2003. Im Umgang mit Adipositas scheinen die Volksvertreter auf politischer Ebene schneller als jemals zuvor zu sein, und das nur, um politisch korrekt zu wirken.

Beachten Sie Folgendes: Im Jahr 2005 wurden 25 % der Gesetzesvorlagen zum Thema Adipositas verabschiedet, was vor dem Hintergrund der enormen Anzahl an Gesetzesentwürfen, die zu diesem Thema eingereicht wurden, eine erneute Verdoppelung der Zahlen aus dem Jahr 2003 darstellte. Es gab auch Vorschläge, Getränkeverpackungen mit Warnhinweisen zu versehen oder eine „Fettsteuer" für Fast Food zu erheben.

Es ist jedoch deutlich, dass nichts davon etwas gebracht hat. Amerikaner, besonders Kinder, schlagen sich die Bäuche mit genauso überdimensionalen Portionen Nachos, Burritos, Pasta, Burgern, Pommes frites und Colas voll, wie zuvor, während es bei der Kinder-Adipositas keinerlei Anzeichen gibt, dass sie abnimmt.

Dr. Robert Lustig, Professor der Klinischen Pädiatrie am UCSF Children's Hospital, sagt, dass das westliche Ernährungsumfeld äußerst „insulinogen" geworden sei. Werfen Sie einmal einen Blick auf die Nahrungsaufnahme des durchschnittlichen Amerikaners. Sie werden feststellen, dass sie mit einer Fülle von Lebensmitteln mit hoher Energiedichte, Fetten, einem hohen glykämischen Index und Fruktose angereichert ist, während sie nur aus wenig Ballaststoffen und Milchprodukten besteht. In anderen Worten, verarbeitete Lebensmittel und Getränke stehen im Vordergrund.

Dr. Robert Lustig weist darauf hin, dass zu viel Fruktose und zu wenig Ballaststoffe, aufgrund der Art und Weise, wie sich diese ungesunde Paarung auf das Insulin auswirkt, die Eckpfeiler der amerikanischen Adipositas-Epidemie sind. Insulin, ein Bauchspeicheldrüsenhormon, das die Absorption von Glukose in Brennstoff für die Zellen des Körpers unterstützt, reagiert mit einem anderen Hormon namens Leptin, um den Appetit zu kontrollieren.

Verarbeitete Nahrungsmittel und Fertiggerichte, die nunmehr seit 30 Jahren die amerikanischen Essgewohnheiten ersetzen, haben den menschlichen Körper insulin- und leptinresistent gemacht. Dies ist vor allem auf die Zugabe von Zucker und die Beseitigung von Ballaststoffen aus einer Vielzahl von Lebensmitteln zurückzuführen. „So veränderte Lebensmittel sind auch suchterzeugend", erklärt Dr. Lustig.

Der Grundstein für diese Ernährungsgewohnheiten wird schon früh in der Kindheit gelegt. Aber wer ist dafür verantwortlich? Mit Eltern, die in der Regel ebenfalls übergewichtig sind, mangelt es den übergewichtigen und adipösen Kindern an gesunden Vorbildern. Ist es verwunderlich, dass Kinder in dem Glauben aufwachsen, dass Lebensmittel und Getränke wie Limonade, Chips und Cremetörtchen ernährungsphysiologisch sicher sind, wenn Schulen den Verkauf dieser Produkte durch die Aufstellung von Verkaufsautomaten befürworten?

Wie kann man sechs und sieben Jahre alten Kindern einen Vorwurf machen, dass sie adipös werden, wenn in den Schulkantinen subventionierte verarbeitete Lebensmittel serviert werden, nur damit das Gesundheitsministerium die Lebensmittelhersteller zufriedenstellt?

Es ist ja nicht so, dass die American Medical Association (AMA) nicht richtig Krach geschlagen hätte. 2007 entschied die AMA, dass Eltern endlich „kapieren" müssen, dass die Kinder-Adipositas angegangen werden muss. Daher berief sie ein Treffen von Adipositas-Experten ein, das vom Department of Health and Human Services und der CDC kofinanziert wurde.

Was dabei herauskam, war ein Bericht über Kinder-Adipositas, der Eltern die Augen öffnen und sie dazu zwingen sollte, die Ernsthaftigkeit dieses Problems anzuerkennen und zu verstehen.

Wie haben sie dieses Ziel erreicht? Die AMA hatte in ihrer Weisheit beschlossen, dass die Ausdrucksweise auf dem Gebiet der Gewichtszunahme geändert werden müsse. Zehn Jahre zuvor wurden Kinder, deren Body-Mass-Index (BMI) über dem 85. Perzentil für ihre Altersgruppe eingestuft wurde, als „Risikoträger für Übergewicht" eingestuft. Die Ärzte wurden daraufhin angewiesen, kein Blatt mehr vor den Mund zu nehmen und diese Kinder einfach „übergewichtig" zu nennen.

Kinder, mit einem BMI über dem 95. Perzentil, die zuvor als „übergewichtig" eingestuft wurden, würden künftig als „adipös" eingestuft. Es war zwar ein Meisterstück an Ehrlichkeit, aber das war auch schon alles.

2. Medien & TV: Gewicht und Konsum

Die meisten Eltern und Kinder sind sich wahrscheinlich irgendwie bewusst, dass zu viel Fernsehen und Computernutzung Speckröllchen verursacht. Aber die meisten Menschen neigen dazu, die Augen vor dieser drückenden Realität zu verschließen.

Lassen Sie mich Ihnen einige Forschungsergebnisse über den Zusammenhang zwischen Fernsehen (Sie können auch die Nutzung von Computern und das Spielen von Videospielen mit einbeziehen) und der Erhöhung des Körpergewichts Ihres Kindes vorlegen:

- Es ist unbestreitbar, dass die Anzahl der Stunden, die ein Kind vor dem Fernseher verbringt, zu seinem oder ihrem Gewicht beiträgt.

Diese Tatsache wurde von der Johns Hopkins University, dem National Cancer Institute und dem CDC bewiesen.

- Forscher an der Stanford University haben die Körpergewichtsunterschiede bei Drittklässlern ausführlich untersucht. Die Forscher sagten den Mitgliedern der Studiengruppe, dass sie pro Woche nur maximal sieben Stunden fernsehen oder Videospiele spielen dürften. Die Ergebnisse zeigten einen deutlichen Rückgang des BMI.

  Die Forscher erklären, dass es drei Gründe gibt, warum Kinder beim Fernsehen zunehmen. Erstens wird durch Fernsehen die körperliche Aktivität reduziert. Zweitens führt Fernsehen zu einer Erhöhung des Konsums von zuckerhaltigen Getränken und Fast Food. Und drittens verringert es den Ruhe-Stoffwechsel oder den Ruhe-Grundumsatz.
- Was den Konsum zuckerhaltiger Getränke anbelangt, hat eine Studie aus dem Jahr 2007 herausgefunden, dass der Konsum von gezuckerten Getränken mit jeder zusätzlichen Stunde Fernsehen stieg. Dies entsprach einer zusätzlichen Portion pro Woche oder einer erhöhten Kalorienzufuhr von 46,3 Kalorien pro Tag. Auch wenn diese Zahlen nicht groß erscheinen mögen, summieren sie sich jedoch im Laufe der Zeit, ganz zu schweigen von ihrer süchtig machenden Wirkung und den anderen schädlichen Veränderungen, die diese toxischen Getränke im Körper verursachen.

Es ist zwar richtig, anzunehmen, dass körperliche Inaktivität bedeutet, dass der Körper weniger Kalorien verbrennt. Viele Menschen sind sich jedoch nicht bewusst, dass Inaktivität – stundenlang auf der Couch vor dem Fernseher sitzen – auch ihren Ruhe-Stoffwechsel oder ihren Ruhe-Grundumsatz senkt.

Ihr Ruhe-Stoffwechsel bezeichnet die Menge an Energie, die Ihr Körper im postabsortiven Zustand (wenn er nicht aktiv Nahrung verdaut), während er sich ausruht, benötigt. Die Energie, die in diesem Zustand verbrannt wird, wird ausschließlich verwendet und benötigt, damit die lebenswichtigen Organe arbeiten.

Studien haben gezeigt, dass der Ruhe-Stoffwechsel des Körpers bei Verringerung der fettfreien Körpermasse und mit dem Alter abnimmt. Neue Studien zeigen, dass er auch mit erhöhtem Fernsehkonsum abnimmt.

Praktisch bedeutet dies, dass Sie, je mehr Zeit Sie vor dem Fernseher verbringen und wenn Sie dies zur Gewohnheit machen, umso weniger Kalorien verbrennen, selbst wenn Sie nichts tun!

Eine andere Studie über Kinder im Vorschulalter ergab, dass das Risiko für Übergewicht mit jeder Stunde Fernsehen pro Tag um 6 % stieg. Wenn im Zimmer des Kindes ein Fernseher stand, stieg das Risiko mit jeder Stunde Fernsehen um weitere 31 % an.

Forscher weisen ebenfalls darauf hin, dass sich der menschliche Körper während der Kindheit rapide entwickelt, und dass die Menge an körperlicher Bewegung in direktem Zusammenhang mit dem Anteil der Knochenmasse steht, die das Kind entwickelt.

- Und es ist nicht nur der Mangel an körperlicher Aktivität, der für die Gesundheit Ihres Kindes schädlich ist. Die Kaiser Family Foundation hat festgestellt, dass sehr junge Kinder nicht zwischen Programminhalt und Werbung unterscheiden können. Damit hat unter anderem die Lebensmittel- und Getränkeindustrie eine Geheimwaffe in der Hand, die sie dazu nutzt, um einen jungen und beeinflussbaren Verstand einer Gehirnwäsche zu unterziehen, indem sie ihm beibringt, was gesund ist und was nicht. Man kann sich sehr gut vorstellen, was sie als gesunde Lebensmittel bezeichnen!
- Der amerikanische Kongress spricht in seinem Childrens Television Act von 1990, einem Regelungsversuch des US-Kinderfernsehens, davon, dass ein Kind bis zum Zeitpunkt, an dem es 18 Jahre alt wird, zwischen 10 000 und 15 000 Stunden ferngesehen hat und mehr als 200 000 Werbespots ausgesetzt war.
- Nach Angaben des Berichts mit Namen „The Role of Media in Childhood Obesity" (Die Rolle der Medien in der Kindheitsadipositas) der Kaiser Family Foundation aus dem Jahre 2004 gab es „während des gleichen Zeitraums, in denen die Kindheits-Adipositas so drastisch angestiegen ist, auch einen explosiven Anstieg bei speziell an Kinder gerichtete Medien, wie z. B. Fernseh-Shows und Videos, spezialisierte Fernsehsender, Videospiele sowie Computer- und Internetaktivitäten." Und viele dieser „Kindermedien" sind mit umfangreichen Werbekampagnen gespickt, von

denen viele Lebensmittel wie Süßigkeiten, Limonaden und Snacks bewerben.

- Die Advertising Coalition veröffentlichte Zahlen, wonach jährlich 10 bis 15 Milliarden Dollar für Kindernahrungsmittel-Werbung ausgegeben werden. Das entspricht etwa 40 000 speziell an Kinder gerichteten Werbespots pro Jahr, das sind etwa 100 Werbespots pro Tag. Eine Studie zählte 11 Lebensmittelwerbespots pro Stunde während des Samstagmorgen-Kinderprogramms, was bedeutet, dass das amerikanische Durchschnittskind alle fünf Minuten Nahrungsmittelwerbung ausgesetzt wird! Fernsehwerbung beeinflusst direkt die kindlichen Ernährungsgewohnheiten. Das führt zu ungesunden Entscheidungen – und milliardenschweren Gewinnen für die Lebensmittel- und Getränkeindustrie –, da die Ernährungsgewohnheiten bis ins Erwachsenenalter beibehalten werden.
- Wussten Sie, dass Fast-Food-Restaurants pro Jahr alleine 3 Milliarden Dollar für speziell auf Kinder ausgerichtete Werbung ausgeben? Und nach Angaben des Institute of Medicine of the National Academies (in „Advertising, Marketing and the Media: Improving Messages") geben Nahrungsmittel- und Getränkewerber jährlich etwa 10 bis 12 Milliarden Dollar aus, um Kinder und Jugendliche zu erreichen.
- Menschen mit geringem oder mittlerem Einkommen sowie Jugendliche ethnischer Minderheiten werden am meisten von Junkfood-Werbung beeinflusst. Noch schlimmer ist, dass der Zugang zu nahrhaften Lebensmitteln in Vierteln, die von diesen Gemeinschaften bevölkert werden, schwierig ist. Da diese Menschen nur wenig Zugang zu Obst- und Gemüsemärkten, Spezialitätengeschäften und Naturkostläden haben, sind Fast-Food-Restaurants, verarbeitete Lebensmittel und Fertiggerichte daher äußerst praktische Lückenfüller.

3. Andere Wahrheiten über Kinderadipositas

Mama weiß es am besten …

Die Natur hat vorgesehen, dass jedes Baby mit Muttermilch gefüttert wird, und das offensichtlich aus gutem Grund. Abgesehen von verschiedenen Vorteilen, wie der Entwicklung einer gesunden Immunität bei Neugeborenen, kann Stillen auch das Risiko von Kindheits-Adipositas reduzieren.

Forscher an der Harvard School of Public Health sagen, dass stillende Mütter eher auf die natürlichen Schreie des Babys reagieren und daher ihren Bedarf an Nahrung eher erfüllen, anstatt sie nach Zeitplan zu füttern. Dadurch wird gewährleistet, dass das Baby nach seinen natürlichen Ernährungsbedürfnissen gefüttert wird.

Außerdem hören Stillbabys auf zu essen, wenn sie satt sind, wohingegen man Flaschenkindern eine bestimmte Menge Babymilch füttert und man versucht sie dazu zu bringen, alles auszutrinken.

… oder nicht?

Spezialisten für pränatale Ernährung sind der Meinung, dass Schwangere, die zu viel Junkfood essen, bei ihren Kindern den Grundstein für lebenslange Figurprobleme setzen.

Eine an Ratten durchgeführte Studie am Royal Vaterinary College in London ergab, dass trächtige Ratten, die man mit Donuts, Muffins, Schokolade, Kartoffelchips, Käse, Keksen und Süßigkeiten fütterte, Junge gebaren, die dicker waren, mehr Muskelschwund hatten und Anzeichen einer Insulinresistenz aufwiesen – alles Dinge, die bei den Jungen von gesund gefütterten Ratten nicht auftraten.

Schwangere Frauen, die sich den Bauch mit Junkfood vollschlagen, können die sich entwickelnden Föten schädigen. Ungesunde Nahrungsmittel enthalten Lebensmittelverfälschungen und Zusatzstoffe sowie andere Bestandteile wie hydrierte Öle, Raffinade-Zucker, chemische Süßstoffe und Konservierungsmittel.

Das erhöht die Chancen, dass das Kind an Diabetes, Herzerkrankungen, Lernbehinderungen, Krebs und Adipositas erkrankt.

Frühes Aufsaugen

Haben Sie sich auch schon gefragt, warum sich manche Kinder besser an Werbejingles erinnern als an Kinderlieder oder sogar das Alphabet?

Werbung gezielt an Kinder zu richten, ist nicht neu. Die Wahrheit, die dahintersteckt, kann jedoch beängstigend sein. Der Grund, warum große Konzerne und Werbeagenturen so versessen darauf sind, sich Kinder zu angeln, ist ziemlich einfach. Die Kinder von heute sind die Konsumenten von morgen.

An Kinder gerichtete Werbung beruht auf Wahrheiten, die Werbeagenturen (die sich häufig der Sachkenntnis von Kinderpsychologen bedienen) unterschwellig und hinterhältig einsetzen: Diese Markentreue beginnt bereits im Alter von zwei Jahren.

Frei nach der teuflisch klingenden Redensart „von der Wiege bis zur Bahre", haben Werbeindustrie, Fast-Food- und Cola-Unternehmen erkannt, dass Kinder eher ein Firmenlogo als ihren eigenen Namen erkennen können. Das erklärt auch, warum Marketing-Logos hip, cool und sogar comicartig gestaltet werden, sodass sie in jungen, beeinflussbaren und sich entwickelnden Köpfen haften bleiben.

Eine Studie, die im Jahre 1991 im Journal of the American Medical Association veröffentlicht wurde (als Werbeanzeigen mit Joe Camel, dem Maskottchen der Zigarettenmarke Camel, in allen Medien vertreten waren), ergab, dass fast jeder sechsjährige Amerikaner in der Lage war, Joe Camel zu identifizieren. Das führte dazu, dass Joe Camel einen genauso großen Wiedererkennungswert wie Micky Maus hatte!

Auch wenn Sechsjährige in solch frühem Alter nicht rauchen, gehen die Tabakkonzerne davon aus, dass sie sich später im Leben daran erinnern, wie

„cool es ist, zu rauchen". Das Gleiche gilt für Werbung und Logos von Limonaden- und Cola-Konzernen.

Einige Umfragen haben ergeben, dass jeder fünfte amerikanische Ein- bis Zweijährige Limonade trinkt (manche Eltern geben ihren Kindern sogar Milchshakes von McDonald's ins Babyfläschchen!). Abgesehen davon, dass Colas die Fettproduktion anregen, sind diese alkoholfreien Getränke aufgrund ihres Koffeingehalts auch suchterzeugend.

Wenn man dieses physische Verlangen mit der Markentreue im Alter von zwei Jahren addiert, hat man wunschlos glückliche Cola-Konzerne.

Aber sie sind es nicht. Warum sonst sollte ein beliebter Softdrink-Hersteller einem Babyflaschen-Hersteller erlauben, sein Logo zu verwenden? Wie Marion Nestlé in ihrem Buch *Food Politics* erklärt, sieht die Argumentation eines Softdrink-Herstellers so aus, dass ein „lustiges Logo" dem Säugling beim Füttern eine unterhaltsame Erfahrung bereitet und dass das Band zwischen Mutter und Kind dadurch gestärkt wird.

Die einzige Wahrheit, die in diesem Satz enthalten ist, sind die Millionen von Dollar, die der Softdrink-Hersteller mit dieser kleinen List fast sicher verdient hat. Immerhin haben Studien gezeigt, dass Eltern, die diese Flaschen verwenden, ihren Kindern mit größerer Wahrscheinlichkeit auch Softdrinks geben. Und genau das war es, was der Cola-Konzern beabsichtigt hatte!

„Unbewusste" Abhängigkeit

Wir haben bereits über Heißhungerattacken gesprochen (siehe *Kapitel 6: Operation: Tödliches Dilemma),* aber haben Sie sich jemals gefragt, was diese Lebensmittelsüchte verursacht? Warum produzieren wir beim Gedanken an Hähnchen-Nuggets Speichel und warum rümpfen wir unsere Nase bei Kürbissuppe?

Vielleicht liegt die Antwort, oder zumindest ein Teil davon, in „Memen" oder kleinen Gedanken-, Wahrnehmungs- oder Bildbruchstücken, die tief im Mittelhirn vergraben sind. Wissenschaftler nennen Meme unsere „kulturelle DNA", die sich durch den Prozess kultureller Selektion verändert und repliziert, vergleichbar mit dem Prozess natürlicher Selektion in der Natur.

In Bezug auf Lebensmittel und Getränke funktioniert das so: Wenn man einem Kind Cola, Kekse oder Muffins gibt und das Kind beim Verzehr ein angenehmes Gefühl verspürt, codiert das Gehirn dies als einen „guten" oder „positiven" Impuls, den das Kind gerne noch einmal haben möchte.

Das ist der Fall, weil der Gedanke oder das Bild das „Lustzentrum" oder das „Belohnungszentrum" des Gehirns, welches durch den Neurotransmitter Dopamin angetrieben wird, aktiviert. Dieses Gehirnzentrum ruft Gefühle wie Freude und Stärkung hervor, und animiert Sie, das Verhalten zu wiederholen, das dieses Gefühl hervorgerufen hat.

Warum verspürt ein Kind beim Verzehr seines ersten Kekses ein angenehmes Gefühl? Entweder, weil der Keks von einem Elternteil als eine Art Belohnung gegeben oder als solche angekündigt wurde, oder weil er so ähnlich wie andere Lebensmittel schmeckt, die das Kind schon kennt.

Nahrungsmittel- oder Getränkehersteller nutzen in Zusammenarbeit mit Werbeagenturen subtile, jedoch verheerende kindgerichtete Werbestrategien, die die Lustzentren der Kinder sogar dann auslösen sollen, wenn das Kind einen Werbespot sieht. Das alleinige Ziel dieser Taktik besteht natürlich darin, sie „einzufangen, wenn sie jung sind".

Verarbeitetes Gift

Wir haben gesehen, warum zuckerhaltige Colas und andere Getränke der schlimmste Feind von übergewichtigen Kindern sein können. Wir wissen auch, dass man Kindern völlig unbedarft bereits im zarten Alter Cola und zuckerhaltige Getränke gibt.

Forscher haben nun einen Zusammenhang zwischen dem Überkonsum von Limonaden und der psychischen Gesundheit gefunden. Eine Studie an der Universitetet i Oslo, bei der 5 000 norwegische Teenager befragt wurden, entdeckte, dass Zehntklässler, die zu viel Limonade tranken, hyperaktiv waren und an psychischen Störungen litten. Außerdem entdeckten die Forscher, dass die Hyperaktivität umso größer war, je mehr Limonade der Teenager trank.

Abgesehen von Limonade sollten Eltern, deren Kinder unter einem Aufmerksamkeitsdefizit-/Hyperaktivitätssyndrom (ADHS), Hyperaktivität und anderen

Verhaltensproblemen leiden, außerdem folgende Nahrungsmittel aus dem Ernährungsplan streichen: Kekse, Törtchen und gezuckerte Frühstückszerealien.

Verarbeitete Lebensmittel enthalten große Mengen chemischer Zusatzstoffe, wie Lebensmittelfarbe, die immer wieder mit ADHS und Hyperaktivität bei Kindern in Verbindung gebracht wurde.

In einer Studie im Auftrag der britischen Food Safety Agency bestätigten Forscher der University of Southampton erneut den Zusammenhang zwischen in Lebensmitteln enthaltenen Farb- und Konservierungsstoffen und Hyperaktivität.

Für diese Studie wurden rund 300 Kinder ausgewählt und in zwei Altersgruppen aufgeteilt. Die eine Gruppe bestand aus Kindern im Alter von drei Jahren und die andere Gruppe bestand aus Kindern im Alter von acht oder neun Jahren.

Man gab allen Kindern der Studie Obstsäfte zu trinken, die entweder mit einem Cocktail aus E 110 (Gelborange-S), E 102 (Tartrazin), E 122 (Azorubin oder Karmesin), E 124 (Cochenillerot) und Natriumbenzoat (E 211) oder einer Mixtur aus E 110, E 104 (Chinolingelb), E 129 (Allurarot AC) und Natriumbenzoat vermischt waren.

Die Forscher, deren Erkenntnisse 2008 in der medizinischen Fachzeitschrift *The Lancet* veröffentlicht wurden, fanden heraus, dass die Kinder beider Gruppen hyperaktives Verhalten zeigten. In der jüngeren Altersgruppe zeigten jene Kinder ein größeres Hyperaktivitätspotenzial, die die Getränke mit den üblicheren chemischen Stoffen zu sich nahmen.

Es sind jedoch nicht nur raffinierter Zucker und Lebensmittelfarbe, die Schaden verursachen. Raffinierte Kohlenhydrate in Weißbrot oder Lebensmittel, die raffiniertes Weißmehl enthalten (wie z. B. Pasta), können vorhandene psychische Störungen wie Depressionen, gewalttätiges Verhalten und Lernbehinderungen verschlimmern. Sie führen auch zum sogenannten „Gehirnnebel", einem Zustand, in dem sich das Kind nicht lange konzentrieren kann und sich verwirrt fühlt.

Einige Experten glauben, dass der Verzehr von großen Mengen raffinierten Zuckers dem Körper Nährstoffe entziehen kann, die von Wichtigkeit für die neurologische Gesundheit sind, wie z. B. die Vitamine aus der Vitamin-B-Familie und Mineralstoffe, inklusive Magnesium und Zink.

Andererseits ist es, wenn Ihr Kind unter einer Verhaltensstörung leidet, eine gute Idee, dass die Ernährung Ihres Kindes viele unverarbeitete Lebensmittel wie Obst, Gemüse, Vollkornprodukte und Supernahrungsmittel enthält.

Wie ich bereits zuvor erwähnt habe, können wir nicht nur uns, sondern auch unsere Kinder heilen, wenn wir die Verantwortung für unsere Gesundheit übernehmen, mit unserer inneren Weisheit im Einklang sind und wenn wir auf den sorgfältigen Plan hören, den die Natur für uns vorgesehen hat.

„Die wirksamste Medizin ist die natürliche Heilkraft, die im Inneren eines jeden von uns hegt."
~Hippokrates

Über Andreas Moritz

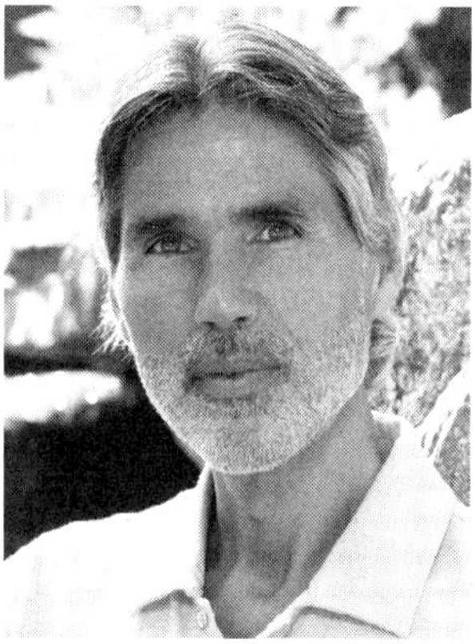

Andreas Moritz war als Heilpraktiker in den verschiedensten Bereichen der Medizin tätig, darunter intuitive Medizin, Ayurveda, Irisdiagnostik, Shiatsu sowie Vibrationstherapie. Darüber hinaus arbeitete Andreas Moritz, der 1954 in Stuttgart geboren wurde, als Autor und Künstler. In seiner frühen Kindheit litt er an verschiedenen schweren Krankheiten, die ihn dazu veranlassten, sich schon als Kind und Jugendlicher eingehend mit den Themen Ernährung und natürliche Heilmethoden auseinanderzusetzen.

Im Alter von 20 schloss er sowohl seine Ausbildung in Irisdiagnostik (Erkennung von Krankheiten anhand der Iris des Auges) als auch in Diätlehre ab. 1981 begann er in Indien mit dem Studium der indischen Heilkunde Ayurveda und beendete diese Ausbildung als geprüfter Ayurveda-Therapeut 1991 in Neuseeland. Da es ihm nicht ausreichend erschien, sich lediglich mit den Symptomen einer Krankheit zu befassen, widmete Andreas Moritz sich zeit seines Lebens dem Begreifen und Behandeln der einer Krankheit tatsächlich zugrunde liegenden Ursachen. Dank dieses ganzheitlichen Ansatzes konnte er sogar in Fällen von Krankheiten im Endstadium große Erfolge verzeichnen, bei denen konventionelle Methoden sich als nutzlos erwiesen hatten.

Seit 1988 praktizierte er die japanische Heilkunst des Shiatsu, was ihm grundlegende Einblicke in das Energiesystem des Körpers vermittelte. Darüber hinaus widmete er sich acht Jahre lang intensiv der Erforschung des menschlichen Bewusstseins und dessen hoher Bedeutung in der Mind-Body-Medizin.

Andreas Moritz ist der Verfasser folgender Bücher zum Thema Gesundheit und Spiritualität:

- Die wundersame Leber- und Gallenblasenreinigung
- Zeitlose Geheimnisse der Gesundheit und Verjüngung
- Krebs ist keine Krankheit! – Krebs ist ein Überlebensmechanismus
- Lüfte den Schleier der Dualität

- Wohlfühlen und Abnehmen
- It's Time to Come Alive
- Heart Disease – No More!
- Diabetes – No More!
- Simple Steps to Total Health
- Ending the AIDS Myth
- Heal Yourself With Sunlight!
- Vaccine-Nation: Poisoning the Population, One Shot at a Time
- Hear the Whispers, Live Your Dream
- Art of Self-Healing
- Timeless Wisdom from Andreas Moritz
- Alzheimer Ade!

Im Rahmen seiner ausgedehnten Reisen rund um den Globus brachte er vielen Staatsoberhäuptern und Regierungsmitgliedern in Europa, Asien und Afrika seinen ganzheitlichen Ansatz nahe und hielt eine Vielzahl von Vorträgen zu Themen aus den Bereichen Gesundheit, Mind-Body-Medizin und Spiritualität.

Auf der umfassenden, sich vielen Gesundheitsthemen widmenden Website *CureZone.com* unterhielt Andreas Moritz ein kostenfreies Forum mit dem Titel *Ask Andreas Moritz*. Auch wenn er seit etwa 2006 nicht mehr für dieses Forum schrieb, findet sich dort noch ein umfassendes Archiv seiner Antworten auf Tausende von Fragen zu einer Vielzahl von Gesundheitsthemen.

Nachdem er sich 1998 in den USA niedergelassen hatte, begann er mit der Entwicklung von Ener-Chi Art, einem neuen und innovativen Heilungsansatz, der auf die tiefliegenden Ursachen vieler chronischer Krankheiten abzielt. Es handelt sich bei Ener-Chi Art um spezielle Ölgemälde, lichtcodierte Energiebilder, die unmittelbar durch das Betrachten dazu beitragen können, in den jeweils zugeordneten Organen und Körpersystemen den lebenswichtigen Energiefluss (Qi oder Chi) wieder frei fließen zu lassen. Andreas Moritz ist auch der Gründer von *Sacred Santémony – Divine Chanting for Every Occasion*, einem System eigens erzeugter Tonfrequenzen, die in kürzester Zeit aus tiefsitzenden Ängsten, Allergien, Traumata, mentalen oder emotionalen Blockaden eine wunderbare Chance machen können, an ihnen zu wachsen und Inspiration aus ihnen zu ziehen.

Im Oktober 2012 erreichte Andreas eine höhere Ebene seines Daseins. Seine aktualisierte und umfassend erweiterte Ausgabe von *Die wundersame Leber- und Gallenblasenreinigung* erschien kurz vor seinem Ableben. Das Manuskript für *Alzheimer Ade!* hatte er kurz zuvor vollendet.

Andreas Moritz' Vermächtnis umfasst einen gewaltigen Wissensschatz, den er stets großzügig mit seinen Lesern, Kollegen und Anhängern teilte. Seine Videos auf YouTube, die kostenlosen Gesundheitsinformationen und Worte der Weisheit sind abrufbar auf www.ener-chi.com, www.youtube.com/user/enerchiTV und www.facebook.com/enerchi.wellness.

Die gemeinnützige Stiftung *Andreas Moritz Light Trust* wurde 2013 ins Leben gerufen zu Ehren von Andreas Moritz und seiner verehrungswürdigen Freundlichkeit, großzügigen Haltung, seiner tiefen Weisheit sowie den weitsichtigen Lehren und lebensverändernden Einblicken, die weltweit unzähligen Menschen geholfen haben.

Ziel des *Andreas Moritz Light Trust* ist es, Kindern auf der ganzen Welt, die ohne Eltern aufwachsen müssen, sinnvolle und dringend benötigte Unterstützung zu bieten. Dies umfasst nahrhafte Lebensmittel, gesunde und sichere Lebensbedingungen, ganzheitliche Erziehung, liebevolle Fürsorge und bereichernde spirituelle Möglichkeiten.

Weitere Informationen hierzu sind zu finden auf
www.andreasmoritzlighttrust.org.

Index

H

I

O

P

R

S

T

U

V

Weitere Bücher und Produkte von Andreas Moritz

Leber- und Nierentee, Kräutertees, Grüner Tee, Gewürze, Superfoods, verschiedene Öle, Tinkturen, Hilfsmittel, Ener-Chi Art und weitere Produkte sind erhältlich bei: Unimedica im Narayana Verlag – Naturkost, Blumenplatz 2, 79400 Kandern, Tel.: 0049 (0)7626-9749700
www.unimedica.de – info@unimedica.de

Der Bestseller von Andreas Moritz:

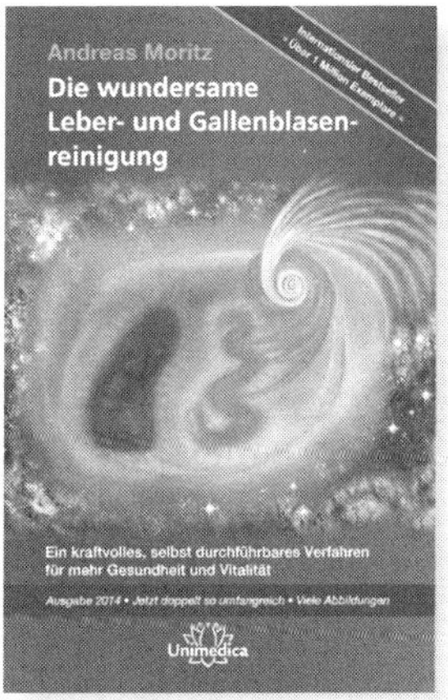

Die wundersame Leber- und Gallenblasenreinigung

Ein kraftvolles, selbst durchführbares Verfahren für mehr Gesundheit und Vitalität

496 Seiten, geb., **€ 22,90**
In dieser umfassend erweiterten Ausgabe seines internationalen Bestsellers klärt Andreas Moritz über die häufigste, oft unerkannte Ursache von Krankheiten auf – Gallensteine, unzählige kleine Blockaden in den Gallenwegen der Leber. Ein Stau in den Gallengängen der Leber führt nicht nur zu Gallenblasenkrankheiten und Koliken, sondern ist auch Nährboden für noch schwerwiegendere, auf den ersten Blick nicht damit zusammenhängende Krankheitsbilder wie Fettleibigkeit, Diabetes, Herzerkrankungen und Krebs. Der Leser erhält alle Hintergrundinformationen sowie eine detaillierte Anleitung, um sie eigenständig und bequem zu Hause schmerzlos ausleiten zu können. Bei Millionen von Menschen hat die Leber- und Gallenblasenreinigung zu außergewöhnlichen Verbesserungen von Gesundheit und Wohlbefinden geführt.

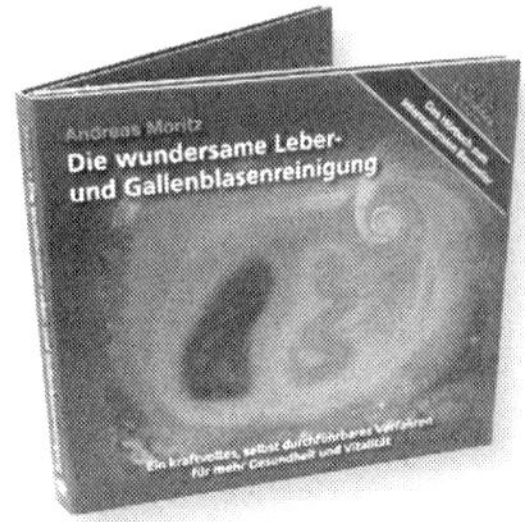

Andreas Moritz

Die wundersame Leber- und Gallenblasenreinigung – Hörbuch 4 CD's

Das Hörbuch zum Internationalen Bestseller

4 CDs, 4,5 Std., **€ 17,90**

Gallensteine in der Leber werden selten erkannt, können jedoch eine Vielzahl von Krankheiten hervorrufen – wie Übergewicht, Diabetes, Herzerkrankungen und Krebs. Dieses Hörbuch ist eine gekürzte Fassung des Bestsellers von Andreas Moritz und konzentriert sich auf das Verfahren der Leberreinigung an sich.

Es gibt einen Einblick in die Funktionsweise der Leber, hilft dem Hörer, zu erkennen, ob er selbst Gallensteine hat und gibt ihm ein einfaches und schmerzfreies Verfahren an die Hand, mit dem er sich selbst der Steine entledigen kann. Zudem enthält es praktische Tipps zur Vermeidung neuer Gallensteine.

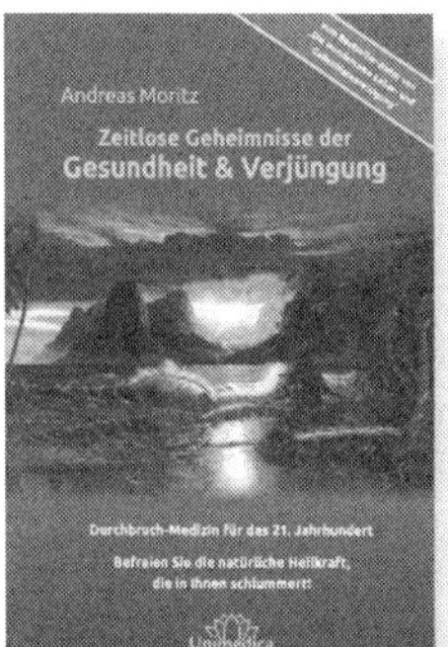

Andreas Moritz

Zeitlose Geheimnisse der Gesundheit & Verjüngung – Gesamtausgabe

Durchbruch-Medizin für das 21. Jahrhundert
Befreien Sie die natürliche Heilkraft, die in Ihnen schlummert!

896 Seiten, geb., **€ 39,80**

In diesem Buch, das die Essenz aller seiner bisher erschienenen Bücher darstellt und als ein Standardwerk ganzheitlicher Gesundheit betrachtet werden kann, vermittelt der Autor die umfassenden Erkenntnisse, die er im Laufe seiner 35-jährigen Erfahrung gesammelt hat, auf eine sehr fundierte und praxisorientierte Weise. Seine zentrale Botschaft: Jeder von uns ist imstande sich selbst zu heilen, vorausgesetzt, wir richten unsere Aufmerksamkeit auf die Verbindung zwischen unserem Körper und unserem Geist und auf alles, was uns dabei hilft, unsere Gesundheit zu behalten bzw. wiederherzustellen.

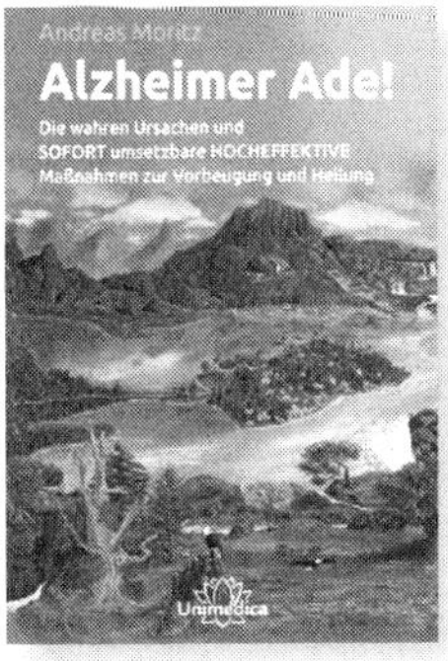

Andreas Moritz
Alzheimer Ade!

Die wahren Ursachen und SOFORT umsetzbare HOCHEFFEKTIVE Maßnahmen zur Vorbeugung und Heilung

248 Seiten, geb., **€ 24,–**

Andreas Moritz ist Autor des internationalen Bestsellers Die wundersame Leber- und Gallenblasenreinigung. Zu diesem Werk gibt es Tausende von konkreten Rückmeldungen über gesundheitliche Erfolge und wesentliche Verbesserungen von chronischen Krankheiten. Deshalb hielten wir es für wichtig, sein neuestes Werk über Alzheimer auch auf Deutsch zur Verfügung zu stellen, auch wenn dem Verlag noch keine konkreten Erfahrungsberichte vorliegen. Sein neues Werk könnte ein Meilenstein in der Vorbeugung und Heilung der Alzheimer-Krankheit werden. Alzheimer ist eine der am meisten gefürchteten Krankheiten weltweit und die Statistiken entwickeln sich nur in eine Richtung – nach oben.

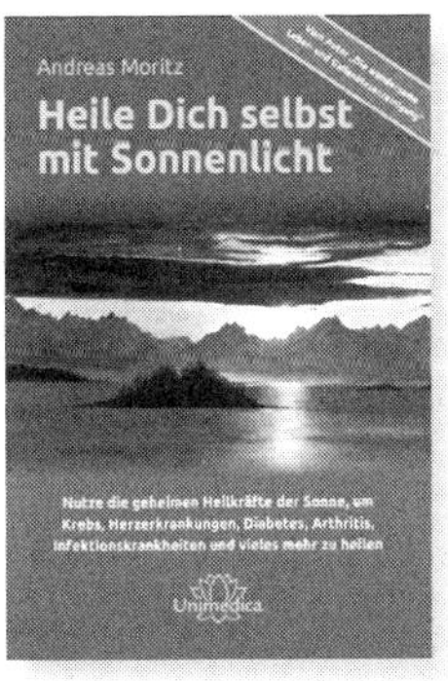

Andreas Moritz
Heile dich selbst mit Sonnenlicht

Nutze die geheimen Heilkräfte der Sonne, um Krebs, Herzerkrankungen, Diabetes, Arthritis, Infektionskrankheiten und vieles mehr zu heilen

180 Seiten, TB., **€ 21,80**

Sie ist vermutlich das stärkste natürliche Breitbandmedikament, das es gibt. Dazu völlig kostenlos: die Sonne. Ihre Energie ist für die meisten Lebensorganismen auf der Erde unverzichtbar.

Doch seit vielen Jahren kursieren Gerüchte, die Sonne sei schädlich. Sie begünstige Hautkrebs und man müsse sich vor ihr schützen. Komisch, dass besonders die Menschen in Äquatornähe nahezu frei von Krebserkrankungen sind. Und dass wir über Jahrtausende ohne Sonnenschutzmittel auskommen konnten!

Andreas Moritz geht hartnäckigen Glaubenssätzen nach, prüft sie auf Herz und Nieren und entlarvt das meiste als Ammenmärchen der Werbe- und Pharmaindustrie.